La santé devant soi

DU MÊME AUTEUR

Oméga 3, Ramsay, 1995.

Les Nouveaux Risques alimentaires, Ramsay, 1997 ; J'ai lu, 1999.

Libre de maigrir, Ramsay, 1998.

La Cuisine à vivre, avec Michel Guérard, Éditions N° 1, 2000.

Le Bon Usage des vitamines, Éditions N° 1, 2001.

On s'en lave les mains. Tout connaître des nouvelles règles de l'hygiène, Flammarion, 2007 ; J'ai lu, 2008.

Le Grand Ménage. Tout ce qu'il faut éliminer pour être en bonne santé, Flammarion, 2008 ; J'ai lu, 2009.

Les Petites Hontes : récits, Flammarion, 2009.

Les Nouvelles Épidémies, comment s'en protéger, avec le Pr François Bricaire, Flammarion, 2009.

La Vie et le Temps. Les nouveaux boucliers anti-âge, Flammarion, 2011 ; J'ai lu, 2012.

Le meilleur médicament, c'est vous !, Albin Michel, 2013 ; Le Livre de Poche, 2016.

Prenez votre santé en main !, Albin Michel, 2015 ; Le Livre de Poche, 2017.

Votre santé sans risque, Albin Michel, 2017 ; Le Livre de Poche, 2018.

Vital !, Albin Michel, 2019 ; Le Livre de Poche, 2020.

On n'est jamais mieux soigné que par soi-même, Plon, 2020 ; Pocket, 2021.

Docteur Frédéric Saldmann

La santé devant soi

Le secret millénaire qui va changer votre vie

Robert Laffont

ISBN : 978-2-221-25549-0
Dépôt légal : janvier 2022
Éditions Robert Laffont – 92, avenue de France 75013 Paris

Recommandations

Les conseils proposés dans ce livre ne remplacent en rien une consultation chez votre médecin ou avec un spécialiste. Je ne prétends en aucun cas me substituer à un avis médical, et votre docteur s'avère le seul apte à délivrer un diagnostic et un traitement adéquats, quel que soit votre état. Notez d'ailleurs le numéro des urgences : 112. Notez aussi qu'aucune des données et aucun des produits mentionnés dans cet ouvrage ne sont destinés à déceler, traiter, atténuer ou guérir une maladie, mais à accroître votre information. Ceux qui souhaitent en savoir plus trouveront à la fin du livre les références des études scientifiques évoquées, correspondant aux conseils proposés. Quelques-unes ayant été réalisées sur des quantités restreintes de populations, elles demanderaient à être complétées par des travaux de plus grande envergure ; d'autres n'ont, pour l'instant, été conduites que chez l'animal – mais il faut garder à l'esprit que les médicaments sont d'abord étudiés chez la souris avant de l'être chez l'homme, et que toutes ces études ouvrent des portes et des pistes de réflexion utiles. Dans la mesure où il n'y a aucun risque à appliquer les conseils issus de ces diverses recherches, vous pouvez donc les tester afin de vous faire votre propre opinion. Car une vérité demeure : la personne la plus à même de savoir ce que vous ressentez, c'est vous. Avec ce livre et les travaux qu'il évoque, forgez votre conviction pour déterminer ce qui vous fait du bien : vous y trouverez le meilleur pour votre santé.

Prologue

Les croyants vivent en moyenne sept ans de plus en bonne santé que les autres. Ne pas croire en Dieu, ne pas suivre ses prescriptions porterait-il malheur ? Et si, dans les textes sacrés, apparaissait en filigrane l'ordonnance du Bon Dieu, clé de l'hygiène de vie ?

Mais quels seraient alors les liens si particuliers entre spiritualité et santé ? On sait aujourd'hui qu'une vie spirituelle pauvre crée, dans l'esprit comme dans le corps, un vide dont profitent les maladies pour s'installer. Et qu'au contraire, la foi est une force parce qu'elle donne un sens à la vie et agit comme un bouclier. N'y a-t-il pas enseignement à tirer ? Qui plus est pour le scientifique, qui est lui aussi, en quelque sorte, un croyant, puisqu'il avance à tâtons mais a foi en ses hypothèses ?

Chacun de nous peut progresser sur la voie de la spiritualité, voire créer sa propre religion. Aussi, laissez-vous guider par la lumière qui est en vous. N'ayez pas peur d'être vous-même, suivez votre propre chemin, celui qui vous correspond, à vous et à personne d'autre. Là est le socle d'une bonne santé.

Grâce à la solidité de leur foi, les croyants sont généralement mieux préparés que les autres à faire face aux aléas de la vie. Bien sûr, ouvrir la porte à la spiritualité ne signifie pas retourner au stade de l'enfant qui écrit une lettre au Père Noël. Cela nécessite de mener une profonde introspection, et de se familiariser avec ses pensées les plus intimes. Les écrits sacrés sont là pour nous y aider, car entre les lignes, on peut découvrir d'innombrables conseils de prévention et d'hygiène, et les décoder à la lumière des découvertes scientifiques les plus récentes permet de tenir les maladies à distance.

Le Bon Dieu nous a donc donné les clés de la santé et de la longévité : à nous de savoir les utiliser. Il s'agit d'une ordonnance écrite à l'encre invisible, inscrite au cœur des textes de toutes les religions du monde depuis l'aube de l'humanité – comme si ceux-ci s'étaient secrètement donné pour mission commune de nous protéger. Une anagramme du mot « guérison » n'est-elle pas justement « soigneur », très proche de « Seigneur » ? Un clin d'œil, un indice pour nous mettre sur la voie ? Vous le pressentez peut-être déjà. Reste à mettre cette intuition en pratique pour bâtir la forteresse qui protégera votre corps et votre esprit à long terme.

Pourquoi tombe-t-on malade ?

Le fait est là : certains sujets tombent gravement malades, alors même qu'ils sont soucieux de leur santé et agissent en conséquence. En dehors de très rares cas où la génétique est en cause, l'explication tient, bien souvent, à une méconnaissance des règles d'hygiène de base. Routines sanitaires mal exécutées, oubli systématique de certains réflexes protecteurs… sans le savoir, nous adoptons des gestes de prévention inutiles et négligeons au contraire ceux qui pourraient nous protéger, voire nous sauver. Nous nous exposons à de nombreuses pathologies sans le savoir. Et pour cause : il n'existe pas – croyons-nous – de mode d'emploi. Consommer de l'ail et du curcuma parce qu'un ami nous y encourage, marcher dix mille pas par jour… tout cela ne suffit pas.

Je me souviens particulièrement d'une femme de 49 ans, venue en consultation dans mon cabinet pour la première fois :

je dus lui annoncer qu'elle souffrait d'un cancer de l'œsophage, dont elle allait effectivement décéder un an plus tard. Elle m'assurait « tout bien faire » : du sport, des fruits et des légumes à chaque repas… Mais lorsque je lui demandai si elle consommait son café ou son thé encore brûlant, elle eut un mouvement de surprise et me répondit : « Comment le savez-vous ? Oui, j'ai l'habitude de boire tous les jours au moins six tasses de thé brûlant. » Elle ne savait pas qu'il s'agit là d'un facteur de risque significatif. Le cancer de l'œsophage compte d'ailleurs parmi les plus fréquents au Japon, où cette habitude est répandue : le taux d'incidence y est jusqu'à soixante fois plus important qu'en Europe. À raison de plusieurs tasses par jour pendant vingt ans, les risques montent en flèche.

Nous naviguons donc à vue, et cela ne s'arrange pas avec le temps : plus on vieillit, plus il est ardu de se maintenir en bonne santé. C'est une course contre la montre. Le système immunitaire perd en performance ; notre corps, mécanisme de haute précision, nécessite de plus en plus d'interventions pour rester en excellent état de marche. Or, le super-professionnel le plus à même d'intervenir, c'est vous. Mis à part les impondérables qui nous laissent tous démunis – accidents, maladies orphelines… –, il ne tient qu'à vous de mettre toutes les chances de votre côté. De la façon dont vous menez votre barque dépendra votre espérance de vie ; et pour vous accompagner dans cette tâche, le rapport à la spiritualité est essentiel.

Si l'aspiration au « bien-vivre » est commune à tous, la mettre en pratique n'a rien d'évident. Aussi, lorsque nous nous sentons démunis, il peut être utile de revenir aux textes sacrés pour y trouver, entre les lignes, l'ordonnance divine, les rituels et les pratiques auxquels se référer – comme si Dieu veillait sur notre santé, mais qu'il restait uniquement en notre pouvoir de faire le premier pas.

Certains conseils pourront vous paraître familiers, déjà dévoilés par un secret instinct ; nos traditions religieuses ont porté ces savoirs au fil des siècles, les ancrant dans nos esprits, nous livrant par là les clés d'une médecine préventive ancestrale.

Dans d'autres cultures, à force de tâtonnements et d'essais, des sages ont suivi le même chemin. Leurs recettes et formules ont traversé le temps, et parviennent enfin jusqu'à nous. Ne reste plus qu'à les déchiffrer, à revenir – avec intelligence, bon sens sinon prudence, et je suis là pour vous y aider – aux gestes qui soignaient et protégeaient déjà longtemps avant l'industrie pharmaceutique. Au temps où les hôpitaux n'existaient pas, l'observation et le bon sens étaient les seuls moyens à disposition pour élaborer des remèdes naturels protecteurs. En décryptant ces secrets directement issus des textes sacrés, nous élargissons notre horizon et rendons service à notre santé.

La posologie de la vie

« Si tu écoutes attentivement l'Éternel, ton Dieu, si tu fais ce qui est droit à ses yeux, si tu prêtes l'oreille à ses commandements et si tu obéis à toutes ses prescriptions, je ne te frapperai d'aucune des maladies dont j'ai frappé les Égyptiens, car je suis l'Éternel, celui qui te guérit », lit-on dans la Bible (Ex 15, 26).

Les rites issus de textes religieux ou spirituels présentent un point commun : la rigueur, l'exactitude, la précision des gestes à exécuter. Bien doser, c'est vital. En matière de santé, l'à-peu-près ne saurait suffire. Qu'il s'agisse des aliments à consommer, des habitudes sanitaires à prendre ou des comportements à adopter, il faut tout d'abord connaître les bonnes doses. Quand vous prenez un médicament, vous respectez la posologie avec rigueur : votre santé en dépend, car dépasser la dose prescrite ou manquer l'heure de la prise pourrait s'avérer dangereux.

Il en va de même pour les bons gestes du quotidien. Pensez aux grands chefs cuisiniers qui respectent la température de cuisson d'un plat au degré près, et font de nombreux essais avant de déterminer la quantité exacte de chaque ingrédient à ajouter dans une recette donnée – il en faut peu pour transformer un beau pavé de poisson en un morceau fade et sec, qu'il ne reste alors plus qu'à dissimuler sous une sauce souvent lourde. Sur le plan médical aussi, tout est question de posologie : de même qu'un médicament peut être inefficace à faible dose et mortel en cas d'abus, connaître la juste dose de l'hygiène de vie ne s'improvise pas. C'est d'autant plus vrai que nous vivons beaucoup plus âgés qu'autrefois, quand l'espérance de vie était basse et que le risque d'atteindre les « doses gâchettes » restait relativement faible. L'espérance de vie en France est actuellement de 85 ans pour les femmes, contre 53 ans en 1912 : cela signifie que nos organismes atteignent des stades de vulnérabilité inédits. Les scientifiques considèrent que la limite d'âge que peut atteindre l'espèce humaine se situe autour de 150 ans. La découverte du système CRISPR/Cas9, une méthode qui permet, dans n'importe quelle cellule du corps, de couper l'ADN à un endroit précis du génome pour remplacer un mauvais gène par un bon, ouvre de nouvelles perspectives et autorise à rêver. Non, ce n'est pas de la science-fiction : en bloquant les gènes du vieillissement, cette technologie a déjà permis d'allonger la durée de vie d'une espèce de vers de terre de 500 %… chez l'humain, cela reviendrait à vivre jusqu'à 400 ou 500 ans.

Mais en attendant, nos corps subissent bel et bien le passage du temps. Heureusement pour nous, ce qui compte, ce n'est pas l'âge chronologique mais l'âge biologique : certains sexagénaires gardent ainsi le corps d'une personne de 40 ans. Avec une bonne qualité de vie, nous avons tous la main sur notre longévité, car la génétique n'est pas la seule à peser dans la balance : c'est surtout notre mode de vie qui est déterminant, comme nous l'apprend aujourd'hui l'épigénétique, qui veut que l'expression de nos gènes dépende précisément de nos habitudes. Une question de bon sens, à nouveau.

Et Dieu, dans tout ça ?

C'est précisément pourquoi je vous propose de prendre appui sur les textes sacrés de toutes les religions pour revenir aux réflexes de bon sens que ces écrits d'antan conseillent. Car le véritable médicament, c'est l'hygiène de vie dans sa globalité : là encore, seule une posologie rigoureusement exacte vous permettra de trouver le bon chemin.

Quelle activité physique pratiquer, pendant combien de temps, à quelle fréquence ? Quels sont les aliments protecteurs, quelle quantité en consommer et comment les cuisiner pour en tirer le bénéfice escompté ? Comment renforcer efficacement son immunité, cet équilibre fragile entre le sain et le pathogène, entre la santé et la maladie ? Ces obsessions, nourries par la tendance des modes de vie « sains » (ou *healthy*, en anglais) que l'on voit fleurir sur les réseaux sociaux, peuvent passer pour des spécificités de nos sociétés modernes. Et face aux messages publicitaires vantant les bienfaits de produits miraculeux, il est difficile de démêler le vrai du faux : en tant que médecin, j'en prends chaque jour un peu plus conscience… Il est si facile, aujourd'hui, de s'éloigner de la réalité ; le monde virtuel nous fait perdre de vue l'essentiel, attirant notre attention sur des remèdes hors de prix et prétendument miraculeux plutôt que sur les véritables enjeux sanitaires de notre vie quotidienne. Il peut arriver qu'on finisse alors complètement coupé du monde réel, agissant à la manière de robots. Les années filent comme si un pickpocket se servait librement dans notre espérance de vie…

Au milieu de ce fouillis de recommandations diverses et variées, j'ai donc entendu la détresse des patients qui disaient « ne plus savoir à quel saint se vouer ». Or les textes spirituels sont là pour nous rappeler que santé et bien-être ne sont pas des préoccupations propres à notre époque, mais une question universelle à laquelle des réponses existent, transmises de génération en génération. Encore faut-il ne pas les mettre de côté par principe ni les oublier parce que la « modernité » serait supérieure aux croyances. Fort souvent, la science a permis de vaincre bien des maux, mais il importe d'être conscient qu'elle ne vient pas de nulle part, qu'une partie d'elle est ancrée dans les coutumes, qui, parfois, avaient du bon et soignaient. Y revenir à bon escient, à ces croyances, en les connaissant et appliquant lorsqu'elles sont corroborées par des études et expériences sérieuses, ne peut que faire du bien.

Votre trousse de « sûre-vie »

La spiritualité s'harmonise avec les règles d'hygiène de base, un pilier de notre santé. Une vie intérieure riche et puissante protège des obstacles du quotidien, en aidant à se focaliser sur des objectifs à long terme ; les contrariétés et perturbations venues de l'extérieur deviennent alors des épiphénomènes de moindre importance. Imaginez que vous roulez sur une route accidentée pour rejoindre l'amour de votre vie : vous ne ressentez pas les secousses, car ce qui compte, c'est d'arriver au plus vite auprès de la personne aimée. En revanche, si vous avancez sans but, le moindre dos-d'âne vous causera d'exaspérantes douleurs dans le dos… Dans la vie, c'est pareil.

Des études scientifiques ont d'ailleurs mis en évidence, chez 125 000 adultes, des différences significatives en matière de bien-être selon qu'ils pratiquaient la marche avec ou sans but. Les données ont montré que ceux qui avançaient avec un objectif clair – se rendre au travail, effectuer un achat, retrouver un ami – marchaient non seulement plus vite, mais aussi avec une sensation de meilleure santé que ceux qui « marchaient pour marcher » – sensation qui a d'ailleurs été identifiée comme un indicateur de longévité. Donc : pour avancer mieux et plus longtemps, plutôt que de nous précipiter sur des chaussures de sport dernier cri, n'oublions pas où nous allons. Un bel exemple de bon sens, déclinable dans bien des domaines.

Toutes les religions, toutes les traditions ancestrales soulignent l'importance de la prise de recul par rapport aux considérations matérielles, et encouragent à s'engager plutôt dans une quête de sens. Même sans avoir la foi, chacun peut donc puiser là suffisamment de force pour surmonter la douleur ou les imprévus désagréables. Car ce qui est insupportable, c'est quand la souffrance n'a aucun sens. Mais ceux qui savent relativiser leurs maux en se concentrant sur l'horizon souffrent moins : la spiritualité soulage leur peine.

La science a mis aussi en évidence les liens solides qui existent entre notre mental et notre système immunitaire. Si ce dernier agit comme un véritable « garde du corps » intérieur capable d'éliminer virus, bactéries et cellules cancéreuses, on sait aujourd'hui que sa robustesse n'est pas seulement une question de génétique : les sujets qui font preuve d'une grande force mentale, d'une spiritualité puissante et qui ont à cœur de donner du sens à leur existence présentent de meilleures défenses immunitaires que les autres. Ce n'est donc pas un hasard si les croyants vivent, en moyenne, sept ans de plus. Leur quotidien rempli de foi les protège, alors qu'une existence qui s'écoule sans intention, sans direction, est d'une tristesse infinie ; cela revient à passer sa vie dans une salle d'attente. On se laisse envahir par des angoisses existentielles. De quoi devenir fou.

Les tribus aborigènes d'Australie, par exemple, l'avaient compris : elles considéraient la maladie comme un point de rupture, un déséquilibre corps-esprit, un manque d'harmonie entre notre être singulier, nos relations sociales et nos activités quotidiennes. Autrement dit, si l'on ne donne pas de valeur ni de sens à nos actions et interactions, on mène une existence creuse qui ouvre la porte aux maladies. Combler ce vide, c'est, au contraire, créer l'axe central de la santé. Nul besoin, pour cela, de se rendre dans un lieu de culte, car chacun peut construire en lui-même un temple intime dans lequel se recueillir.

Une question d'équilibre

À l'image de ces tribus aborigènes, les civilisations anciennes ne disposaient pas de laboratoires pour réaliser des expériences scientifiques. Afin de comprendre ce qui pouvait protéger, guérir ou tuer, les seuls outils à leur disposition étaient l'observation et le progrès par tâtonnement.

Ces civilisations nous ont pourtant transmis nombre de manuscrits, véritables mines d'or peu à peu tombées dans l'oubli ; en les redécouvrant à la lumière du savoir scientifique actuel, nous disposons d'un outil exceptionnel pour devenir les artisans de notre propre santé. Je prends souvent l'exemple de ces petites plantes sauvages que vous avez l'habitude de fouler, et qui sont en réalité des remèdes naturels dont vous pourriez avoir besoin demain : d'autres, avant vous, ont su les utiliser pour se soigner naturellement.

Nous avons donc entre les mains un héritage spirituel extraordinaire qu'il ne tient qu'à nous d'explorer. Décrypter ses messages et les recouper avec les données scientifiques actuelles est un bon moyen d'adopter un mode de vie sain. C'est de cet équilibre subtil entre science et conscience, entre richesse spirituelle et réflexes quotidiens de santé, que je vais traiter dans ce livre. Nul besoin, cependant, d'être un fervent croyant pour en tirer tous les bénéfices : chacun peut approcher les choses de l'esprit et de la foi à sa manière, intime et singulière, en dehors des rites religieux.

Aujourd'hui, nous disposons de suffisamment d'études scientifiques robustes pour savoir comment arriver à bon port : vous découvrirez alors à quel point cette sorte d'« ordonnance du Bon Dieu » – quel qu'il soit –, dont le secret millénaire est écrit entre les lignes des plus beaux textes ancestraux, est en synergie avec les nouvelles découvertes médicales. Combien ces dernières illustrent, en retour, sa validité intemporelle. Et combien, en faisant attention, on est à même d'avoir une meilleure santé devant soi.

1

Le mental, notre ange protecteur

Religion et spiritualité ne sont pas des secrets d'initiés, mais des sources intarissables de santé et de bonheur accessibles à tous, et que l'on pourrait regrouper sous un terme plus vaste : le mental.

Que désigne précisément le mental ? Il s'agit de notre attitude face à la maladie et aux différents maux qui nous affectent tous un jour ou l'autre. Avoir un mental robuste, c'est se prémunir de bien des souffrances. C'est un point d'équilibre. Si l'on se sent plus fort que les agressions extérieures, on décuple ses chances de l'emporter. Dans ce premier chapitre, je vous propose d'explorer les liens surprenants que la force de l'esprit entretient avec la santé physique.

Croire en Dieu fait vivre plus vieux

Les personnes qui accordent une place à la religion dans leur vie vivent plus longtemps que les autres, c'est un fait. Des chercheurs ont découvert que les non-pratiquants présentaient un risque de mourir dans les huit prochaines années deux fois plus élevé que ceux qui priaient une fois par semaine. À 20 ans, les pratiquants ont déjà une espérance de vie plus élevée que les autres de sept ans.

Il est tentant d'imputer ces résultats au fait que les croyants ont, en général, des modes de vie globalement vertueux – peu de tabac, peu d'alcool… –, ce qui augmente l'espérance de vie. Pourtant, dans les lieux de culte, on retrouve la même diversité de profils qu'ailleurs : personnes âgées, en surcharge pondérale ou manquant d'activité physique, etc. Malgré tout, ces personnes « à risque » vivent statistiquement plus longtemps que celles qui, avec un profil similaire, n'ont pas la foi. C'est ce qui m'a poussé à prendre connaissance des aspects bénéfiques de la prière sur la santé.

Le système de récompense, un mécanisme du cerveau intimement lié à la sensation de plaisir, permet au croyant de ressentir un intense bonheur lorsqu'il pratique sa foi. La prière génère une profonde quiétude, de l'apaisement ainsi qu'une sensation d'harmonie entre soi et le monde extérieur, voire le cosmos. Ce moment de grâce est à l'origine d'un sentiment d'unité puissant : il permet de retrouver un centre de gravité et une impression de cohérence après une journée chargée ou difficile.

Les rituels personnels ou religieux qui entourent la prière – allumer de l'encens, s'agenouiller… – ont également un rôle à jouer, puisqu'ils aident à entrer plus facilement dans l'intimité de celle-ci. Ce sont des sas de décompression entre le monde extérieur et l'espace spirituel. Reproduire à chaque fois les mêmes gestes précis crée un univers propice au recueillement : la fréquence cardiaque et la pression artérielle diminuent, tandis que les tensions intérieures fondent. C'est comme si le fardeau supporté par les épaules s'envolait.

En tant que praticien, en m'intéressant à la prière, j'ai appris à ne pas sous-estimer la dimension spirituelle de mes patients. J'essaie de garder à l'esprit que, tout au long de la journée, ils ne parviennent pas toujours à communiquer comme ils le souhaiteraient. Ils restent en surface, la beauté des choses et des êtres leur échappe. Ce sont des événements factuels et extérieurs qui rythment leur quotidien. Ils évoluent bien souvent dans un univers froid et impersonnel – ce que l'on peut appeler la solitude moderne. Or nous aspirons tous à établir une nouvelle forme de connexion avec l'univers qui nous entoure, de nos proches jusqu'aux cieux, ainsi qu'avec nous-mêmes. Toute forme de recueillement est donc bonne à prendre pour avoir le sentiment de renouer le contact – et découvrir au passage une sensation d'intemporalité merveilleuse. Soyez à la fois le fidèle et le prêtre, celui qui donne la lumière.

En médecine, on devrait davantage s'intéresser à la dimension spirituelle des patients, et faire de chaque consultation un espace propice à la communication. Cela aiderait à comprendre l'origine de nombreuses maladies et à souligner l'intérêt du soignant pour la personne dans sa globalité. Une telle approche aurait des effets bénéfiques à long terme : lorsqu'on a réellement cherché à comprendre autrui et qu'une interaction profondément satisfaisante a eu lieu, les bienfaits perdurent. C'est comme en physique quantique : deux particules subatomiques ayant été une fois en contact continueront de s'influencer, même une fois séparées – un phénomène que l'on nomme la « non-localité ».

Prier n'est pas un acte anodin

Décortiquons plus en détail les effets de la prière sur le corps et l'esprit. L'étude de son impact cérébral chez les mormons a montré que, lorsque ces derniers priaient, les zones stimulées dans leur cerveau étaient les mêmes que lors d'un rapport sexuel, de la consommation de certains aliments ou de la prise de drogue : il s'agit des circuits de la récompense évoqués plus tôt. L'activation de ces neurones génère du plaisir, de la satisfaction et un sentiment d'épanouissement intérieur.

Pour réaliser leurs recherches, les scientifiques ont demandé aux croyants de prier pendant qu'on effectuait sur eux une IRM. La consigne était d'atteindre la plus grande proximité possible avec le divin. Les volontaires ont décrit avoir ressenti une grande paix intérieure ; certains ont même pleuré en sortant de l'examen. Par la suite, les radiographies obtenues ont permis de comprendre pourquoi les croyants prenaient tant de plaisir lors de la pratique de leur foi. Chaque fois qu'une expérience donnée génère de la satisfaction, le sujet « enregistre » cette jouissance dans sa mémoire, de sorte qu'il cherchera naturellement à la réitérer par la suite, si possible en la rendant plus forte. D'où l'assiduité religieuse, chez ceux pour qui la croyance devient un véritable carburant de la vie spirituelle.

D'autres recherches ont mis en évidence la zone du cerveau liée non plus seulement à la prière, mais à la spiritualité en général : il s'agit d'une structure cérébrale parmi les mieux préservées de l'évolution. Cette zone entre en jeu dans la régulation de la douleur et de la peur, dans les comportements altruistes et dans l'amour inconditionnel.

Une prière adressée à soi-même

Qu'en est-il alors des non-croyants ? Peuvent-ils accéder, eux aussi, à ces bienfaits ? Tout dialogue profond, sincère et intime que l'on entretient avec soi-même mérite le nom de prière. La perception d'une présence supérieure, divine, est commune à des milliards d'êtres humains, mais chacun est libre de la traduire et de la faire vivre à sa façon. Même si vous n'avez pas la foi, vous pouvez tout à fait vous créer un cocon, chez vous ou dans la nature. Verbalisez votre gratitude en listant les meilleurs instants de votre journée, visualisez les objectifs qui vous tiennent le plus à cœur, invoquez l'énergie nécessaire pour les atteindre…

Prenons un exemple : si le sens de votre vie, c'est de construire le bonheur de votre enfant, la prière peut vous y aider. Concentrez-vous sur un élément simple – sa personnalité. Qui est-il réellement ? Quels sont ses centres d'intérêt, qu'est-ce qui le fait vibrer ou lui procure des émotions fortes ? Où se cache sa vraie nature – pas les attitudes qu'il adopte en société ou pour vous faire plaisir, mais les infimes comportements qui dévoilent ce qui compte réellement pour lui ? Si vous réussissez à identifier ses rêves, vous serez bien plus à même de le guider vers leur réalisation.

Voilà une forme de prière toute personnelle, un pèlerinage intérieur qui vous permettra d'éliminer tout ce que vous projetez sur votre enfant et qui ne lui correspond pas. C'est un chemin difficile, car vous avez peut-être été vous-même conditionné par vos parents à une vie qui ne vous ressemble en rien. Mais vous avez ici l'occasion de ne pas reproduire ce schéma. Cette prière est votre rendez-vous personnel, une quête de l'essentiel et un moyen pour aller plus loin dans la connaissance sincère de ceux que vous aimez. Ce sera à l'avenir votre centre de gravité, votre fil à plomb pour garder l'équilibre et avancer sur le chemin de la vérité. De belles expériences vous y attendent.

Aide-toi, le ciel t'aidera

Nous avons tous en tête cette fameuse scène de cinéma, vue et revue dans d'innombrables films : un terrible accident de voiture se produit, le conducteur est entre la vie et la mort. Le médecin urgentiste s'approche alors de la victime et l'encourage à rester éveillée, coûte que coûte, à « rester » avec lui.

Dans les faits, la volonté de s'accrocher à la vie est essentielle. Elle maintient l'organisme sous tension et stimule les fonctions vitales. Au contraire, celui qui lâche prise et se laisse sombrer perd de précieuses chances de demeurer en vie. Voici un autre exemple de prière que l'on peut adresser à soi-même : une exhortation à ne rien lâcher, à tenir bon, surtout dans les moments difficiles. Que l'on soit croyant ou non, avant de s'en remettre à une instance supérieure – qu'il s'agisse de Dieu ou du hasard –, il n'est pas vain de commencer par se mobiliser soi-même, c'est-à-dire de faire tous les efforts possibles pour atteindre l'objectif que l'on s'est fixé. On a alors le sentiment d'activer une « force divine », mais à l'intérieur de soi, comme si l'on avait réveillé notre part d'irrationnel. Si l'on se répète qu'un traitement nous fait du bien, celui-ci devient, de fait, plus efficace ; de même, si l'on se persuade que l'on peut surmonter un mal, on augmente ses chances d'en réchapper.

La puissance que vous puisez en vous-même pour combattre la maladie relève de la même énergie spirituelle que celle qui fonde la religion. Même si vous n'êtes pas croyant, vous pouvez donc percevoir quelque chose de divin dans le sens que vous donnez à vos actes, et un profond sentiment d'unité intérieure.

Les bienfaits du pèlerinage

Les pèlerinages existent plus ou moins dans toutes les religions du monde. De Saint-Jacques-de-Compostelle à La Mecque en passant par l'île de Shikoku, au Japon, des fidèles du monde entier convergent chaque année vers les lieux saints. Cette pratique conjugue une activité physique de longue haleine avec une immersion spirituelle. Plusieurs équipes de scientifiques se sont penchées sur les bienfaits du pèlerinage : outre l'effet nécessairement positif de la marche sur la santé physique – dans le cas particulier de Saint-Jacques-de-Compostelle, une perte moyenne de deux kilos a même été décelée chez les pèlerins –, ils ont mis en évidence une réduction de la pression artérielle, du stress, de l'anxiété et une augmentation des défenses immunitaires.

Décider de faire un pèlerinage, que l'on soit en bonne santé ou malade, n'est pas une démarche anodine. Si plus de 500 millions de personnes dans le monde font malgré tout ce choix chaque année, c'est que cela entre en résonance avec une valeur essentielle : le contact avec le divin. Le pèlerinage est une longue parenthèse qui permet progressivement d'atteindre une dimension non plus matérielle, mais spirituelle. C'est aussi une forme de purification intérieure[1].

Guérir quand il n'y a plus aucun espoir

Depuis un siècle, plusieurs cas de guérison spontanée en cancérologie ont été signalés. Quoiqu'extrêmement rares, ils existent bien et ont été reconnus au niveau scientifique et médical. Leur fréquence se situe autour d'un cas pour 60 000 à 100 000 cancers. Les neuroblastomes, les mélanomes et les cancers du rein sont les plus représentés, mais d'autres cancers ont également fait l'objet de rémissions spontanées, comme chez cet homme singapourien de 77 ans, dont le cancer avancé du pancréas a disparu sans aucun traitement. Même cas de figure chez une femme en 1967, puis de nouveau chez un homme en 2004...

Bien sûr, il ne faut surtout pas refuser d'être soigné, et tout miser sur une rémission quasi magique. À l'heure actuelle, ces guérisons spontanées n'ont d'ailleurs toujours pas été expliquées. S'est-il produit un événement particulier qui aurait changé la donne ? Y aurait-il un point commun entre ces personnes qui

---

1. Comme sur des roulettes. Un petit conseil pour ceux qui pratiquent le pèlerinage – et, plus généralement, pour tous ceux qui reviennent de vacances : au retour, une fois vos valises et vos sacs vidés, nettoyez-les avec un désinfectant, aussi bien à l'intérieur qu'à l'extérieur. N'oubliez surtout pas les roulettes, qui ont allègrement sillonné trottoirs, caniveaux et autres revêtements extérieurs. Les bagages sont des vecteurs bien connus de microbes : ils passent de mains en mains, de soutes en coffres... Une étude réalisée en Angleterre a montré que les plateaux utilisés pour la gestion des bagages dans les aéroports renferment davantage de microbes, bactéries et virus que des toilettes publiques. Des milliers de personnes y posent leurs mains plus ou moins propres chaque jour, quand ce ne sont pas leurs chaussures... Pour éviter de rapporter cette faune indésirable chez vous, désinfectez tous vos bagages et lavez-vous ensuite les mains. Vous éviterez en outre d'y laisser proliférer des colonies de champignons dues aux vêtements sales qui ont pu séjourner là. Et vous reprendrez votre vie comme sur des roulettes.

se sont remises sans traitement ? Peu de recherches ont été réalisées à ce sujet, la très faible fréquence de ces cas et la dispersion des patients dans le monde entier ne facilitant pas la tâche. Néanmoins, quelques hypothèses ont été avancées : le fait qu'une maladie intercurrente très rare ait pu booster le système immunitaire, l'épuisement des cellules souches en lien avec la tumeur… Quoi qu'il en soit, les récents progrès en oncologie par immunothérapie laissent penser qu'il pourrait valoir la peine de se pencher sur la possible modification spontanée des défenses immunitaires chez les patients guéris.

De tels « miracles » peuvent aussi faire penser aux guérisons miraculeuses de Lourdes. Dans cette ville, il existe un comité scientifique et médical de haut niveau, qui authentifie l'existence réelle de maladies disparaissant sans traitement à l'occasion d'un passage du sujet atteint dans la grotte sacrée. Parmi les exemples les plus célèbres, on compte notamment celui de sœur Bernadette Moriau, en 2008. À 69 ans, la patiente est atteinte du syndrome de la queue de cheval, une compression des racines nerveuses au niveau de la colonne vertébrale. Cela provoque des douleurs violentes dans les jambes et l'empêche de marcher. Elle décide alors de faire un pèlerinage à Lourdes. De retour à son domicile en Picardie, elle est prise d'une « sensation inhabituelle de relâchement et de chaleur » dans tout le corps. Une voix intérieure lui intime d'abandonner ses appareils, son corset et son attelle. Elle interrompt son traitement… et du jour au lendemain, les douleurs et les symptômes ont disparu. Le diocèse insiste sur le caractère « imprévu, instantané, complet, durable et inexpliqué » de la guérison.

Aux quatre coins du monde, il existe des lieux de culte[1] où des miracles similaires se produisent. Au Mexique, en Italie ou

1. L'attraction surnaturelle de la beauté ? Dans toutes les civilisations, elle a une dimension intemporelle puissante. L'art et l'esthétique défient le temps. La splendeur des églises et des cathédrales illustre ce lien puissant

au Portugal, on retrouve les mêmes récits, les mêmes guérisons authentifiées. Cela concerne généralement des fidèles qui, ayant tout tenté sur le plan médical, cherchent une manière alternative de se soigner. Leur volonté de guérir à la fois le corps et l'esprit ne peut qu'avoir contribué au miracle.

Nos soupirs sont des SOS que personne n'entend

Le soupir a deux versants. Il est communément compris comme une marque de fatigue, de lassitude. Du côté religieux, pourtant, saint Augustin adopte une vision opposée, en le connotant positivement : « Tu es mon Dieu, je soupire après toi jour et nuit. » Quel est le langage secret du soupir ? Peut-il être un pont vers la spiritualité ?

En grec ancien, il n'existe qu'un seul mot pour désigner le gémissement et le soupir. En solfège, un soupir est un silence : il crée un espace entre deux éléments pour les faire exister chacun plus intensément. Le soupir est une expiration, une parole muette. Il agit comme un pont-levis que l'on abaisse quand les mots ne suffisent plus à traduire la pensée, un SOS quand on se

---

entre beauté et spiritualité. La contemplation prolongée de quelque chose de beau peut aussi modifier nos comportements : l'objet observé exerce sur nous une attirance, nous émeut, fait planer aussi une forme de mystère. La beauté est un moteur pour transformer le négatif en positif, elle génère une énergie, une électricité qui donne le sentiment d'exister plus intensément. C'est un parcours initiatique : il faut se détacher des définitions toutes faites et créer ses propres critères d'appréciation. En matière de santé, cultiver sa beauté intérieure et celle de son corps, c'est gagner des années de vie. Tout en s'affranchissant des critères esthétiques imposés par la société, qui peuvent être vécus comme une pression, il est possible de trouver son propre équilibre, une apparence et une personnalité qui soient en phase avec notre philosophie et qui reflètent notre mode de vie. On n'atteint pas la beauté car elle est évolutive, mais on peut choisir de tendre vers elle en étant attentif à sa nutrition et en entretenant son corps par une activité physique régulière, sans omettre le plan spirituel.

sent perdu. Le premier mot qui suit un soupir a une dimension particulière, teintée à la fois de souffrance et de compassion. C'est une forme à part de prière intime adressée à Dieu, un signal de détresse. Il est important d'écouter et d'interpréter nos soupirs et ceux des gens qui nous entourent : c'est une voie pour apprendre à se connaître avec bienveillance. Le soupir n'est pas un vide : c'est un acte de création, l'intervalle nécessaire pour laisser la parole mûrir.

Les scientifiques, de leur côté, ont décodé le soupir d'un point de vue physiologique. Contrairement à l'hypothèse initiale qui en faisait un symptôme d'agacement ou de fatigue, ils ont découvert qu'il correspondait à un réflexe vital involontaire. Sa mission : veiller à une bonne fonction pulmonaire. Le soupir peut être décomposé en deux phases – une inspiration profonde, suivie d'une expiration puissante et prolongée. Ce cycle respiratoire réveille les petites alvéoles pulmonaires pour mieux oxygéner le sang. Chaque soupir mobilise ainsi plus de 400 neurones du tronc cérébral.

Au début d'une séance de yoga, de méditation ou de massage, le thérapeute vous demande généralement de pratiquer une respiration profonde. Bien souvent, la respiration fait le lien entre le corps et l'esprit, car elle trahit ce que nous ressentons : si nous sommes sereins, elle sera lente et profonde, mais en cas de stress, elle deviendra rapide et saccadée. En intervenant sur le rythme et l'intensité de la respiration, on peut même agir sur le cerveau.

Si l'on prend le temps de souffler lentement, l'attention se focalise sur les sensations intérieures et le bien-être, on évacue les pensées parasites. Un calme mental nous envahit. C'est notre façon de ralentir le tempo, lorsque traverser la vie en accéléré devient un poids. En faisant trop de choses à la fois, on finit par se sentir vidé et stérile, épuisé, sans pourtant avoir rien fait qui en vaille la peine.

L'intensité des stimuli extérieurs a vite fait de détruire notre part de spiritualité. Le flux d'alertes sur les smartphones, les actualités, les notifications de messageries instantanées finissent par nous égarer : quand on sait que le temps d'attention moyen d'un être humain est aujourd'hui de huit secondes, on ne peut que constater à quel point nos cerveaux sont bombardés d'informations. Nous sommes nombreux à garder malgré nous les yeux rivés à l'écran de notre smartphone, que ce soit lorsque nous arrivons en avance à un rendez-vous, dans les transports en commun ou simplement par ennui. Ce sont là des instants perdus que nous aurions pu consacrer à rêvasser, à contempler le monde autour de nous, à plonger dans nos pensées... L'ennui n'a rien de mauvais : il stimule la créativité, car lorsque notre cerveau ne reçoit pas de stimuli extérieurs satisfaisants, il imagine lui-même de nouvelles perspectives, de nouveaux scénarios. Les écrans, en comblant nos moments d'ennui par du contenu souvent superficiel, nous éloignent de nous-mêmes et nous font vivre dans un « habitat numérique » – on n'est plus personne, on n'est chez soi nulle part. On les regarde par confort et par habitude, de manière passive, dans l'attente de micro-plaisirs qui relèvent du divertissement et certainement pas du bonheur. Notre personnalité et notre libre arbitre sont comme anesthésiés, remplacés par des algorithmes ; il nous manque le recul nécessaire pour reprendre le contrôle de notre vie. C'est comme si les ressorts en nous s'étaient détendus ou cassés.

Dans ce contexte, le soupir a plusieurs facettes. Physiologiquement, il permet de mieux respirer, comme un ventilateur qui aérerait nos poumons. Sur le plan spirituel, prendre consciemment le temps d'un soupir permet de renouer avec soi et les autres. Le soupir volontaire, c'est aussi un moyen de se reconnecter à sa pleine conscience, ne serait-ce qu'un bref instant, pour retrouver son centre de gravité. Quand on sait le déchiffrer chez l'autre, à la manière d'un langage invisible, il crée une communion nouvelle. Cela fait penser à la manière extraordinairement sophistiquée, et pourtant silencieuse, dont communiquent les arbres d'une même forêt. L'essentiel se situe parfois dans ce que l'on n'entend pas. Tant de choses se cachent dans le silence. Je vous propose de laisser échapper un long et agréable soupir avant de continuer votre lecture.

Malédiction vaudoue : et si c'était vrai ?

Afin d'illustrer plus concrètement l'interconnexion entre religion et santé, je vous propose ici de prendre un exemple précis : celui des malédictions vaudoues. Vous verrez qu'à force de ressasser certaines croyances négatives ou effrayantes, on peut finir par présenter des symptômes physiques tout à fait inquiétants.

La religion vaudoue est d'abord apparue en Afrique, en réaction à l'esclavage et à ses atrocités. C'est un ensemble de rites, mais aussi une philosophie et une réflexion sur le pouvoir. Le vaudou représente la jonction entre les êtres humains et des puissances invisibles, parmi lesquelles la divinité Papa Legba règne en maître. À la frontière entre sorcellerie et religion, il fonctionne par des transes sacrées qui libèrent le corps et l'esprit de leurs chaînes. Les rites vaudous se sont ensuite diffusés dans les Caraïbes, et plus particulièrement à Haïti et en République dominicaine. Ils étaient le seul bien que les esclaves déportés gardaient avec eux : dépossédés de tout sur le plan matériel, ils réussirent l'exploit de sauver et de transmettre leurs croyances à l'autre bout du monde, en réunissant des fidèles pour célébrer ces transes sacrées et libératrices.

Pour mieux comprendre cette religion, je me suis rendu en République dominicaine – un pays par ailleurs majoritairement chrétien. Là-bas, des liens étranges et fascinants se sont tissés entre la religion catholique et les rites vaudous. Ces derniers conservent une part d'ombre et sont pratiqués dans la clandestinité ; ils reposent sur une tradition orale confidentielle. Le seul moyen de les étudier est de prendre le temps de connaître les croyants.

On trouve dans cette religion une figure de créateur suprême, proche du Dieu chrétien, qui a pour nom Bondye (« Bon Dieu »). Les Loas, quant à eux, sont apparentés aux saints de la chrétienté. Le vaudou met en avant une conception totale de l'être, qui mêle ancêtres, monde matériel et forces de la nature. Les croyances portent sur les esprits et les pouvoirs surnaturels. Il existe des sortilèges, des sacrifices d'animaux, des rites de possession : ces différents rituels servent à exprimer de la gratitude pour un événement heureux, à attirer la bonne fortune, l'amour, un désenvoûtement… voire la mort d'une personne haïe. L'esprit le plus connu est Baron Samedi, divinité de la mort, généralement représenté en tenue de soirée avec un chapeau haut de forme blanc.

Au cours de l'accomplissement d'un rite, les prêtres vaudous peuvent faire appel à la magie blanche pour purifier et protéger, à la magie noire dans des buts maléfiques, ou à la magie rouge pour ce qui concerne l'amour. Contrairement aux idées reçues, les fameuses poupées vaudoues, dans lesquelles on plante des aiguilles en faisant des vœux, ne sont pas forcément maléfiques : elles permettent bel et bien de jeter des sorts aux gens, mais sans nécessairement souhaiter leur malheur ou leur mort. Il existe également de nombreux grigris qui servent à se protéger des mauvais sortilèges et à attirer la chance. Les rites d'incorporation, quant à eux, ont pour objet de permettre à un fidèle de céder momentanément son corps à un esprit, grâce à l'extase provoquée par la musique et la danse.

Les rites vaudous créent des liens entre les vivants et les morts, parfois jusqu'à la possession : cela va donc plus loin que le spiritisme, dans lequel la communication avec les défunts est plus incertaine, mais sans toutefois prétendre aller jusqu'à la réincarnation.

Comment se fabriquer une maladie mortelle à force d'y penser ?

Dans les années 1930, le cas de Vance Vanders, un fermier ensorcelé en pleine nuit par un sorcier vaudou dans un cimetière de l'Alabama, a fait l'objet de recherches aux États-Unis. Et pour cause : un mois après l'ensorcellement, l'homme est hospitalisé dans un état critique, au bord du décès. Plusieurs médecins tentent en vain de déterminer l'origine de son mal. Il semble simplement se vider de son énergie vitale, glissant lentement vers la mort et maigrissant à vue d'œil. Le patient est interrogé par le docteur Doherty qui découvre que, lors de la cérémonie nocturne, le prêtre vaudou lui a frotté la région de l'estomac avec des œufs de lézard. Le docteur décide alors de mettre en place un rituel symbolique : il injecte à Vance Vanders un puissant vomitif et fait semblant de retrouver un lézard parmi ce que ce dernier rend – « Regarde ce qui vient de sortir de toi ! » Comme si le sortilège vaudou avait été levé, le malade recouvre rapidement la santé.

À partir de cette observation, de nombreux scientifiques ont mis en évidence des cas identiques. En dehors des rites vaudous, ils ont remarqué que lorsqu'une personne est convaincue d'être atteinte d'une maladie donnée, les risques qu'elle soit effectivement touchée montent en flèche. Comme Vance Vanders, certains sujets peuvent aller jusqu'à se mettre en danger de mort, à partir de symptômes pourtant purement imaginaires. Ils disent alors aux médecins : « Vous voyez bien que j'avais raison ! » Cette autopersuasion est redoutable pour les praticiens. Ceux-ci doivent redoubler de vigilance et démêler le vrai du faux face à des patients qui, de bonne foi, se « fabriquent » une maladie. Dans d'autres cas, le sujet se persuade qu'un traitement entraîne certains effets secondaires et finit par les ressentir réellement. La consultation de forums sur Internet, très en vogue aujourd'hui – qui n'a jamais fait un tour sur Doctissimo après avoir ressenti un mal de ventre ou une grosseur sous le pied ? –, ne fait souvent qu'amplifier la crainte.

Les rites vaudous permettent de mettre en évidence un autre mécanisme, cette fois positif, qui est celui du défoulement. Une étude scientifique a découvert que, chez des employés, le fait de planter des aiguilles dans une poupée de chiffon représentant leur patron tyrannique réduisait le stress de façon significative. Ce geste incongru et irrationnel, baptisé « acte de représailles symboliques », permet de se défouler, de gagner en sérénité et finalement de fournir un travail de meilleure qualité.

L'être humain parfait n'existe pas : angoisse et stress font partie intégrante de notre condition. Face à une tension, il faut trouver des exutoires. Ces derniers peuvent être internes et autodestructeurs – se ruer sur des aliments gras et sucrés, des cigarettes ou de l'alcool – ou externes, comme la fameuse « poupée patron », et agir alors tel un paratonnerre qui concentre la foudre ailleurs pour qu'elle n'occasionne pas de dégâts en soi. Les rites vaudous sont de bons exemples de ce mode de compensation non médicamenteux. On peut en retenir que les émotions négatives et parfois agressives que nous ressentons tous doivent être catalysées, extériorisées, pour éviter la rumination. C'est une forme de magie qui soigne. Je vous laisse le choix de fabriquer ou pas une poupée vaudou, pour le meilleur ou pour le pire...

Les superstitions : à la découverte de nos énergies étranges

« La superstition est le réservoir de toutes les vérités », disait Charles Baudelaire. En marge des religions traditionnelles, on trouve dans chaque pays et chaque culture toute une gamme de superstitions plus ou moins ancrées. Celles-ci sont tellement naturelles et omniprésentes que Francis Bacon considérait « qu'il y a de la superstition à éviter la superstition ». Transmises de génération en génération, elles sont indissociables de notre rapport au monde – même chez ceux qui se disent parfaitement rationnels. Nous avons tous en nous des superstitions propres, intimes, qui touchent à une histoire personnelle ou familiale. Ces rituels participent de notre spiritualité : bien souvent, ils traduisent un besoin de se protéger ou une volonté d'attirer la chance. Beaucoup de gens y sont sensibles, même parmi ceux qui déclarent fermement ne pas en croire un mot ; en témoigne le succès des horoscopes. On sait que la superstition n'est pas rationnelle, mais cela n'en reste pas moins un langage qui nous parle.

Certaines superstitions sont si connues qu'elles sont devenues des lieux communs – ne pas passer sous une échelle, ne pas retourner le pain sur la table, conserver sur soi un trèfle à quatre feuilles, toucher du bois… D'autres sont inventées, comme le fait de mettre une chemise particulière pour les occasions importantes, parce qu'on a réussi un examen en la portant et qu'on l'associe à l'idée de succès. Dans les deux cas, ces croyances agissent comme des régulateurs de l'anxiété et du stress en nous donnant la sensation de mieux contrôler nos vies. Si l'on respecte ses superstitions intimes, et en particulier lorsque les événements nous confortent dans celles-ci – mettons que vous passez un entretien d'embauche avec la fameuse chemise, et que vous êtes effectivement recruté –, il s'ensuit un sentiment d'optimisme et de bien-être. À l'inverse, aller à l'encontre de nos propres superstitions, même si on sait qu'elles ne sont pas rationnelles, peut nous déstabiliser.

Certaines études ont d'ailleurs mis en évidence le rôle régulateur des superstitions chez les sujets très angoissés par la mort. Cette peur lancinante perturbe le sommeil et peut générer des sentiments dépressifs. Les superstitions apparaissent alors comme une solution pour apaiser les patients, et les rassurer sur la maîtrise de leur propre destin. Elles nous soufflent que nous ne sommes pas les jouets du hasard, et que nous pouvons agir pour orienter le cours des choses. Forts de ces bons présages, nous sommes alors plus sûrs de nous.

Une étude américaine a clairement démontré que les étudiants qui pratiquaient des rituels superstitieux obtenaient de meilleurs résultats académiques que les autres. En apaisant leur anxiété, ces pratiques boostaient leurs performances lors des examens. Les rituels donnent une sensation d'ordre dans des situations qui nous paraissent hors de contrôle, et rendent inoffensifs les éléments qui nous font peur : ils favorisent une meilleure concentration. En fait, comme l'écrivait Samuel Butler, « la vie est une superstition ».

Les superstitions sont aussi utilisées pour conjurer le mauvais sort. On parle alors d'exorcisme, une forme de prière qui se distingue un peu de la superstition classique mais qui entretient avec elle des liens étroits. Aujourd'hui encore, il existe au Vatican un groupe de prêtres officiellement reconnus par les autorités religieuses qui exorcisent les âmes possédées. Ces prêtres sont sélectionnés pour leur très riche spiritualité.

La « possession » peut prendre des formes très différentes : disposer d'une force décuplée, se mettre à parler une langue inconnue, présenter des troubles de la personnalité… Le prêtre exorciste a pour rôle d'éloigner l'âme possédée du diable pour la ramener vers Dieu. Cela n'est pas si différent du rôle des psychiatres, qui utilisent certes des médicaments au lieu des prières, mais dont l'objectif est bien de ramener leurs patients vers la lumière de la lucidité et du bien-être psychologique, en fermant la porte aux terreurs profondes.

L'approche bouddhiste de l'exorcisme est légèrement différente de ce que l'on connaît en Occident. Dans les monastères au Népal, les moines font des offrandes aux esprits malins, en y intégrant notamment des boissons alcoolisées. Chacun porte cn soi dcs démons. L'idéc n'cst pas dc lcs chasscr par tous lcs moyens mais plutôt de les apprivoiser, de vivre en acceptant leur présence tout en les ayant domptés. Métaphoriquement, on comprend que la part « maléfique » d'une personne n'empêche pas son épanouissement, lorsque celle-ci est canalisée. Les psychanalystes rejoignent parfois cette approche en apprenant aux patients à vivre avec leurs névroses, avec détachement et humour. Car à trop vouloir « normaliser », on finit par faire mourir l'étincelle qui permet d'avancer et de gravir des montagnes.

La créativité prend ses racines dans notre part d'irrationnel. « S'il n'existait qu'une seule vérité, on ne pourrait peindre des centaines de tableaux sur un même sujet », disait Pablo Picasso. Les superstitions sont une manière intime d'appréhender le monde, et l'imagination s'en nourrit. En nous incitant à aller vers la nouveauté et la découverte, cette dernière stimule la production des hormones du bonheur, primordiale dans la longévité et la bonne santé.

Une mentalité de gagnant

« Un jour, apercevant une grosseur sur son ventre, il ressentit une véritable joie à la pensée qu'il avait peut-être une tumeur mortelle, qu'il n'allait plus avoir à s'occuper de rien, que c'était la maladie qui allait le gouverner, faire de lui son jouet, jusqu'à la fin prochaine », écrivait Marcel Proust, citation que j'estime appropriée quand il s'agit d'évoquer le mental. Que l'on parle de religion, de croyance ou de superstition, l'élément central susceptible d'influer sur notre santé – positivement ou négativement – est très clair : il s'agit de la force du mental. Nous sommes tous menacés de voir un jour notre état de santé se dégrader. De ce point de vue, il n'y a pas de favoritisme. Cependant, la posture que l'on adopte face à la maladie peut radicalement changer la donne.

Les découvertes scientifiques récentes ont souligné les liens forts qui existent entre la puissance du mental et la performance de notre système immunitaire. En un mot, quelles que soient les causes du mal qui vous affecte, vous pouvez la jouer gagnant ou perdant, et cela aura un effet direct sur vos chances de guérison. Il s'agit de mobiliser sa force intérieure afin de générer une énergie vitale protectrice, en concevant son corps comme une forteresse. Bien sûr, le point de départ joue un rôle important : si vous êtes physiquement très tonique et psychologiquement robuste, votre forteresse sera considérablement plus difficile à prendre en cas d'agression extérieure. Vous saurez rassembler en un éclair des forces secrètes de défense. L'idée est donc de cultiver au quotidien son corps et son esprit, de sorte que le temps n'aura qu'une prise réduite. Mobilisez votre force intérieure. Imaginez que votre corps est un bastion imprenable. Il n'est jamais trop tard pour s'y mettre.

L'énergie qui circule en nous, parcourant l'ensemble de notre organisme, agit comme un carburant qui contribue à protéger notre santé. Mais lorsqu'on fonctionne continuellement en mode « survie », par exemple en se laissant grignoter par un stress constant, l'énergie vitale est comme dévorée. Tout se passe alors comme si on était mentalement « menotté » : impossible de faire preuve de créativité, de s'adapter aux embûches du quotidien… Dans ces conditions, autant dire qu'on devient une cible facile ; c'est comme partir de chez soi chaque matin sans rien verrouiller. Lorsque notre psychisme consomme trop d'énergie – ce peut être une jalousie tendant vers l'obsession, un sentiment de culpabilité que l'on rumine, ou encore un attachement excessif à des considérations matérielles qui éloigne des bonheurs simples, des jouissances naturelles –, il n'en reste plus pour se défendre. Ce déficit d'« électricité intérieure » ouvre grand la porte aux maladies.

L'optimiste qui sauve

Cela a de quoi donner le vertige : nos pensées, nos ruminations, nos craintes, nos élans d'enthousiasme… tout cela peut se lire dans une analyse de sang. Si vous ressassez des pensées anxiogènes, votre organisme sécrétera du cortisol et de l'adrénaline, hormones qui usent et font vieillir prématurément le corps. On dit bien que les soucis se lisent sur le visage… Rides et cheveux blancs peuvent facilement apparaître à cause d'un état d'esprit morose ou angoissé.

Il n'est donc pas étonnant que l'optimisme soit une des clés de la longévité. Comment ne pas penser à ces fameuses études qui ont montré que les optimistes avaient jusqu'à 70 % de chances en plus d'atteindre l'âge de 85 ans que les pessimistes ? Au cours de ma carrière, j'ai moi-même accompagné un certain nombre de patients centenaires, et leur ai trouvé un point commun non négligeable : leur capacité à toujours voir le bon côté des choses. Les personnes qui vivent très âgées ont en général une propension étonnante à rester optimistes en toutes circonstances.

C'est ce qu'ont prouvé des médecins anglais en étudiant pendant neuf ans une population de quelque 9 000 sujets, tous âgés de plus de 65 ans et présentant le même état de santé au départ. Au cours des années d'étude, ils ont constaté un taux de décès de 30 % chez les personnes les moins heureuses, contre 9 % chez les plus heureuses. Une belle preuve de l'importance de l'attitude que nous adoptons vis-à-vis des événements : bien sûr, plus nous avançons dans la vie et plus il est probable que nous soyons confrontés à des maladies, des deuils… Mais ce qui fait la différence, c'est notre capacité à rebondir, et notre volonté de nous concentrer sur les dimensions positives de l'existence.

Le bonheur peut d'ailleurs provenir des choses les plus simples. Une étude pour le moins surprenante a récemment prouvé que la proximité avec différentes espèces d'oiseaux – au moins quatorze, pour être précis – était une grande source de bonheur potentielle pour les populations européennes. Un scientifique a même fait une étrange comparaison : il a noté que la présence de ces oiseaux apportait autant de satisfaction qu'une augmentation de salaire mensuel de 124 euros.

Dans un autre domaine, aux États-Unis, la recherche s'est penchée sur le bonheur procuré par le cercle familial, en le comparant à celui apporté par des amis. Conclusion : l'intensité du bonheur ressenti est, en général, bien plus forte avec des amis qu'en présence du conjoint ou des enfants… probablement parce que cela coïncide avec la pratique d'activités relaxantes ou divertissantes, tandis que la sphère familiale peut, au fil des années, se muer en un environnement marqué par la routine et les contraintes.

La dynamo du bonheur

Pour échapper à la lassitude, utilisez votre enthousiasme comme une « dynamo du bonheur » : entourez-vous des gens qui vous rendent heureux, qui révèlent ce que vous avez de meilleur en vous – qu'il s'agisse de votre famille ou de vos amis, ils agiront comme des ressorts vous aidant à vous dépasser et à rebondir dans les moments difficiles –, mais surtout, sortez des sentiers battus. L'inattendu deviendra une opportunité. Il est par exemple prouvé que visiter des lieux inconnus procure beaucoup de joie. Des chercheurs américains ont suivi par géolocalisation, pendant trois mois, les déplacements de 132 volontaires dans les villes de New York et de Miami. Chaque soir, les participants devaient évaluer, à l'aide d'une échelle, le plaisir ressenti dans la journée en fonction des lieux où ils s'étaient rendus. Les résultats ont montré que les endroits visités pour la première fois faisaient davantage grimper le coefficient de plaisir que des lieux déjà connus, même agréables. La nouveauté a le pouvoir de faire bondir la satisfaction ressentie, et créerait de nouveaux circuits neuronaux. Au niveau cérébral, il existe d'ailleurs une jonction entre l'hippocampe, qui sert de « GPS interne », et le striatum, la zone génératrice de plaisir : le premier stimule le second.

Le cerveau, avec ses 100 milliards de neurones, est donc notre ordinateur de bord en matière d'émotions comme de santé. Ne le sous-estimez pas : c'est une arme de guerre redoutable, et dont les aptitudes n'ont pas fini de nous surprendre. Ce dialogue insoupçonné entre le mental et l'immunité en est un bon exemple. La puissance du mental – en l'occurrence, la capacité à rester optimiste et à mettre toutes les chances de bonheur de son côté – a le potentiel d'activer le bouclier de notre protection biologique contre les maladies, qu'elles soient sans gravité ou mortelles. C'est une nouvelle conception de la santé qui change les règles du jeu : nous sommes désormais acteurs de notre bien-être à travers notre mode de vie. L'espace de liberté ouvert par ces perspectives est merveilleux. Prendre sa santé en main n'est pas synonyme d'austérité ni de privation, mais plutôt de l'entretien d'une certaine joie de vivre.

Ce que l'on se dit peut rendre malade

Nos pensées forment une part hautement intime de nous-mêmes, un véritable territoire de liberté, sans limite ni censure. Tout y est permis. Imaginez à présent que je vous accompagne dans cette zone interdite, que je vous conduise de l'autre côté du miroir afin de vous aider à vous libérer des chaînes invisibles qui nuisent à votre bien-être.

À 3 ans, vous étiez certainement un enfant innocent qui passait d'une réflexion à une autre avec légèreté, sans s'y attarder ni ruminer. Mais avec le temps, il se peut que vous soyez devenu triste et grave. Vous avez peut-être l'impression de ne pas suffisamment écouter vos intuitions, de passer à côté de l'essentiel, de formuler des désirs qui ont, en réalité, été conditionnés par votre entourage et ne vous ressemblent en rien… Tout ceci vous éloigne d'un langage intérieur sain, clair et fidèle. L'émerveillement de l'enfance, la joie innocente d'un rapport au monde parfaitement spontané et enthousiaste, ne demandent pourtant qu'à ressurgir en vous.

Si, comme trop d'adultes, vous pensez avoir oublié comment on vit intensément, sans freins, commencez par vous accorder quelques moments en tête-à-tête avec vous-même. Isolez-vous et coupez votre téléphone, ne serait-ce que quelques minutes. Prenez de la hauteur sur votre quotidien, identifiez les choix que vous avez à faire, les possibilités qui s'accordent avec votre personnalité. Allez spontanément vers ce qui vous fait vibrer, vers ce qui entre en résonance avec votre identité profonde. Comme Confucius, rappelez-vous que « la joie est en tout ». Vous verrez alors que vos pensées deviendront cohérentes et plus familières, comme si vous vous retrouviez.

Les mots que nous prononçons en notre for intérieur composent une musique, une partition personnelle dont notre humeur dépend. Certains soignent et renforcent, d'autres blessent et fragilisent. Or nous pouvons agir sur ce langage familier, travailler sur la manière d'énoncer nos pensées – car les mots sont des supports à émotions. Il ne suffit pas de « faire taire » les monologues internes – car vous empêcheriez alors toute « vidange émotionnelle » –, mais bien d'apprendre à les orienter dans la bonne direction.

Maîtrisez votre langage intérieur

« Au commencement était la Parole, et la Parole était avec Dieu, et la Parole était Dieu. Elle était au commencement avec Dieu. Toutes choses ont été faites par elle, et rien de ce qui a été fait n'a été fait sans elle », énonce la Bible (Jn 1, 1-3). Les mots, même s'ils ne sont pas prononcés à haute voix, peuvent avoir un impact phénoménal sur le corps. Le simple fait de songer au mot « problème » entraîne dans le cerveau une activité accrue du complexe amygdalien, responsable de la peur et du stress, ainsi qu'une augmentation de la sécrétion de cortisol. Ce mécanisme, loin de nous aider à gérer rationnellement le stress, a pour effet d'inhiber partiellement le sens de la raison et de la logique.

Pour échapper à cette spirale, gommez donc les termes négatifs de votre discours intérieur, surtout ceux que vous avez tendance à répéter en boucle. Au lieu de vous dire : « J'ai vécu un moment terrible », dites-vous : « La prochaine fois, cela se passera mieux. » De même, remplacez les réflexions du type : « Je déteste mon ventre » par : « J'adore mes yeux », et les mots « problème » ou « échec », par « challenge » et « expérience ». C'est le principe du verre à moitié plein. Focalisez-vous sur les choses que vous aimez : à force d'employer des termes positifs, vous finirez par ne plus voir que vos qualités. Penser de cette manière, c'est déjà faire un grand pas ; c'est commencer à écouter une voix intérieure capable de vous insuffler un optimisme nouveau.

Des mots comme « amour », « paix » ou « réussite » sont si forts que le simple fait de les prononcer active certaines zones du lobe frontal, améliorant les fonctions cognitives. La répétition est la clé du succès. Chaque soir, avant d'aller vous coucher, repensez à votre journée en vous la représentant sous un jour avantageux. Faites de même avec celle du lendemain. Plus vous le ferez, plus ce sera naturel, et vous aurez réussi à utiliser le pouvoir des mots à bon escient.

Rendez-vous compte : en montrant la vidéo d'un accident de la route à trois groupes séparés de sujets, puis en leur demandant d'évaluer la vitesse des voitures au moment de l'impact, on s'est rendu compte que l'estimation pouvait varier de 50 km/h selon que les véhicules étaient décrits comme s'étant « rencontrés », « heurtés » ou « percutés ». Des examens IRM ont également montré que certains mots activent les sens plus puissamment que d'autres. Les mots « parfums » ou « café » activent le cortex olfactif primaire, alors que « chaise » ou « clé » ne génèrent aucune réaction. D'autres tests ont montré qu'avec une phrase du type : « Je saisis l'objet », la partie du cerveau qui gère les mouvements du corps et la préhension s'active.

Je vais te croquer

Les mots entretiennent également des relations étroites avec nos émotions immédiates, en servant de régulateurs.

Peut-être vous êtes-vous déjà trouvés dans la situation suivante : en jouant avec un petit enfant particulièrement mignon, ou avec votre chat, vous avez lancé sans réfléchir que vous alliez le croquer, le manger. Avec le recul, il se peut que vous ayez été surpris par vos propres paroles. Aucune inquiétude : cela ne fait pas de vous quelqu'un d'agressif. Il s'agit simplement d'un mécanisme de régulation des émotions positives trop fortes, par exemple une affection débordante. Une émotion négative, en l'occurrence une forme d'agressivité, vient contrer la vague de tendresse qui, autrement, vous submergerait.

Alors, faut-il mordiller ceux qu'on aime pour continuer à être nous-mêmes ?

Cinq heures pour réparer les dégâts

Cet impact direct des mots sur le corps peut avoir quelque chose d'effrayant. En réalité, c'est un outil formidable : en reprenant le dessus, nous avons le pouvoir de maîtriser notamment notre niveau de stress – c'est-à-dire, physiologiquement, le taux de cortisol dans le sang – juste par la pensée. Une minute à broyer du noir, et le taux monte : il faut alors près de cinq heures pour que le cortisol sanguin retrouve son taux normal. Pendant ce temps, les hormones corrosives du stress usent l'organisme. Ne laissez pas ce flux nocif vous envahir. Une manière efficace d'enrayer ce cercle vicieux est d'extérioriser les pensées désagréables, en les notant par exemple dans un carnet pour prendre un peu de distance, ou en les prononçant à haute voix pour les expulser hors de votre esprit. N'ayez pas peur de parler seul : Albert Einstein le faisait aussi.

Les secrets qui détruisent de l'intérieur

« La vérité vous rendra libre », professait Jésus-Christ. Entre secret bien gardé et mensonge par omission, la frontière n'est pas toujours claire. Dans la religion chrétienne, le mensonge est un péché capital. En Chine, Confucius allait également dans ce sens – mais il précisait : « sauf pour les marchands, sans quoi ceux-ci ne pourraient gagner leur vie ».

Certains secrets ne tirent pas à conséquence et peuvent même être bénéfiques : entretenir la surprise, par exemple, autour d'un cadeau d'anniversaire. Pourtant, dès qu'il s'agit de secrets plus lourds, le fait de les garder au fond de soi peut devenir pesant, mentalement et physiquement. Faire comme si de rien n'était consomme beaucoup d'énergie : plus on tente de ne pas y penser, plus le secret prend de place dans notre esprit. On sait par exemple que les gens qui cachent leur maladie à leur entourage ont tendance à décéder plus vite que ceux qui, à soins équivalents, sont transparents avec leurs proches et bénéficient de leur soutien : ils présentent, sur le plan biologique, une meilleure réponse immunitaire des lymphocytes.

Refuser de nous confier peut créer une distance entre nous et les autres et nous isoler. Ce que l'on rumine finit par peser et donne l'impression de vivre dans un monde faux, où la sincérité n'a pas sa place. On en vient à se mentir afin de ne rien divulguer. Même lorsqu'on a le sentiment d'aller bien, il est important d'avoir des gens à qui parler pour évacuer les tensions internes. Que l'on choisisse pour interlocuteur son conjoint, un ami, un prêtre, un médecin ou un psychologue, parler permet de prendre du recul sur ce que nous traversons. C'est tout l'intérêt, dans la religion catholique, de la confession : non seulement se faire absoudre, mais aussi déposer un fardeau parfois trop lourd. On est alors réconcilié avec soi-même et les autres, libéré des secrets qui ôtent la joie de vivre et la spontanéité.

Cerveau et immunité : les liens puissants invisibles

C'est là une découverte majeure, à même de bouleverser notre compréhension de l'immunité. Imaginez que votre maison est protégée par un système de sécurité hautement sophistiqué : des capteurs fonctionnent 24 heures sur 24 pour détecter le moindre intrus. Toute menace qui surgit est aussitôt écartée. Votre habitat est imprenable. Voilà le rôle que joue sans relâche le système immunitaire, socle de notre santé, à l'échelle de notre corps : il est l'arme fatale qui vous défend en temps réel.

Or la science vient de montrer qu'il entretient avec le cerveau des liens particulièrement étroits, notamment à travers les vaisseaux lymphatiques, qui coordonnent la surveillance immunitaire dans l'ensemble de l'organisme. Autre progrès déterminant : des chercheurs ont constaté que, chez des souris exposées à la bactérie E. coli, la réaction des cellules immunitaires était deux fois plus forte si les circuits de la récompense sécrétant de la dopamine étaient activés en parallèle. La dopamine fait partie des « hormones du bonheur » : elle est stimulée par la nouveauté, le changement et la joie de vivre.

Des découvertes très récentes ont encore resserré le lien entre cerveau et immunité. Il y aurait une véritable corrélation entre l'épaisseur du cortex cérébral et le profil épigénétique des gènes liés à l'immunité – l'épigénétique étant une branche de la biologie qui s'intéresse à l'influence de notre mode de vie sur l'expression de nos gènes. Pensez-y : le patrimoine génétique n'est pas seulement une donnée gravée dans le marbre dont vous héritez à la naissance, il est affecté par vos comportements… et c'est cette version modifiée que vous transmettrez à vos enfants. Tout dépend donc de la façon dont vous aller jouer la partition et appuyer sur les « bonnes touches ».

D'autres chercheurs ont identifié, chez les personnes affectées par des souvenirs traumatisants récurrents, un facteur génétique appelé TROVE2, impliqué dans les maladies auto-immunes. Autrement dit, un grave traumatisme psychologique peut s'inscrire dans les gènes et y laisser une cicatrice indélébile, par un mécanisme que l'on nomme la méthylation. L'équilibre cérébral et mental définit donc l'efficacité et la performance de notre système de protection immunitaire.

L'impact des stimuli et messages arrivant jusqu'à notre cerveau dépend aussi de leur répétition. On estime qu'aujourd'hui, une personne est en moyenne soumise à un minimum de 500 messages publicitaires chaque jour, sachant que selon le lieu de vie, ce chiffre peut monter jusqu'à 2 000. Les supports sont nombreux et s'invitent souvent chez nous : radio, télévision, affiches, bandeaux internet… C'est l'exposition répétée à ces contenus publicitaires qui peut provoquer des pulsions d'achat.

L'absence de stress fait mourir

On pourrait être tenté de penser que la bonne attitude à adopter, pour le corps comme pour l'esprit, est une détente absolue, sans la moindre source de contrariété. Il n'en est rien : l'état d'esprit le plus sain est en réalité celui d'une forme de stress légère, et s'obtient en fournissant des efforts modérés mais constants. Le bien-être découle d'une démarche active et non passive.

C'est du moins ce qu'une étude scientifique a récemment mis en évidence – une découverte surprenante sur le ralentissement du vieillissement, faite en 2020 par des chercheurs allemands. Pour vivre plus longtemps en bonne santé, nous aurions besoin d'une dose quotidienne de stress. Contre toute attente, l'hormone du stress, diffusée dans le corps en trop faibles quantités, serait un accélérateur du vieillissement : une dose insuffisante provoque une inflammation chronique et réduit l'immunité. L'explosion des réactions inflammatoires peut également se traduire par des rhumatismes, une augmentation de l'athérosclérose qui bouche progressivement les artères...

Ainsi, les cellules de notre organisme ont besoin d'être en permanence stimulées et légèrement sous tension ; elles stockent alors moins de protéines endommagées, et le risque de développer des maladies dégénératives liées à l'âge baisse. Les chercheurs ont également identifié une protéine appelée GILZ qui, si elle est soumise à des taux trop faibles d'hormone du stress, « désactive » en partie des cellules clés du système immunitaire.

Cela peut paraître contre-intuitif, mais si l'excès de stress est nocif, l'absence totale de stress est également risquée, surtout chez les sujets de plus de 50 ans.

Cette découverte illustre aussi tous les risques d'une retraite trop inactive. Chez les personnes qui ne travaillent plus, il est essentiel de savoir déterminer la juste dose quotidienne de stress positif à entretenir pour garder le système immunitaire sous tension. Les activités de loisir – puzzles, golf, jeux de cartes – sont insuffisantes pour cela. Oubliez les hobbies qui se pratiquent au gré de l'humeur, ou quand on y pense : il faut des occupations plus prenantes, avec une vraie feuille de route, des obligations et des contraintes, par exemple un investissement dans le milieu associatif. Il s'agit d'une nouvelle façon de lutter contre le déclin de l'organisme. Autrement, on perd ses défenses à force de ne rien faire. Le danger ne vient pas toujours de l'extérieur.

Prévenir le vieillissement, ce n'est donc absolument pas lever complètement le pied sous prétexte de « s'économiser ». Pensez-y : notre corps contient 5 à 6 litres de sang, qui circule à une cadence impressionnante. Notre cerveau, notre cœur, notre système respiratoire... tout cela a besoin de mouvement pour rester en état de marche. À partir de 30 ans, nos muscles fondent d'environ 2 % par an, et cela s'accélère après la cinquantaine – sans compter, sur le plan intellectuel, les neurones que nous perdons. On finit par manquer d'énergie physique, spirituelle, sexuelle... La routine devient alors un refuge, et beaucoup de gens s'y engluent sans comprendre qu'ils se surprotègent. Pour arrêter ce naufrage et « remonter le temps », nous devons faire travailler nos muscles, mais aussi écouter la petite voix dans notre tête qui a soif de découverte, et nous attaquer à de nouvelles tâches – apprendre une langue étrangère, maîtriser un instrument de musique – pour créer de nouveaux circuits cérébraux. Alors, activez tous les ressorts à votre disposition, cherchez les déclics qui libèreront votre énergie vitale.

La théorie de la relativité proposée par Albert Einstein peut être revisitée pour illustrer ce propos. Elle énonce entre autres que le temps est relatif, et que la vitesse est un des facteurs permettant de le dilater. Des scientifiques ont d'ailleurs fait l'expérience de synchroniser parfaitement deux horloges, avant d'en placer une dans un avion de chasse. Lorsque l'avion est revenu au sol après avoir parcouru une grande distance à pleine vitesse, ils ont découvert que l'horloge qui avait voyagé retardait de quelques millisecondes par rapport à l'autre… Il en va de même pour les êtres humains : si nous pouvions nous déplacer dans l'espace à la vitesse de la lumière, nous vieillirions beaucoup moins vite qu'en restant sur terre.

L'idée générale à retenir est que plus on est actif, plus on accepte de se lancer « à pleine vitesse » dans la vie en stimulant son esprit et son corps, et moins on prend de l'âge. On peut alors ralentir l'écoulement du sablier et défier le temps qui passe. Vous aussi, prenez la vitesse comme point d'appui, comme un levier pour vivre plus intensément.

Si tout va bien, tout va mal

De même qu'une certaine dose de stress est nécessaire pour que le corps ne vieillisse pas trop vite, le système immunitaire doit être sous tension permanente pour fonctionner correctement. C'est l'un des paradoxes de la vie. Nous rêvons de vivre dans une parfaite sérénité, sans soucis et sans imprévus, mais ce sont précisément ces impondérables qui entretiennent la santé. Imaginez un voilier au milieu de l'océan, sans le moindre souffle de vent pour le faire avancer. Il fait du surplace. Impossible d'atteindre le moindre rivage… les occupants, isolés en pleine mer, finiront par mourir après avoir épuisé leurs rations de survie.

À l'échelle mondiale, ce phénomène est illustré par le « gradient immunitaire Nord-Sud » qu'ont identifié les médecins : alors que les pays en développement, majoritairement situés dans l'hémisphère sud, sont les plus touchés par les maladies infectieuses, dans les pays développés du Nord, ce sont les maladies auto-immunes qui prévalent – comme si leurs habitants, vivant dans un environnement trop « aseptisé », voyaient leur système immunitaire « s'ennuyer » et finir par se retourner contre ses propres cellules, à défaut d'un ennemi extérieur.

Partez du principe que ce qui vous aide, parfois, ce sont justement les embûches quotidiennes dont vous vous passeriez bien. Certains s'effondrent à la première ; d'autres, comme montés sur des ressorts, s'en servent pour rebondir et aller plus loin. Vous aussi, au lieu de les vivre comme des obstacles, décidez que ce sont des tremplins, des opportunités, et non pas des dangers. Le fait de vous y confronter vous rend plus fort. De ce point de vue, un parallèle peut être tracé avec les virus et les microbes : il n'est pas sain, en particulier pour les enfants en pleine croissance, de vivre dans un environnement complètement aseptisé, « sous cloche ». Je suis un ardent défenseur de l'hygiène corporelle, mais trop d'hygiène tue l'hygiène. Les défenses immunitaires sont affaiblies, le risque de développer des allergies augmente… La bonne stratégie consiste à évoluer sereinement dans l'environnement tel qu'il est, en acceptant aussi bien les bactéries naturellement présentes que les imprévus de l'existence. Un vaccin absolu contre tous types d'attaques.

Développez votre puissance cérébrale positive et protectrice

Maintenant que vous avez conscience des liens entre immunité et cerveau, entre pensées et santé, entraînez-vous à porter sur toute chose un regard plus optimiste. Comment jouer la partie ? Comment convertir les contrariétés du quotidien en événements positifs – autrement dit, transformer la boue en or ? Eh bien, y penser, c'est déjà agir. C'est vous le guide. Contentez-vous d'écouter votre voix intérieure. Avec elle, la pluie devient une agréable rosée matinale ; le vent n'est pas froid, il est vivifiant ou tonifiant ; la canicule n'est pas étouffante, elle sent bon les vacances d'été. Grâce à cet « adaptateur » intérieur, arme extrêmement efficace, vous deviendrez un héros de science-fiction qui défie les éléments à sa guise.

Une autre manière de vous exercer pourrait être d'ouvrir un site d'informations sur Internet – on sait combien, parfois, les actualités peuvent être un véritable concentré de pessimisme et de catastrophisme – et de choisir un article ou une photo au hasard. En une minute, obligez-vous à trouver un angle positif pour considérer ce que vous avez sous les yeux. Puis, appliquez cela dans votre vie, chaque fois qu'une contrariété se présentera. Au fil du temps, vous programmerez votre cerveau à créer de nouveaux circuits neuronaux et des réflexes instinctifs d'optimisme. Résultat, au lieu de sécréter à longueur de journée des substances chimiques nocives, vous produirez les molécules qu'il faut pour une santé de fer. Vous serez alors plus léger, plus insouciant – en un mot, plus jeune. Qui a dit qu'il était impossible de remonter le temps ?

Des études scientifiques suggèrent d'ailleurs que lorsqu'on se sent plus jeune que son âge réel, on allonge son espérance de vie. La plus récente d'entre elles a montré qu'être convaincu d'avoir quatre ans de moins… fait vivre en moyenne quatre ans de plus. Cela se comprend très bien : on est alors plus actif, tant physiquement qu'intellectuellement. On évite la routine et la sédentarité, qui sont fatales. L'agilité de l'esprit et du corps, si elle n'est pas facile à entretenir, est garante de notre longévité. Il n'y a donc pas d'autre choix que d'en prendre soin.

La force est égale à la masse multipliée par l'accélération

Il s'agit d'une loi physique connue depuis Newton, mais je vous propose de l'appliquer ici de manière décalée. Pour avancer dans la vie, nous faisons appel à une force intérieure, qui est intimement liée à la vitesse que nous décidons d'adopter. Notre temps est limité et constitue un bien précieux. Il faut l'utiliser à bon escient pour réaliser ce qui nous tient à cœur. Si vous venez de passer trois heures avec des gens que vous n'appréciez pas tellement et qui ont absorbé votre énergie, dites-vous simplement : « Je viens de dépenser trois heures. Comment en ai-je profité ? » Votre intuition vous souffle déjà que cela n'en valait pas la peine… Car l'intuition est un circuit cérébral fulgurant, cent fois plus rapide que le raisonnement. Lorsque vous l'utilisez à des fins d'introspection, bien souvent, elle vous livre sans effort la réponse que vous cherchez.

Pour accroître votre force intérieure, jouez sur la vitesse et multipliez les expériences signifiantes. Vous verrez : plus on en fait, plus on peut en faire. Pensez-vous un peu comme Shiva qui, avec ses quatre bras, cumule les tâches en toute sérénité. Shiva est un dieu énigmatique : on raconte que sa longue chevelure forme le Gange, fleuve sacré des hindous ; sur sa tête se trouve un croissant de lune symbolisant la renaissance, comme l'astre qui décroît avant de renaître. Le serpent autour de son cou représente la puissance. Son troisième œil est celui de la destruction. Il crée, rend pérenne, mais aussi peut casser. Il a de multiples facettes. C'est le dieu le plus respecté des pratiquants de yoga, qui recherchent une transformation totale de leur être pour fusionner avec le divin.

Avoir confiance en vos multiples capacités, là est le véritable secret pour dilater le temps. Cessez de vous dire que tel ou tel défi est trop difficile, ou que vous êtes trop occupé, car ce sont précisément ces freins mentaux qui vous contraignent. En les brisant, vous gagnerez un nouveau flux d'énergie vitale.

Devenez le carré idéal

« N'attendez pas que l'orage passe, apprenez à danser sous la pluie », énonçait Sénèque. Au fil de ces pages et informations, nous commençons à entrevoir que, bien souvent, il ne tient qu'à chacun de décider d'être en bonne santé. L'attitude que vous adoptez, c'est votre graal. Être actif ou passif face à la maladie constitue un signal fort pour le corps. Les défenses immunitaires ne sont pas mobilisées avec la même intensité si nous plaçons la maladie au centre de notre vie en y pensant en boucle, et en ressassant les symptômes auprès de notre entourage pour être plaint. Chaque personne qui vous écoutera en jouant le jeu vous rendra paradoxalement plus vulnérable. Prendre l'attitude de celui qui souffre lamine vos forces de guérison.

Alors, restez maître à bord. Pensez-vous fermement en bonne santé, cela vous procurera de bonnes ondes réparatrices. Évaluez objectivement l'intensité de vos douleurs : s'il s'agit d'un simple bobo, n'en faites pas un drame. Ce n'est pas facile, j'en conviens, mais il faut parfois oublier l'envie d'être dorloté et faire semblant d'aller bien.

Vous aurez de la chance

De la même façon, avoir de la chance, c'est décider d'en avoir. Mère Teresa disait : « La vie est une chance, saisis-la. » Tout est une question d'état d'esprit et de réceptivité face aux opportunités qui se présentent : sachez activer votre radar, ce système de navigation interne qui vous aide à flairer les bonnes surprises. Il ne s'agit pas ici de jouer au loto en y croyant dur comme fer, car les probabilités de gain sont bien trop faibles : connaissez-vous une seule personne de votre entourage qui ait remporté le gros lot ? Personne. Ne laissez donc pas le hasard opérer quand les chances sont quasi nulles, vous piétineriez votre spiritualité. N'attendez pas non plus que cela tombe du ciel. Ouvrez-vous plutôt à la chance du quotidien, aux petits événements sur lesquels vous avez la main et qui ne demandent que votre disponibilité mentale pour vous aider à vous réaliser. S'estimer chanceux rend chanceux.

Je ne saurais trop insister, aussi, sur l'importance de la médecine préventive. Soyez un entrepreneur, bâtissez votre bonne santé de vos propres mains. N'attendez pas que la maladie arrive. J'ai trop souvent reçu en consultation des patients qui avaient accumulé les écarts pendant trente ans, et ainsi développé des cancers ou des maladies cardiovasculaires en toute connaissance de cause. Fumer un paquet par jour, être en surpoids, boire trop d'alcool… on a l'impression de savoir tout cela par cœur. Et pourtant, beaucoup d'entre nous refusent d'utiliser le véritable gilet pare-balles qu'est l'hygiène de vie, en avançant invariablement le même argument : « Il faut bien se faire plaisir. »

Le plaisir n'en est plus vraiment un lorsqu'il affecte la santé et fait vieillir prématurément. Pour l'amour de vous même, reprenez les commandes. Pensez aux mathématiques, et imaginez que vous êtes une figure d'algèbre parfaite – un carré : fort et harmonieux dans toutes les dimensions de votre vie.

Au Maroc, j'ai pu étudier les liens entre l'islam et la santé en dialoguant avec des théologiens référents. Ils m'ont appris quelque chose d'essentiel sur l'interconnexion entre spiritualité et forme : c'est Dieu qui est le propriétaire du corps de l'homme, de la naissance à la mort. Le croyant est en quelque sorte un locataire qui doit prendre le plus grand soin de son enveloppe corporelle.

2

Être heureux autrement : les enseignements de la foi

Le « bien-vivre » est un élément central des textes spirituels et sacrés. Par « bien-vivre », on n'entend pas le fait de se perdre dans l'abondance ou dans les plaisirs, mais plutôt celui de traverser l'existence avec bienveillance et respect envers soi et les autres – ce qui est le chemin du véritable bonheur. À cet égard, les religions et sagesses ancestrales, excellentes conseillères en matière d'altruisme et de dévouement, ont beaucoup à nous apprendre.

L'offrande, un cadeau à Dieu et à soi

En Crète, des archéologues viennent de découvrir, à l'emplacement d'une cité disparue, des paniers d'osier datant du IVe siècle av. J.-C. et contenant des fruits de Doum parfaitement conservés. Ces fruits, qui ont traversé deux millénaires, étaient disposés comme des offrandes.

L'offrande et le don figurent dans la plupart des religions comme des pratiques incontournables. La charité a toujours fait partie de la tradition chrétienne ; celui qui donne à un mendiant ne reçoit rien en retour, mais c'est pour lui une chance, un honneur et une bénédiction d'avoir bien agi. Au moment de sa mort, Jésus se livre lui-même. Dans la religion musulmane, l'aumône est essentielle, puisque chacun doit verser chaque année 2,5 % de ses revenus aux plus démunis – pas aux membres de la famille, dont on est censé prendre soin quoi qu'il arrive, mais à des nécessiteux d'un cercle plus éloigné.

L'offrande est un acte de reconnaissance envers Dieu. Elle doit se pratiquer spontanément, dans la joie, sans obligation aucune, sans quoi elle perd son sens ; l'offrande ne doit pas non plus être faite de manière machinale, mais venir du fond du cœur. Le don concerne plutôt les autres, les nécessiteux ; là encore, chacun est entièrement libre de le pratiquer ou non, mais le principe veut que tout don soit fait de manière désintéressée. Cette liberté de donner, en tirant soi-même plaisir du don que l'on fait à autrui ou à Dieu, est la définition même de la générosité. Au contraire, ceux qui croient protéger leurs biens en ne donnant jamais rien se retrouvent atrophiés, abîmés dans leur spiritualité. De nos jours, en dehors du contexte religieux, existe-t-il des offrandes symboliques ?

Le pourboire, une offrande des temps modernes

« J'ai connu quelqu'un qui préférait être mal servi au restaurant car ça lui évitait de laisser un pourboire », s'amusait Michel Galabru. Or cette offrande d'aujourd'hui ne trahit pas que la radinerie et a des effets sur nous.

L'usage du pourboire ne date pas d'hier : son origine remonterait au XVIIIe siècle en Angleterre. L'histoire veut qu'un gérant de restaurant ait posé sur son comptoir un pot portant l'inscription : « Pour aller plus vite », afin que les clients les plus pressés puissent être servis en priorité, moyennant un petit supplément. Cependant, le pourboire jouit d'une image très différente selon les pays. Au Japon, par exemple, laisser un pourboire serait une insulte au garçon, car servir les clients n'est pas pour lui une corvée mais un honneur. Aux États-Unis, en revanche, c'est une obligation, car les serveurs seront essentiellement rémunérés grâce à votre *tip*.

Des scientifiques ont étudié différentes méthodes par lesquelles serveurs et serveuses pouvaient espérer augmenter leurs pourboires au restaurant. Ils ont découvert que certaines attitudes conditionnaient en effet le client et le rendaient plus généreux, en dehors de la qualité des plats. Premier point : se présenter. Donner son nom brise l'anonymat, et accroît nettement la probabilité de se voir verser un bon pourboire. Curieusement, le personnel qui porte des vêtements rouges est également mieux rémunéré, tout comme les employés qui se démarquent par un accessoire quelconque – une fleur dans les cheveux, des lunettes colorées… Enfin, d'autres techniques d'approche ont fait leurs preuves, notamment prodiguer des conseils désintéressés en suggérant les plats les moins chers, répéter la commande pour renvoyer une image professionnelle, flatter le client sur un détail, offrir une petite mignardise supplémentaire à la fin du repas ou même jouer sur l'humour. L'idéal est, bien sûr, de se montrer très présent juste avant d'apporter l'addition : certains clients n'hésiteront alors pas à laisser un pourboire, de manière à se faire apprécier du serveur un bref instant. Ils ont aussi dans l'idée d'être reconnus et bien reçus quand ils reviendront. L'écrivain Marcel Proust, pour l'anecdote, revenait même sur ses pas après être sorti de table pour laisser des pourboires ostentatoires et afficher en public sa générosité. Le pourboire, c'est ce supplément facultatif qui est laissé à votre appréciation. Vous êtes libre de récompenser ou non, de signifier votre indifférence ou votre satisfaction. C'est, d'une certaine manière, le don d'antan revisité.

Les cadeaux qui n'en sont pas

Tout cadeau charrie avec lui des sous-entendus et des messages implicites. La façon d'offrir, le moment choisi, l'objet lui-même… constituent un langage qu'il faut décrypter pour savoir si le cadeau est fait avec bienveillance et peut être accepté, ou s'il est au contraire toxique.

De nombreuses équipes de scientifiques ont étudié cette mécanique inconsciente, qui peut renforcer ou distendre les relations humaines. Elles ont découvert que certains présents apportaient une satisfaction au long cours, et comptaient bien davantage que ceux procurant un bref enthousiasme sur le moment. Cela demande de réfléchir longuement aux attentes de la personne visée. Autrement, on prend le risque de tomber dans le schéma de l'enfant à qui l'on offre un jouet, et qui s'en désintéresse après cinq minutes. Par exemple, pensez-vous qu'il vaille mieux offrir à une personne aimée, à prix égal, un bouquet de roses rouges ou un pot de fleurs encore plein de bourgeons, qui s'épanouira au fil des semaines ? Le destinataire sera certainement plus ému et durablement satisfait par le pot, plutôt que de voir les roses se faner en quelques jours. Tout se passera comme si le message d'affection perdurait, en même temps que la plante.

La recherche pointe également le fait que les surprises génèrent davantage de plaisir que les cadeaux attendus, voire explicitement réclamés. De même, on croit souvent que donner de l'argent n'est pas une bonne idée : bien sûr, selon le contexte, cela peut s'avérer très maladroit, mais ce n'est pas forcément le cas. Si l'on préfère malgré tout éviter les cadeaux matériels, offrir une expérience est généralement une plus grande source de bonheur. Enfin, il semblerait que les femmes soient plus habiles dans la sélection de cadeaux que les hommes, car plus attentives aux souhaits de leur entourage. Elles évitent généralement les « ratés », qui creusent un fossé entre celui qui offre et celui qui reçoit en mettant en lumière une incompréhension mutuelle et une méconnaissance des désirs de l'autre. Les cadeaux, une autre forme d'offrande au culte de l'amitié.

Le jour du Seigneur

Rares sont les religions qui n'ont pas consacré un jour de repos hebdomadaire. Selon les croyances, il peut s'agir du vendredi, du samedi ou du dimanche ; c'est un moment à part, où l'on cesse de travailler. De nos jours, la notion de week-end est devenue synonyme de détente et de loisirs, l'objectif étant de casser le rythme souvent effréné de la semaine et de prendre un peu de recul. Ce jour de repos est une véritable bouffée d'oxygène qui agit comme un sas, mais trop souvent, on lui ôte sa portée spirituelle. Pour beaucoup, le week-end n'est qu'une succession d'événements programmés, qui ne laissent pas véritablement le temps de souffler – ce qui ne change pas vraiment de la semaine de travail. Repas chez les beaux-parents ou sortie au parc pour « aérer » les enfants, lessive, calcul des comptes de la semaine... Le dimanche aussi, nous avons souvent « la tête dans le guidon ».

Il arrive également que, lorsqu'on a construit sa vie autour de la valeur du travail, on ait du mal à accepter de « se tourner les pouces » sans culpabiliser. Or pour qu'une journée de repos soit réellement relaxante, il faut accepter de lâcher prise dans une certaine mesure. Si vous ressentez malgré tout le besoin d'être actif, misez sur une discipline sportive, des concours de pâtisserie ou de dessin, la participation à une chorale...

À la fin de chaque semaine, essayez dans tous les cas de sauvegarder au moins une heure pour vous recentrer sur vous-même, et faire le point sur les derniers jours – comme autrefois les croyants y étaient incités. Repassez-vous mentalement le film des événements : êtes-vous parvenu à agir en accord avec vos valeurs, vos envies, votre personnalité ? Quels ont été les meilleurs moments, et à l'inverse, les plus désagréables ? Si vous en aviez l'occasion, que feriez-vous différemment, et quelles leçons en tirer pour la semaine à venir ? Cette prise de recul vous permet de rester authentique, sans vous « perdre » pour des choses qui n'en valent pas la peine. Car parfois, à force de vouloir faire comme les autres, ou de ne pas savoir dire non, on passe du compromis à la compromission.

Les jours de repos sont donc parfaits pour garder le cap. Ils peuvent évidemment prendre une dimension festive, en laissant place à un relâchement bénéfique et à des écarts joyeux. Ces moments de décompression sont nécessaires pour éviter que la frustration ne s'installe, générant alors de la tentation. L'interdit appelle le péché. Attention, toutefois, à distinguer écart et abus : on peut faire la fête sans se rendre systématiquement malade, car alors, où est le plaisir ?

La nuit blanche fait des ravages sur l'organisme

Des scientifiques anglais viennent de démontrer l'effet désastreux des nuits blanches, même occasionnelles, sur l'immunité. Dans un premier temps, ils ont soumis un groupe d'hommes âgés en moyenne de 25 ans à une semaine sans alcool ni médicaments, rythmée par des nuits de huit heures de sommeil. Après cette période, ils ont demandé aux sujets de rester vingt-neuf heures sans dormir. En comparant les échantillons de sang prélevés avant et après cette nuit blanche, ils ont constaté, au niveau du système immunitaire, d'importantes réactions laissant penser que la privation de sommeil avait été interprétée par le corps comme un facteur de stress majeur. Il suffit donc d'une seule nuit blanche pour augmenter la vulnérabilité aux maladies et aux infections. Chez les sujets qui boivent jeunes, notamment les adolescents, on peut ajouter à cela une augmentation du risque de développer des maladies cardiovasculaires une fois l'âge adulte atteint.

Faire la fête autrement

Pour fonctionner à plein régime, le corps humain a besoin d'être réglé comme une horloge. Nous produisons chaque seconde près de 20 millions de cellules pour remplacer celles qui sont usées ou mortes, or tout changement majeur dans notre rythme de vie fragilise cet équilibre. Avec l'âge, les dysfonctionnements dans la reproduction cellulaire augmentent, causant notamment des cancers ; on sait en outre que cinq ans après un choc psychologique important, par exemple un deuil, des pathologies redoutables comme la maladie d'Alzheimer peuvent apparaître.

C'est donc un réel défi que de préserver l'équilibre de notre corps et de respecter sa cadence. S'agissant de la fête, si vous aimez consommer de l'alcool le samedi soir, faites-le sans excès. Buvez deux grands verres d'eau avant de commencer, pour éviter d'être déshydraté et d'étancher votre soif avec toujours plus d'alcool ; privilégiez également la qualité des boissons à la quantité.

Évitez que ce soit « cuit » pour vous

De ce point de vue, la cuite porte bien son nom : les dégâts qu'elle cause sont considérables. Quand j'entends : « Je vais prendre une cuite », je ne peux m'empêcher de penser à une forme d'autodestruction programmée. D'après une étude réalisée aux États-Unis, les beuveries, surtout si elles ont lieu dans un temps limité, rendent plus vulnérable aux virus. Un sujet qui a beaucoup bu aura des défenses immunitaires amoindries : en cas d'exposition à l'hépatite ou au sida, les cellules malades produiront à peine le quart de la quantité normale d'interférons, censés lutter contre l'infection en empêchant la prolifération et en informant les cellules voisines du danger. Un deuxième effet potentiellement grave a été noté : une baisse de la vigilance vis-à-vis des cellules cancéreuses, ce qui se traduit par des modifications du facteur de nécrose tumorale. L'ingestion d'une trop grande quantité d'alcool rend donc difficile le travail des systèmes d'alerte du corps, et sape les défenses biologiques.

Plutôt que de festoyer jusqu'à l'aube sans dormir et en buvant trop, profitez du week-end pour faire de nouvelles rencontres. On sait que l'isolement social à lui seul peut provoquer une forme chronique de stress qui lamine l'immunité. La solitude n'est bonne ni pour le moral ni pour la santé : plus une personne est solitaire, moins elle réagira efficacement aux agressions biologiques. C'est par exemple le cas chez des sujets présentant des antécédents d'herpès. Exposés à un stress – comme effectuer un calcul mental en public –, beaucoup de sujets par ailleurs très isolés ont souffert d'une nouvelle poussée d'herpès, alors que ceux bénéficiant de liens sociaux robustes n'ont rien constaté de tel.

Le paradoxe veut que, parfois, des personnes souffrent d'une solitude dévastatrice alors même qu'elles vivent en couple, avec des enfants ou des proches. Les échanges sont mécaniques, on répète les mêmes mots jour après jour, détresse qui affecte l'imagination et réduit la part de spiritualité. Il ne suffit pas de cohabiter et d'échanger des banalités pour entretenir un lien social digne de ce nom. Au contraire, continuer à regarder l'autre et à lui prêter attention, éviter de tomber dans la routine et dans l'isolement malgré sa présence physique demande un véritable effort. N'oubliez pas que l'on ne connaît jamais parfaitement toutes les facettes des personnes qui nous entourent : il y aura toujours quelque chose de surprenant à découvrir chez elles. Vous pouvez par exemple vous lancer dans une nouvelle activité avec votre conjoint(e), vos enfants, vos parents… Jean-Paul Sartre écrivait que « l'enfer, c'est les Autres » ; pourtant, sans eux, nous aurions tous vite fait de tomber malades.

Toucher pour exister

« Quelqu'un m'a touché, car j'ai connu qu'une force était sortie de moi », énonce Jésus-Christ (Lc 8, 46). Or toucher est un premier pas pour soigner. Les rois de France disaient : « Le roi te touche et Dieu te guérit. » Hélas, aujourd'hui, les médecins touchent de moins en moins leurs patients... La télémédecine, les examens biologiques et les scanners prennent peu à peu le relais de l'auscultation traditionnelle. Cette médecine sophistiquée a bien sûr permis d'innombrables progrès, mais le fait est qu'elle passe outre la dimension psychologique et spirituelle du patient – alors que la maladie, parfois, n'est autre que la somatisation d'une fragilité, d'une angoisse ou d'un sentiment de solitude.

Devenez votre guérisseur aux mains nues

Heureusement, des ponts se créent aujourd'hui entre la médecine traditionnelle et les médecines douces. Il existe là un rapport de complémentarité qui permet de prendre en charge les souffrances physiques et psychologiques des patients dans leur globalité. Parmi les médecines douces, on compte principalement le shiatsu, le reiki, la sophrologie... Ces pratiques proposent une lecture du corps légèrement différente ; on y considère que l'organisme se soigne par sa propre énergie. La partie « invisible » de l'organisme est ainsi prise en compte. Au Japon, le shiatsu, qui existe depuis deux mille ans, a été reconnu en 1957 comme une méthode thérapeutique officielle. Il s'agit d'une technique qui utilise le toucher pour rétablir l'équilibre entre corps et esprit – équilibre qui est considéré comme le pilier de la bonne santé. On peut comparer cela à la médecine chinoise, qui se focalise sur une énergie vitale appelée le *qi*, en cherchant à en harmoniser les flux et à en lever les blocages.

En pratique, il n'est pas forcément facile d'avoir accès à des séances de shiatsu. Cependant, en reprenant les principes de cette médecine ancestrale qui utilise la massothérapie, il est possible de devenir, dans une certaine mesure, son propre guérisseur. Les mains sont l'outil fondamental de ce type de médecine douce : elles reçoivent et émettent de l'information dans un dialogue constant avec le corps. Il faut donc se montrer réceptif à ce qu'elles perçoivent, et veiller à leur faire envoyer en retour les bons signaux de guérison.

Voici un exemple de séance que vous pouvez réaliser chez vous : le soir, une fois allongé dans votre lit, placez vos paumes bien à plat sur la zone du corps que vous jugez la plus sensible ou douloureuse. Ce peut être le ventre si vous souffrez du syndrome du côlon irritable, ou le thorax si votre respiration est affectée par le stress. Une fois vos mains à plat et se touchant presque, concentrez-vous sur votre respiration et faites le vide dans votre esprit. Ne pensez plus qu'à l'énergie et à la chaleur qui se dégagent de vos paumes. Vous êtes libre de fixer la durée de cette expérience : cela peut aller de quelques minutes à une heure. Lorsque vous ressentirez un bien-être total, la séance sera terminée. Parfois, le signal de fin viendra de vos paumes elles-mêmes, qui deviendront très chaudes. Vous vous sentirez apaisé grâce à l'activation du système parasympathique.

Dans nos relations affectives aussi, nous entrons dans l'ère du « toucher zéro » – peut-être parce que l'omniprésence des écrans nous a fait oublier ce qu'était le contact physique. Ce qui engendre des sentiments d'isolement et d'insécurité, voire une forme d'inhibition émotionnelle. Alors que le toucher permet de se connecter aux autres, le désert affectif que traversent nos sociétés est de plus en plus aride, ce que certains compensent en adoptant par exemple un animal de compagnie.

Les personnes âgées accompagnées d'un chien ou d'un chat vivent d'ailleurs plus longtemps que les autres, ce qui montre l'importance d'un lien non seulement affectif mais aussi tactile pour la santé. Il arrive qu'on soit aimé et bien entouré, mais que, par gêne ou par pudeur, on omette les gestes qui sont pourtant les plus à même de signifier l'attachement. Les personnes qu'on ne touche jamais ont tendance à perdre confiance en elles, et cherchent désespérément à se revaloriser aux yeux des autres. De la même façon, chez les bébés, le toucher est essentiel : des chercheurs américains ont montré que lorsque des nourrissons viennent au monde avec un très faible poids, un contact physique prolongé avec la mère, sous forme de caresses, réduit le risque de mortalité de 25 %.

Un toucher empathique réconforte, rassure et soulage. Il signifie parfois plus que des mots. C'est un mouvement intime et engageant – car on ne peut toucher sans être soi-même touché – qui nécessite d'abolir la distance entre soi et la personne en face, de manière bienveillante. Un toucher bénéfique ne peut exister sans un consentement et un respect mutuels. Cela nécessite aussi une certaine implication : si l'on n'est pas présent à ce que l'on fait, on transmet de la froideur et non de la bienveillance – comme lorsqu'on regarde distraitement quelqu'un sans vraiment le voir. Un toucher digne de ce nom, en revanche, chasse les idées noires et rappelle à la réalité du présent, tout en libérant des zones d'ombre du passé.

Le point Hoku qui fait du bien

Dans de nombreuses religions, cela passe par les mains, qui servent à accomplir le rituel de la bénédiction des fidèles. Cette dimension thérapeutique et spirituelle du contact physique est déterminante : elle aide à conjurer la solitude et à cicatriser nos blessures profondes. Du côté de l'acupuncture, il existe un point clé qui soulage le stress et l'anxiété : le point Hoku. Il se situe sur le dos de la main, dans la petite zone creuse entre le pouce et l'index. Pour le stimuler, l'acupuncteur utilise des aiguilles, mais il est possible de le faire soi-même par une simple pression des doigts. Cela fonctionnera encore mieux si quelqu'un d'autre le fait pour vous – exactement comme pour les chatouilles, qui au passage provoquent le rire, véritable élixir de longévité. D'ailleurs, lors d'une poignée de main, vous remarquerez que ce point Hoku est stimulé des deux côtés, ce qui contribue à expliquer pourquoi elle peut réconforter et tisser des liens. Comme si ce premier contact mettait en évidence une énergie positive. Toucher et être touché relève de la célébration. C'est un langage secret pour dire qui nous sommes.

Faire chuter le stress d'un simple regard

Le regard est aussi une manière indirecte de toucher, d'apporter de l'attention à l'autre. Les yeux ne sont pas le miroir de l'âme, mais l'âme elle-même qui se livre à nu devant l'autre. Tant de choses peuvent se lire dans ceux d'une personne chère. En échangeant un long regard, on entre dans un dialogue intime qui peut dépasser la puissance des mots. Des études ont d'ailleurs montré que deux personnes s'observant avec concentration finissaient par constater une certaine dilatation dans leur perception du temps, comme si elles étaient entrées dans une bulle. La capacité de décryptage de notre regard n'est pas anodine : à l'origine, les yeux sont des capteurs ultrasensibles, des outils de surveillance permanente et de vigilance face aux dangers extérieurs. Des scientifiques suédois ont montré qu'ils permettaient par exemple d'identifier les personnes malades autour de nous, et susceptibles de nous contaminer, d'un simple coup d'œil ; en présentant à des volontaires des photos de sujets sains et d'autres de malades, ils ont constaté que le taux de reconnaissance était de 81 %.

En cas de stress, les yeux se focalisent sur un point unique et le reste devient flou, comme c'est le cas lorsqu'on fixe un smartphone ; le rythme cardiaque s'accélère, la pression artérielle et les hormones du stress augmentent. Au contraire, échanger un regard attentionné a des effets bénéfiques. Vous pouvez également regarder vers l'horizon, le plus loin possible, sans bouger la tête. Cette vision panoramique désamorce les réactions de stress liées à l'activation du nerf sympathique, et la dilatation des pupilles stimule le système parasympathique, avec un effet relaxant. Vous ressentirez alors un profond bien-être, simplement en levant les yeux.

« Bonjour, Maman, comment vas-tu ? »

Un regard affectueux peut faire office de toucher indirect, mais une écoute attentionnée n'est pas à sous-estimer non plus. Pour beaucoup d'entre nous, c'est un rituel : un petit coup de fil quotidien passé à un proche qui est seul.

Nous vivons dans des sociétés où le temps consacré aux proches est drastiquement réduit, et où beaucoup de personnes évoluent dans un isolement insoutenable. Lorsque nous téléphonons pour prendre des nouvelles, c'est bien souvent pour avoir la conscience tranquille. Ces appels, qui durent en moyenne moins de trois minutes, peuvent vite devenir stéréotypés, mécaniques. Pour celui qui appelle, c'est un poids en moins – mais en pratique, il ne se passe rien.

Une équipe de chercheurs vient de montrer que pour combattre l'impression de solitude et faire baisser les risques d'anxiété et de dépression, des appels réguliers d'au moins dix minutes étaient nécessaires, avec une écoute active et bienveillante. Deux discussions nourries et satisfaisantes par semaine valent mieux que quelques phrases toutes faites échangées chaque soir sans conviction. Si vous avez peur de n'avoir rien à dire, proposez à votre proche d'écouter ensemble la même musique : des recherches ont montré que cela permettait d'approfondir la relation entre deux êtres et d'augmenter le bonheur ressenti. En définitive, écouter ceux qui vous sont chers ne suffira jamais à remplacer un face-à-face de qualité ni un toucher empathique, mais cela soulagera la sensation d'isolement. Ce n'est pas un acte de charité ni de bonté naïve, mais de bienveillance. Quelqu'un de « bien veillant » est précisément quelqu'un d'éveillé, qui observe, comprend et interagit à bon escient.

Vous pouvez étendre cette curiosité à des inconnus. Découvrez les autres sous un jour nouveau : chaque rencontre révèle des parties enfouies, ignorées, de notre personnalité et peut faire ressortir le meilleur. Sans les autres, on s'appauvrit jour après jour. Trop de gens se méfient de ceux qu'ils ne connaissent pas, les catégorisent, s'arrêtent à des détails superficiels, concentrent leur attention sur ce qui cloche. La perspective chrétienne est tout autre, et dessine une trajectoire heureuse. C'est le parcours inverse qu'elle promeut : chercher chez autrui le beau, le passionnant, le subtil, comme on capte un rayon de soleil. Jésus disait : « Qui est mon prochain ? » pour inciter chacun à découvrir l'univers merveilleux que représentent nos semblables. Ne trouve-t-on pas dans la Bible ce message d'espoir : « Demandez, on vous donnera ; cherchez, vous trouverez ; frappez, on vous ouvrira » ? Un message fort, et un axe de la spiritualité.

L'étreinte du bonheur

Parmi les formes de toucher les plus empathiques figure indéniablement l'étreinte. Cette dernière équivaut à une bénédiction et à une transmission d'énergie spirituelle. Il s'agit d'un geste d'amour inconditionnel.

Quand quelqu'un vous serre dans ses bras, cela vous donne le sentiment durable qu'un amour d'une puissance particulière vous a été transmis sans compter, sans rien espérer en retour. Comment mettre des mots sur une telle sensation ? Les bienfaits de l'étreinte sont plus forts si la personne qui vous offre ce cadeau est capable d'être totalement là, présente, avec vous, entièrement absorbée par ce qu'elle fait. Pensez à tous ces gens qui se saluent le matin en réfléchissant à autre chose, en n'écoutant pas la réponse, qui se côtoient mais ont la tête ailleurs. Au milieu de la solitude contemporaine, qu'il est réconfortant d'être avec quelqu'un qui accorde réellement sa présence et son attention !

On ne compte plus les travaux scientifiques qui soulignent les bienfaits d'une étreinte affectueuse. Ce geste réduit l'angoisse, notamment la peur de la mort, mais aussi la mortalité elle-même en faisant chuter le stress. La sensation d'être entouré de bras forts procure beaucoup de bien au mental. L'estime de soi augmente : on perçoit, même inconsciemment, que l'on est considéré et aimé. Les prises alimentaires sont alors mieux contrôlées, car l'étreinte libère des hormones du bonheur comme l'ocytocine, qui aident à contrôler l'appétit. Plus besoin de compenser un manque affectif ou un déséquilibre émotionnel par la nourriture. On mange tout simplement parce que l'on a faim, un équilibre très important qui sera au cœur du chapitre suivant de cet ouvrage. Dans les couples, des étreintes régulières permettent de vivre en harmonie – une étude britannique a même montré qu'une majorité de sujets préféraient les simples câlins aux rapports sexuels. Être blotti dans les bras de quelqu'un accroît l'empathie, la bienveillance et détend les muscles comme après un massage. C'est un langage du corps qui rend heureux : adoptez cette pratique qui sèmera le bien-être autour de vous.

3

Les mystérieuses formules qui font maigrir

Au fil de mes recherches, j'ai été de plus en plus convaincu par la puissance du lien qui unit alimentation et spiritualité. Nous ne mangeons ni exclusivement par plaisir, ni seulement pour subsister. La nutrition est un long parcours d'équilibriste, souvent semé d'embûches. Les religions, merveilleuses écoles de la maîtrise de soi, du détachement vis-à-vis des préoccupations matérielles et du refus des plaisirs faciles, sont là pour nous guider dans cette voie.

La gourmandise, un péché capital ?

« Mettre du sucre dans son thé oriente vers une faiblesse de caractère », plaisantait Agatha Christie.

Dans la religion catholique, les péchés capitaux sont de tels vices qu'ils mènent tout droit en enfer. Le terme « capital » fait d'ailleurs penser à la peine du même nom, autrement dit à une condamnation à mort. En ce qui concerne la gourmandise, cela peut paraître quelque peu disproportionné – de nos jours, elle passe presque pour une qualité. En 2003, de nombreuses personnalités ont d'ailleurs demandé au pape Jean-Paul II de la retirer de la liste, en vain.

En réalité, la gourmandise en tant que péché n'a rien à voir avec le carré de chocolat que vous vous autorisez pour accompagner votre café : elle renvoie plutôt à la notion de goinfrerie, ou de gloutonnerie. Il s'agit d'un manque total de modération. Lorsqu'on ingère très vite une grande quantité de nourriture, sans prendre le temps de déguster chaque aliment, on s'éloigne de la notion de plaisir. Et si cette goinfrerie devient quotidienne, on parle d'addiction. L'être humain réagit alors comme une oie qui, après en avoir souffert au début, s'accoutume ensuite au gavage – jusqu'à en mourir.

Profession de foie

De fait, les personnes qui souffrent de telles crises de boulimie finissent généralement par présenter ce que l'on nomme la stéatose hépatique : leur foie est « gras » et ne sait plus filtrer ni les toxines ni les molécules cancérigènes, comme un filtre bouché. Mais des solutions existent, puisque des chercheurs du Texas viennent, par exemple, de découvrir qu'un composé naturel appelé l'indole, présent dans les légumes crucifères (chou de Bruxelles, brocoli, chou-fleur...), était capable de réduire de façon significative les dépôts graisseux du foie ainsi que son inflammation : une bonne raison pour les mettre régulièrement au menu et permettre à cet organe de se régénérer.

Le pape François a réagi à la notion de gourmandise en déclarant : « L'Église a condamné le plaisir inhumain, brut, vulgaire, mais elle a en revanche toujours accepté le plaisir humain sobre et moral... Le plaisir arrive directement de Dieu, il n'est ni catholique ni chrétien, ni autre chose. Il est simplement divin... Le plaisir de manger sert à vous maintenir en bonne santé en mangeant. » Vivre longtemps, en bonne santé et tout en restant mince, mais avec gourmandise... n'est en rien une utopie. Il existe bien un mode d'alimentation qui le permet. De quoi contredire toutes les phrases décourageantes qu'on entend souvent – « On ne sait plus quoi manger aujourd'hui », « Ce qui fait plaisir, c'est toujours ce qui est défendu », « Je n'ai pas envie de me priver »...

En matière de nutrition, on peut de prime abord avoir l'impression que chacun y va de sa petite théorie, et que les diététiciens affirment tout et son contraire ; mais si on s'accorde le temps d'étudier avec attention les résultats des recherches scientifiques, on prend rapidement conscience qu'il existe aujourd'hui des consensus. Qui rejoignent certains enseignements issus du temps et des religions.

Voir l'assiette à moitié vide

La restriction calorique est un facteur important d'augmentation de l'espérance de vie. Les premières découvertes à ce sujet, faites chez les animaux, ont largement dépassé les attentes des chercheurs. Avec un apport alimentaire quotidien réduit, les cobayes ont vu leur durée de vie en bonne santé faire un bond. Les essais ont été pratiqués sur différentes espèces, pour s'assurer que des facteurs génétiques n'interféraient pas avec les résultats – par exemple sur des lémuriens, petits animaux très attendrissants qui font penser à des écureuils. Ceux-ci ont été soumis pendant onze ans, à partir de l'âge adulte, à une restriction calorique de 30 %. Les rations restaient cependant équilibrées sur le plan nutritionnel. Résultat : presque 50 % de temps supplémentaire de vie en bonne santé. Les capacités motrices et cognitives demeuraient en parfait état, la fréquence des maladies liées au vieillissement comme les cancers ou le diabète chutait. À l'inverse, les animaux des groupes témoins non restreints mourraient généralement de maladies de ce type à un âge moyen de 6,4 ans, contre 9,6 ans pour les autres. Certains lémuriens au régime atteignaient même 11 ans. Chez des souris mutantes au vieillissement accéléré (progéria), une réduction des apports caloriques de l'ordre de 30 % a permis de tripler l'espérance de vie.

Même chose chez les macaques : avec 30 % de calories en moins, toujours sans malnutrition ni carence, on a observé un maintien des fonctions biologiques et, le plus important, un retard des maladies liées à l'âge. Globalement, une nette augmentation de la qualité de vie a été observée – diminution significative des maladies cardiovasculaires et neurodégénératives comme des cancers, baisse du taux d'inflammation, système immunitaire plus performant… Enfin, la température corporelle avait tendance à chuter jusqu'à tomber sous la moyenne, ce qui est associé à une plus grande longévité y compris chez les humains, par exemple dans le cas des centenaires. L'expérience a été reproduite sur des souris : en réduisant le « thermostat cérébral » d'un demi-degré, on a constaté un gain d'espérance de vie de 15 %.

Quand nous mangeons, nous produisons de l'énergie. Nous générons par ailleurs des sous-produits tels que les radicaux libres qui, avec le temps, s'accumulent dans le corps et provoquent une usure accélérée des organes. Une restriction calorique modérée peut dès lors être envisagée pour optimiser le métabolisme en réduisant le stress oxydatif et l'inflammation. Au repos, la chaleur d'un corps humain dégage une puissance de l'ordre de 80 à 100 watts – l'équivalent d'une ampoule à incandescence. Imaginons à présent que notre durée de vie dépende d'une batterie disposant d'une quantité d'énergie prédéterminée : si nous ne consommons que 40 watts, le corps « dure » plus longtemps[1].

---

1. Certains travaux scientifiques se sont intéressés à l'impact de la lumière ambiante et de ses variations sur la température du corps. Bien sûr, il ne s'agit pas de l'impact des rayons du soleil qui chauffent la peau, seul l'éclairage est ici en jeu. Nous savons déjà que la lumière agit sur l'humeur, mais il s'agit d'une nouvelle perspective : les scientifiques ont noté que des souris exposées de façon constante à une lumière violette avaient une température corporelle plus basse.

Se serrer la ceinture…
ou choisir les bons nutriments ?

Bien sûr, même si les liens avec la longévité sont avérés, je dois reconnaître que réduire son apport calorique au quotidien est plus facile à dire qu'à faire… Les tentations gourmandes sont fréquentes, les occasions, multiples. Se faire plaisir, compenser ses angoisses, partager avec des proches les joies de la table, tout cela rend la restriction calorique parfois irréaliste.

C'est pourquoi la recherche s'intéresse à la manière de « mimer » la restriction, sans la pratiquer réellement. Par exemple, en réduisant notre apport en méthionine, un acide aminé présent dans la viande, le fromage, le poisson ou encore les noix du Brésil, il serait possible de bénéficier des effets d'une alimentation réduite sans diminuer ses prises réelles de nourriture. La méthionine fait partie des acides aminés dits « essentiels » : l'organisme en a besoin pour fonctionner, mais il est incapable d'en produire seul. Des recherches scientifiques ont étudié les effets des régimes pauvres en méthionine sans restriction de calories : les premiers travaux, effectués chez des rongeurs, ont montré une augmentation de l'espérance de vie en bonne santé, une plus grande résistance à l'adiposité ainsi qu'une baisse des radicaux libres cancérigènes. Des expériences similaires menées chez d'autres espèces sont arrivées aux mêmes résultats. Une diminution de la consommation de méthionine permettrait en outre d'accroître la production de sulfure d'hydrogène dans l'organisme. Il s'agit d'un gaz qui sent l'œuf pourri et pouvant causer des flatulences, mais qui apporte de nombreux bienfaits au corps et contribue à la prévention du vieillissement.

En pratique, il n'est pas question de proscrire la méthionine de notre assiette, mais plutôt d'en limiter la consommation. La noix du Brésil, en particulier, est à éviter : elle en contient trois fois plus que les amandes. Autre exemple : dans une portion de thon, il y a dix-sept fois plus de méthionine que dans une coquille

Saint-Jacques. Il suffit donc de faire les bons choix et de repérer, dans chaque catégorie d'aliments, ceux qui présentent les plus faibles quantités de ce nutriment. Pour mémoire, deux belles tranches de jambon apportent suffisamment de méthionine pour la journée. Pensez donc à limiter votre consommation de protéines animales, et favorisez, quand vous le pouvez, des aliments riches en protéines végétales tel le tofu, dont 100 grammes ne représentent que 29 % des apports journaliers de méthionine recommandés. Certaines études soulignent d'ailleurs une augmentation globale de l'espérance de vie chez les végétariens et végétaliens. Comme quoi, parfois, on fait de la prose sans le savoir. *A contrario*, les gros consommateurs de protéines animales verraient leurs risques de mourir d'un cancer multipliés par quatre. L'explication est peut-être là.

Une autre molécule, le sélénium, a également attiré l'attention de la communauté scientifique. Comme la méthionine, celui-ci n'est pas spontanément produit par le corps humain ; on en trouve dans les lentilles, les champignons, les pâtes complètes, les fruits de mer et surtout certains poissons comme la lotte (un poisson idéal sur le plan nutritionnel : 90 calories pour 100 grammes, 1 % de matière grasse, neuf acides aminés essentiels, une chair ferme et dense qui booste la satiété, pas d'arêtes… seul hic, son prix) ou la baudroie. Sa consommation aurait les mêmes effets que la réduction des apports en méthionine. D'autre part, il a été observé que chez les organismes à durée de vie courte, par exemple la levure, une supplémentation en sélénium permettait d'augmenter l'espérance de vie de treize à vingt et un jours. D'autres travaux suggèrent que le sélénium aiderait à réduire la fréquence de certains cancers comme celui de la prostate ou du côlon.

De nombreux laboratoires travaillent actuellement sur ces solutions « mimétiques » de la restriction calorique, et cherchent à identifier quels aliments ou molécules, avec une consommation réduite ou augmentée, pourraient provoquer les mêmes effets qu'un serrement de ceinture. En plus de la méthionine et du sélénium, des pas de géant ont également été réalisés dans la recherche sur des molécules capables d'accroître l'espérance de vie et de booster le système immunitaire comme le resvératrol, la spermidine ou encore l'acide hydroxycitrique.

La nouvelle méthode : la boisson « calories mimétiques »

En 2022, on connaît enfin les aliments qui boostent la longévité en bonne santé ; ils aident à obtenir le poids idéal. Si vous souhaitez jouir des effets de ces molécules, vous pouvez les associer dans une infusion dont voici la recette. Pour le resvératrol, qui se trouve entre autres dans la peau du raisin ou dans le chocolat noir, utilisez une cuillère à soupe de fèves de cacao – attention, il ne s'agit pas de préparer un chocolat chaud mais bien d'ajouter l'eau chaude directement aux cosses des fèves.

L'acide hydroxycitrique est présent en bonne quantité dans les feuilles rouges de l'hibiscus, vous pouvez donc en ajouter une cuillère à soupe à votre infusion. L'hibiscus est d'ailleurs cité dans de nombreux textes sacrés comme un symbole de beauté et de féminité, voire comme une plante capable d'éloigner le mauvais œil.

Enfin, pour la spermidine, que l'on trouve dans certains champignons comme les shiitake (lesquels doivent toujours être bien cuits avant consommation), mais aussi et surtout dans le germe de blé, il est possible de compléter la recette en ajoutant une cuillère à soupe de ce dernier ingrédient.

Deux grandes tasses savourées avant un repas vous aideront considérablement à maîtriser votre appétit ; non seulement vous mangerez moins, mais grâce à l'effet « mimétique », votre corps bénéficiera d'effets décuplés de la restriction calorique.

Le zéro et l'infini : l'énergie du vide

Si diminuer les apports caloriques vous angoisse, vous pouvez travailler sur la sensation de ce « creux » lorsque vous avez faim ou envie de grignoter.

Pensez à votre corps comme à des organes qui peuvent être vides. L'estomac a une contenance de base de 0,5 litre, mais atteint jusqu'à 4 litres après un repas très copieux. La vessie, quant à elle, peut contenir jusqu'à 600 millilitres. De même, la bouche, les intestins ou encore l'utérus alternent entre vide et plein selon les moments et les périodes de la vie. Héraclite disait : « La nature a horreur du vide. » Peut-être avons-nous tous, inconsciemment, cette même frénésie de tout remplir ?

Dans la vie quotidienne, et notamment lorsque nous traversons des périodes difficiles, nos attitudes ont parfois pour but de combler ce que nous ressentons comme des manques. Ce besoin est tel qu'il nous pousse parfois à faire les mauvais choix pour fuir ce vide symbolique : fréquenter des personnes qui nous font du mal plutôt que d'être seuls, regarder des émissions sans intérêt pour passer le temps… ou, encore, remplir sa bouche et son estomac de manière inadéquate, tant en quantité qu'en qualité, pour faire taire le vide intérieur – même si, bien souvent, cela ne dure que quelques instants, et la culpabilité d'avoir « craqué » nous rattrape.

Dans la philosophie hindoue, zéro se dit *sunya*, ce qui signifie également le vide, le néant. Les hindous considèrent que le zéro est à la fois tout et rien, allant jusqu'à en faire un symbole solaire rempli d'énergie et une expression du divin. Pour les bouddhistes, le zéro représente un vide fondamental et dynamique ; pour les taoïstes, une sorte d'origine, la « mère » de tous les êtres. Le zéro a également passionné les philosophes et les psychanalystes. Il symbolise le fait d'accepter de faire le vide en soi pour se reconstruire, sans réitérer les mêmes erreurs, sans retomber dans les mêmes pièges.

Jouez les préliminaires réussis en trois minutes

En matière d'alimentation, le vide signifie la faim, ce qui peut être générateur de stress pour certains. Or sachez que la sensation de faim n'est pas quelque chose de mauvais. Elle est causée par une hormone appelée la ghréline, qui est sécrétée dans l'estomac et stimule l'appétit ainsi que les circuits de la récompense. Des chercheurs suédois ont découvert que, chez la souris, la sécrétion de ghréline et la sensation de faim étaient positivement corrélées à l'activité sexuelle ; à l'inverse, si l'on utilise des inhibiteurs de ghréline, la libido chute. Cela fait penser aux couples qui, une fois au lit après un repas trop copieux, ne pensent qu'à s'endormir… Mais la ghréline aurait bien d'autres rôles : certaines études suggèrent qu'elle stimulerait l'immunité. Si l'on en revient à sa fonction principale, à savoir la régulation de l'appétit, retenez qu'elle est l'hormone du plaisir gustatif, et qu'elle vous aide ainsi à gérer votre poids : c'est elle qui vous indique lorsque le plaisir est au rendez-vous, et au contraire, lorsque cela ne vaut pas la peine de manger davantage. Il est essentiel d'apprendre à écouter les signaux naturels qu'elle envoie, afin de manger uniquement lorsque vous avez vraiment faim, sans « surcharger » le système digestif. Passer à table lorsqu'on n'en a pas envie n'a rien d'agréable. De la même façon, manger trop vite et de manière incontrôlée fait chuter la ghréline – et donc le plaisir. Alors, comme les artistes, soignez votre entrée. Commencer le repas par une assiette légère peut être une excellente idée, afin de calmer légèrement la faim en prenant son temps, et en gardant de l'appétit pour la suite.

Apprenez à accueillir la sensation de faim comme un « zéro » qui vous permet de réellement apprécier ce que vous dégustez. Saisissez cette chance de repartir sur de nouvelles bases. Accepter le zéro, le vide symbolique, c'est faire un pas de géant vers sa propre liberté et offrir aux organes des moments de repos ; c'est aussi briser la chaîne des addictions qui enferment et détruisent à petit feu. Ne niez pas la solitude, le silence ni l'impression de néant. Ces pensées passagères peuvent être surmontées avec le temps et en prenant les bonnes décisions, mais les ignorer ne fera qu'aggraver le problème. Lorsque vous admettrez que le vide peut avoir une place dans votre vie et dans votre corps, vous accéderez à une nouvelle source d'énergie intérieure. Vous ne serez plus l'esclave de réflexes contraignants, mais ferez naître de lui une puissance nouvelle et découvrirez des territoires inconnus.

Mangez quand la voie est libre

L'expérience du jeûne séquentiel n'est pas sans lien avec cette acceptation du zéro – en l'occurrence, le vide de l'estomac. Dans de nombreuses religions, le jeûne coïncide avec une élévation de l'esprit : c'est une façon de se sentir bien dans son corps, de régénérer sa santé physique comme spirituelle et d'aiguiser ses sens tout en augmentant son acuité cérébrale. Il s'agit d'une porte ouverte sur la dimension spirituelle de l'alimentation : l'école de la maîtrise de soi. Adopter cette pratique revient à traiter son corps avec respect et bienveillance, en choisissant d'utiliser son énergie intérieure à bon escient. Le jeûne n'est pas triste, au contraire même : il permet d'accéder au bonheur, celui de considérer son organisme en allié, d'aiguiser ses sens pour se nourrir à son propre rythme, de se dégager du regard des autres en bousculant les préjugés sur l'alimentation et, en fait, de reprendre le contrôle.

L'Histoire nous montre que les populations affamées sont capables de tout – la Bastille, par exemple, fut prise par des Parisiens aux préoccupations en grande partie alimentaires : ils craignaient la disette. La faim libère une énergie capable de balayer des empires et de renverser des monarchies. À l'inverse, l'abondance alimentaire est souvent synonyme de calme, voire d'apathie en cas d'excès. Car on ne peut pas être sur tous les fronts : si l'on emploie son énergie à digérer, difficile de la consacrer en même temps à une quelconque activité physique ou intellectuelle. C'est comme être un sexagénaire dans un corps de trente ans. En pratiquant le jeûne séquentiel, vous aurez donc davantage de vitalité. Cela peut paraître paradoxal, mais cette pratique rend plus fort, alors que trop manger affaiblit : jeûner réveille des mécanismes génétiques réparateurs et stimule la sécrétion de molécules protectrices. On freine alors la vitesse de vieillissement du corps, en encourageant le métabolisme à fonctionner « à basse tension ».

Je pense notamment au Japon, où l'obésité infantile et celle des adultes sont très basses en comparaison de l'Occident. Au petit « dé-jeûner », les Japonais consomment essentiellement des produits salés : poissons, algues, légumes... Le pancréas peut ainsi rester au repos, sans sécréter d'insuline – une hormone dont le rôle est de gérer le taux de sucre dans le sang et le stockage des graisses. Serait-ce là l'une des clés de leur minceur ?

Aujourd'hui, de nombreuses publicités nous incitent à consommer des aliments gras et sucrés. Or l'obésité morbide, à laquelle peut mener une consommation excessive de ces produits, est synonyme de danger de mort. Il existe une intervention chirurgicale que l'on appelle « sleeve » et qui consiste à retirer une partie de l'estomac pour réduire considérablement sa contenance. Dans certains cas, le volume résiduel de l'estomac ne correspond plus qu'à 60 millilitres, soit quatre cuillères à soupe. Le sujet obèse qui subit cette intervention – même s'il est rare d'en arriver là – renoue avec l'alternance des sensations de faim et de satiété.

Le jeûne séquentiel correspond selon moi à une cure de jouvence. Concrètement, cela consiste à s'abstenir de toute nourriture ou boisson calorique pendant quatorze à seize heures, du moins pour ceux qui parviennent à tenir. L'eau est autorisée, ainsi que les thés, les tisanes et le café sans sucre ni lait. Cette durée n'a pas été déterminée au hasard, puisque la digestion prend justement entre quinze et dix-huit heures. L'idée est d'attendre que le tube digestif soit presque vide avant de s'alimenter à nouveau, afin de ne pas le surcharger. On concentre ensuite son alimentation sur la fenêtre des huit ou dix heures restantes, ce qui signifie en pratique que l'on passe à deux repas par jour. Faites l'essai le temps d'un week-end et analysez ce que vous ressentez : si vous êtes plus en forme, vous pouvez adopter cette pratique au quotidien.

Le jeûne séquentiel active ce que l'on nomme l'autophagie, un processus intérieur de « détox » qui consiste à éliminer les cellules malformées, malades ou mortes, ce qui renforce l'immunité. Pour que le jeûne ne soit pas synonyme de frustration, ce qui le ferait échouer à coup sûr, il faut commencer par découvrir et accepter un certain vide intérieur, sans pour autant faire de cette notion une interprétation négative.

Jeûner, c'est reprendre le contrôle de sa vie et maîtriser ses apports. Lorsque nous ingérons des aliments contenant des sucres, ces derniers mettent à notre disposition de l'énergie sous forme de glycogène, pendant un nombre d'heures restreint. Après quoi, si nous ne les « brûlons » pas, ils sont stockés, tout comme le gras. Le stockage est un mécanisme de survie hérité de nos ancêtres, qui craignaient de mourir de faim. Aujourd'hui, les cellules graisseuses peuvent se dilater pour emmagasiner tous nos surplus alimentaires : elles forment une réserve de calories.

Le fait est que, notamment dans les sociétés occidentales, nous avalons beaucoup plus de calories que nécessaire et abusons des aliments « obésogènes » – c'est-à-dire riches en graisses, en sucres et en sel, sans compter les additifs. Ce mode d'alimentation n'est pas sans dangers : des scientifiques australiens ont découvert qu'il suffisait de se nourrir de *fast-food* pendant quatre jours pour que des effets négatifs soient observables au niveau d'une partie du cerveau appelée l'hippocampe. Au cours de leurs recherches, ils ont servi à des volontaires des repas composés de hamburgers, de frites et de gaufres. L'impact sur le cerveau des participants ne s'est pas fait attendre : la capacité de mémorisation et les aptitudes verbales ont nettement diminué. De plus, les sujets se sont très vite accoutumés à manger sans réellement se soucier de la saveur des aliments, et se sont montrés moins capables de maîtriser leurs apports caloriques, tombant de plus en plus souvent dans l'excès. Tout cela en seulement quatre jours. Imaginez les dégâts infligés au corps humain lorsqu'on le nourrit de cette façon pendant des années… Mieux vaut miser sur des graisses saines comme les oméga-3, présentes en abondance dans les noix ou encore dans les poissons gras comme le maquereau, le saumon, le hareng, les sardines…

Dans ce contexte, adopté en parallèle d'un régime sain, le jeûne séquentiel permet de retrouver durablement un poids d'équilibre. Il ne s'agit pas d'appliquer un énième régime fantaisiste à très court terme – ce qui se solde invariablement par un gain de poids, l'effet yoyo finissant par nous rattraper –, mais d'agir sur sa santé à long terme de manière préventive.

Sur le plan spirituel, le jeûne représente une forme de communion avec soi-même et permet de reconnecter le corps avec l'esprit. Des études scientifiques ont montré qu'alterner périodes de jeûne et d'alimentation normale déclenche une adaptation séculaire aux périodes ancestrales de pénurie alimentaire, appelée commutation métabolique. Concrètement, les cellules réagissent au manque en faisant brûler leurs réserves en sucres, puis en convertissant les graisses en énergie dans un processus métabolique plus lent. Cette lenteur métabolique est un facteur de longévité. De même, certaines recherches ont mis en évidence la capacité du jeûne séquentiel à réduire la fréquence cardiaque au repos, la pression artérielle ainsi que l'inflammation. De récents travaux indiquent également une action dans la prévention des maladies neurodégénératives.

Aujourd'hui encore, le jeûne continue de surprendre par ses bienfaits : il n'a pas livré tous ses secrets, puisqu'une étude de 2021 vient de montrer que lorsqu'on expose des souris aux salmonelles, des bactéries pouvant provoquer des infections alimentaires, celles qui ont commencé à jeûner vingt-quatre heures avant l'exposition ont 40 % de chances en moins d'être infectées. En seulement une journée, leur système immunitaire a fait un bond.

Mords la main qui t'a nourri

N'est-ce pas ce que font les moustiques ? Qu'il s'agisse du jeûne ou d'autres pratiques alimentaires, n'ayez donc pas peur d'expérimenter des choses qui ne vous sont pas familières. Au premier abord, cela peut paraître contre-intuitif. Mais si de mauvaises habitudes alimentaires ont été inculquées dans l'enfance, il faut savoir s'en défaire, surtout si elles conditionnent un excès de poids que vous souhaitez combattre. Il n'est pas rare que l'on cherche malgré soi à retrouver les premiers plaisirs gustatifs dont on a le souvenir ; c'est comme s'ils persistaient dans notre disque dur cérébral, formant des références inconscientes en matière de nourriture qui influent par la suite sur notre comportement alimentaire.

Se débarrasser de ces repères trompeurs n'est pas une mince affaire. Les réflexes liés à l'enfance ont tendance à s'ancrer profondément en nous : une mère qui donne systématiquement une tétine à son bébé pour l'occuper et lui « remplir » la bouche entre les repas n'en a peut-être pas conscience, mais elle conditionne l'enfant à réclamer de la nourriture, peu importe le moment de la journée, et à manger par distraction – sans compter les effets nocifs de ces morceaux de plastique qui sont généralement des nids à microbes, les perturbateurs endocriniens associés, les risques de déformation du palais et des fosses nasales, les otites, les dents qui peuvent partir en avant…

J'insiste, il existe une véritable « toxicomanie » de la tétine. Combien d'adultes conservent ensuite, parfois tout au long de leur vie, un besoin constant de tétines symboliques nocives pour la santé – cigarettes, tics, ou encore grignotages constant !

Même après s'être débarrassés de la tétine, beaucoup de parents croient faire preuve de gentillesse en donnant à leurs enfants des aliments qui leur font plaisir : gâteaux, crèmes glacées, frites… Or là encore, petit à petit, une habitude se crée tant pour le goût que la quantité exigée, et cela risque bien de perdurer jusqu'à l'âge adulte. Quand on s'est accoutumé mal et avec excès, on finit par prendre du poids, et il devient alors pénible de se mouvoir, y compris par manque de motivation.

Des études récentes ont montré que les dégâts ne touchaient pas seulement le corps, mais aussi le cerveau : les habitués des *fast-foods* consommant beaucoup d'aliments gras, frits et sucrés sont plus souvent dépressifs que les autres. Enchaîner les repas trop riches finit par rendre continuellement somnolent, le niveau d'énergie s'effondre et on tombe dans une forme d'immobilisme, avec en prime un moral dans les chaussettes. Il n'y a donc pas que les comprimés qui influent sur la santé. Les aliments, eux aussi, peuvent devenir nos meilleurs alliés comme nos pires ennemis en la matière. S'agissant des aliments très caloriques, ils sont souvent considérés comme une « récompense » que l'on s'accorde.

Et si la vertu autorisait le vice ?

Un proverbe ancien dit : « Qui veut faire l'ange fait la bête. » On peut interpréter cette phrase de la façon suivante : qui a fait une bonne action – une heure d'exercice physique, par exemple, ou une semaine de restriction calorique – est susceptible de céder ensuite à de mauvais penchants, en se disant que c'est, après tout, « bien mérité ». Exemple : « J'ai fait un footing, je peux bien m'accorder un hamburger avec des frites. » On nomme cela la licence morale : la bonne action désinhibe, et libère certains comportements longtemps réprimés. En matière de nourriture, mieux vaut donc éviter de juger nos propres comportements en les catégorisant comme « bons » ou « mauvais », au risque de tomber sous le coup de cette loi de compensation ; l'important est de se demander si ce que l'on fait est en adéquation avec la personne que nous voulons être.

La balance du temps

Une manière efficace de retrouver un régime équilibré est de garder en tête que chaque aliment vous fait soit gagner, soit perdre de la durée de vie. C'est la conclusion d'une étude menée aux États-Unis sur 5 800 aliments issus de la grande distribution. Un hot-dog, par exemple, fait perdre 36 minutes, tandis qu'une portion de légumes en fait gagner 25. Une portion de noix ou d'amandes d'environ 30 grammes en fait gagner 26. Des sardines accompagnées de sauce tomate en font gagner 82 grâce à la présence d'oméga-3 et la tarte aux pommes seulement une, tandis qu'une canette de soda fait perdre 12 minutes. Les chercheurs à l'origine de cette étude ont montré qu'en substituant à 10 % de nos apports caloriques provenant d'aliments transformés des aliments « verts », autrement dit des fruits, des légumes et des fruits à coque, notre espérance de vie pouvait augmenter quotidiennement de 48 minutes. Faites le calcul de multiplier cela par 365 jours pendant trente ans, et vous verrez que cela en vaut la peine…

Vous avez malgré tout du mal à décrocher de certains produits qui sont des « bombes » caloriques – pâtisseries, crèmes glacées, saucisson ? Pour retrouver votre liberté, voici une méthode qui peut paraître radicale, mais qui a fait ses preuves : faites en sorte d'associer ces aliments à des sensations négatives. En somme, rééduquez-vous. L'idée est de les consommer à des moments où vous n'avez pas faim, où vous n'en avez aucune envie – sans aller jusqu'à vous rendre malade, bien sûr, mais en frôlant l'écœurement. Votre cerveau retiendra que ces aliments causent des sensations désagréables, et vous aurez beaucoup plus de facilité à vous en passer par la suite. Vous serez dès lors débarrassé de ces produits qui vous veulent du mal.

Au lieu de chercher à combler le vide, concentrez-vous pour le visualiser comme une force intérieure, une énergie nouvelle. Vous seul êtes capable de décider quand et comment vous nourrir, non par ennui ou simple envie de manger, mais parce que vous ressentez une vraie faim. L'acceptation de ce vide est le meilleur carburant pour vous libérer et reprendre la main sur votre comportement alimentaire.

Les restes, une offrande à soi-même

En Espagne, il existe une coutume qui consiste à offrir la moitié de votre verre après avoir trinqué. Pour éviter de prendre du poids inutilement, inspirez-vous de cet esprit et apprenez à laisser un peu de votre plat dans l'assiette : symboliquement, vous ferez cela par amour de vous-même, pour votre santé. En dehors des moments où la nourriture est vraiment excellente, ou à moins d'être affamé, se forcer à finir son assiette n'a pas de sens. Dans tous les cas, marquez systématiquement cinq minutes d'arrêt à la moitié du repas en posant vos couverts, pour ne pas tout avaler comme un aspirateur. Vous serez plus attentif aux signaux envoyés par le centre de satiété du cerveau, qui est un excellent régulateur. Si vous n'êtes pas sûr de pouvoir vous contrôler, optez pour des aliments « amortisseurs » – ceux qui demandent à être décortiqués et dont la consommation exige donc un certain temps afin d'éviter un déluge de calories inutiles. Par exemple les artichauts bretons, les bigorneaux, les pistaches, ou les noix de Grenoble – voire, si vous en avez les moyens, le tourteau. Voici qui devrait, de fait, vous faire patienter. Ponctuez votre repas de gorgées d'eau, et vous serez disposé à profiter du moment sans craindre une faim irrépressible.

Ce que vous abandonnez dans l'assiette, c'est une offrande que vous vous faites : répéter ce geste à chaque sortie activera votre système limbique, lié aux émotions et à la mémorisation. Cette habitude soulignera votre liberté, votre maîtrise du corps et de l'esprit, le fait d'être aux commandes de votre santé. Bien sûr, nul besoin de gaspiller ce que vous laissez : de nos jours, la plupart des restaurants acceptent même d'emballer les restes et de les donner à emporter pour une consommation ultérieure. Prenez exemple sur les sauterelles : afin de pouvoir sauter, elles doivent respecter au gramme près la quantité de nourriture qui leur est nécessaire, car manger plus les empêcherait de se déplacer normalement. Le corps humain a, lui aussi, besoin de cet équilibre pour fonctionner au maximum de ses capacités. Si seulement nous pouvions avoir le bon sens des animaux…

Le poids de forme, c'est le reflet de l'harmonie intérieure

Poids juste et longévité font bon ménage. Moins de kilos, c'est de l'espérance de vie en plus. Mais comment s'y prendre ? Afin de maintenir son poids de forme au fil du temps, il est essentiel de se libérer des comportements conditionnés et des réflexes inadaptés. On vous sert une tarte décorée de fraises délicieuses, mais dont le fond est nettement moins bon ? Inutile de vous sentir obligé : laissez-le et ne mangez que le meilleur. C'est l'adoption d'un nouveau style de vie fait de ces gestes quotidiens de bon sens qui sera bénéfique à votre ligne, et non des méthodes de régime toutes faites.

Certains l'aiment chaud

Parmi les habitudes à adopter pour maîtriser vos prises alimentaires, sachez que le fait de manger chaud est un bon moyen de se sentir satisfait, tandis que les plats froids comme les salades vous laisseront souvent sur votre faim. Pourquoi ? parce que dans votre esprit il manquera toujours le plat de résistance – résistance à la fringale qui vous guette.

Mettez le nez dans vos kilos en trop

Gardez également en tête que certaines odeurs influent sur l'appétit. Le Covid-19 a privé d'odorat de nombreuses personnes, qui ont indiqué se nourrir alors par automatisme et ne plus ressentir de plaisir lors des repas. En effet, si certains fumets stimulent fortement la sensation de faim – vous l'avez certainement constaté en passant devant une boulangerie dont s'échappait un parfum de croissants... –, d'autres senteurs agissent au contraire comme des inhibiteurs d'appétit, telle celle du vomi qui couperait instantanément la faim... C'est aussi le cas de la menthe, dont vous pouvez imbiber de petites boules de coton à respirer.

Enfin, n'hésitez pas à miser sur des aliments très rassasiants, comme les lentilles, préliminaire magique. Pesées cuites, celles-ci n'apportent que 116 calories aux 100 grammes : elles vous aideront à faire le plein de fibres, qui augmentent la satiété de 31 %. Une étude américaine a montré qu'elles contribuaient ainsi à la lutte contre la surcharge pondérale. De plus, elles sont particulièrement simples à préparer : après les avoir fait cuire environ trente minutes dans l'eau bouillante, vous pouvez par exemple les assaisonner de poivre, de ciboulette et d'un peu de vinaigre. Si vous souhaitez varier les plaisirs, n'hésitez pas à opter pour des pois chiches ou, si vous avez faim en dehors des repas mais souhaitez maîtriser votre tendance à grignoter, pour des amandes. Une récente étude réalisée en Grande-Bretagne a montré que consommer ces dernières quotidiennement – mais attention, sans sel – aiderait à réduire le tour de taille de 2,1 centimètres. Vingt-trois amandes apportent environ 160 calories, une sensation de satiété non négligeable ainsi qu'une combinaison de lipides et de fibres qui contribue à réduire le cholestérol – les fibres freinant l'absorption des graisses, une partie des lipides contenus dans l'amande ne seront pas assimilés.

Mobilisation générale : tout faire pour éviter la surcharge pondérale

S'agissant des décisions en matière d'alimentation, il est toujours intéressant d'observer le moment où, assis au restaurant, on reçoit le menu. L'alimentation étant un langage que nous entretenons avec les autres, il est tentant de se laisser influencer par leurs décisions, ou par les suggestions de la maison. Or pour garder le contrôle à la fois sur son plaisir et sur son poids, faire ses propres choix dans la carte est essentiel. Avant toute chose, évitez de demander aux personnes qui partagent votre table ce qu'elles comptent commander : c'est le meilleur moyen de se laisser entraîner…

Vous pouvez aller plus loin : généralement, les plats servis sont très salés – car cela fait boire et manger davantage –, ce qui vous incite à consommer plus que nécessaire. N'ayez pas peur de demander que l'on serve votre commande sans sel puisque vous êtes assez grand pour décider, après avoir goûté, comment vous souhaitez l'assaisonner. Exprimez également votre liberté en sachant définir votre propre portion idéale, sans nécessairement vous conformer à celle que l'on vous impose au restaurant ou chez des amis. Soyez capable de dire « stop » ou « encore », selon que le plaisir est ou non au rendez-vous. Personne ne vous en voudra. Resservez-vous si vous en ressentez réellement l'envie. Vous n'êtes plus un nourrisson que l'on rationne, mais un être libre qui veille à son plaisir gustatif et à sa santé.

De même, n'hésitez jamais à refuser un aliment qui ne semble pas frais à la première bouchée : adoptez les réflexes de nos ancêtres qui se fiaient à leurs sens pour éviter de s'empoisonner. Trop souvent, quand je questionne des patients souffrant d'intoxication alimentaire, je constate qu'ils savent exactement ce qui les a rendus malades… mais qu'ils ont continué à manger. Votre bouche doit être une frontière qui ne laisse passer que ce qui est bon et sain.

Bénissez-vous

Comme c'est l'usage dans les foyers judéo-chrétiens, n'hésitez pas à bénir un repas avant de le commencer. C'est là une belle tradition qui, étonnamment, vous permettra en outre de maîtriser votre poids, donc votre santé. Que vous ne soyez pas croyant ne change rien : l'idée est de freiner l'élan de précipitation qui pousse à dévorer le plat dès l'instant où l'assiette est posée devant soi, sans réfléchir, sans prendre le temps de savourer. Il ne manque que la télévision allumée pour faire de chacun un automate. Un chien à qui l'on sert son écuelle se jettera dessus en un éclair, mais vous, vous avez la liberté de prendre votre temps : vous êtes humain.

Bien se nourrir au quotidien, c'est faire preuve de respect et de bienveillance envers notre corps et notre esprit. Cela nécessite une certaine force mentale, un équilibre intérieur robuste qui permette de naviguer entre les extrêmes – nous ne sommes faits ni pour vivre comme des ascètes en nous restreignant trop, ni pour abuser des plaisirs culinaires en continu. Le plaisir est essentiel au bien-être, tant qu'il est contrôlé et qu'il génère une authentique jouissance. Trop de gens se mettent à table sans avoir vraiment faim, mangent mécaniquement devant un écran des aliments gras, trop sucrés ou trop salés, sans même en avoir conscience. Ces comportements ne relèvent pas du plaisir, mais plutôt du réflexe conditionné et potentiellement destructeur.

Lorsque vous êtes face à votre assiette, prenez trente secondes pour réfléchir à ce que vous êtes sur le point d'avaler. Faites le point sur vos sensations pour assurer que vous avez bel et bien faim – en d'autres termes, que vous ne mangez pas par automatisme. Bénissez les aliments qui vont vous nourrir et vous fortifier de l'intérieur. Un bénédicité intime ne fera que muscler votre mental, et vous libérera des schémas d'addiction.

Vous avez les pleins pouvoirs, le contrôle de votre alimentation, alors choisissez d'éloigner les pulsions destructrices.

Vous pouvez réitérer l'expérience quelques minutes après avoir commencé le repas : où se situe le plaisir ? Votre plat est-il délicieux ou insipide ? Est-ce que cela vaut le coup de continuer à l'absorber, ou pourriez-vous vous arrêter là ? Si vous avez la main sur ce qui vous est servi, voire si vous cuisinez vous-même, cet exercice peut intervenir en amont, pendant les courses puis la préparation : imaginez les sensations que vous aimeriez ressentir en mangeant, demandez-vous ce qui vous fait réellement envie, ce que votre corps réclame. En vous aidant à choisir les bons aliments et à déterminer les quantités justes, ces moments de réflexion vous permettront en outre de gaspiller beaucoup moins de nourriture – vous renoncerez par exemple au croissant industriel, mou et gras : cela vous fera économiser 50 centimes et préservera votre santé. Vous valez plus cher que ça.

L'idéal serait d'arriver à ce que j'appelle la diététique du plaisir. Il s'agit de choisir avec soin les aliments que l'on ingère, en faisant tout pour les sublimer avant de les savourer lentement. Ce n'est pas une question de budget, je ne propose pas de mettre du caviar au menu – d'ailleurs, c'est plein de sel. Prenons plutôt pour exemple les tomates, un aliment sain et accessible à tous : si vous les appréciez, accordez-leur le temps de les plonger quelques secondes dans l'eau bouillante puis dans l'eau glacée avant consommation, afin d'enlever la peau plus facilement. Plus les tomates seront de bonne qualité, plus elles s'éplucheront aisément. Cela permettra d'ôter une grande partie des pesticides, tout en révélant leur goût délicat. Attendez également que ce soit la saison, choisissez-les bien mûres et savourez-les avec un peu d'huile d'olive. Fuyez les aliments trop salés, surtout en début de repas, car ils ont tendance à faire « perdre le contrôle » et poussent à trop manger – vous savez maintenant pourquoi certains restaurateurs « offrent » des cacahuètes, des chips ou du saucisson avant de prendre la commande.

La soupe du carême

Le carême est une période de quarante jours qui précède Pâques, durant laquelle les pratiquants alternent jeûne et jours maigres – c'est-à-dire sans viande, crème, beurre ni œufs. Souvenir du calendrier alimentaire chrétien qui prévalait notamment au Moyen Âge, il fait référence aux quarante jours de jeûne de Jésus-Christ dans le désert. C'est un moment propice au détachement vis-à-vis des choses matérielles et à la réflexion personnelle. Faire carême ne signifie pas s'affamer toute la journée ni manger des plats qui auraient mauvais goût, car cela serait contraire à la sérénité recherchée : il s'agit plutôt de manger sobrement, de manière à combler la faim, mais pas plus.

La soupe de carême illustre parfaitement cette alimentation saine, légère, libérée de la frustration d'avoir été dépassé par son appétit. Toutes les religions font allusion à la soupe comme plat ancien, hydratant, rassasiant et hautement nutritif. Une étude scientifique vient même de montrer qu'elle est une véritable alliée pour la perte de poids : sa consommation est inversement corrélée au risque d'obésité. En pratique, ceux qui la mettent quotidiennement au menu ont moins de chances d'être en surpoids – tout simplement parce qu'elle remplit rapidement l'estomac, laissant moins de place pour la suite. Chaque bol de soupe est un coup de frein à l'appétit. De plus, elle est généralement consommée lentement, cuillère après cuillère, ce qui ralentit l'ingestion et facilite la satiété.

Pourtant, toutes les soupes ne se valent pas. Entre une soupe de légumes mixés et un minestrone, par exemple, il y a une grande différence. Ce dernier contient des légumes entiers : les morceaux restent plus longtemps dans l'estomac, car ils doivent être parfaitement décomposés avant de franchir une sorte de petite porte étroite appelée le pylore et de continuer leur chemin dans le système digestif. Le processus peut durer jusqu'à deux heures, tandis qu'une soupe mixée quittera l'estomac en une demi-heure. Le minestrone favorise ainsi la sensation de satiété. Autre avantage, son index glycémique est bas, ce qui contribue à réduire le taux de sucre dans le sang. Coup double.

Mon conseil pour réussir un super minestrone : préparez une soupe de légumes classique, qui fera office de sauce. Ajoutez-y de gros morceaux de brocolis préalablement cuits à la vapeur ou dans de l'eau bouillante. C'est tout. Cette préparation vous rassasiera pour plusieurs heures, et la base de soupe donnera une note festive à votre menu.

Maigrir avec la tahinosoupa

Voici la recette d'une soupe de carême grecque, très facile à faire.

Pour 4 personnes
Préparation et cuisson : 20 minutes
1,5 litre d'eau du robinet
2 tomates
1 oignon blanc doux
100 grammes de riz rond
125 grammes de tahina (pâte de sésame)
1 citron bio
Poivre

La pâte de sésame, dont l'aspect rappelle celui du houmous, décuple la sensation de satiété, tout en donnant un goût agréable qui se mêle aux arômes du citron et des tomates. Les fibres de l'oignon ralentissent la digestion, tandis que le riz blanc « leste » l'estomac. Cette soupe peut également être consommée froide : son effet coupe-faim sera encore plus marqué. Elle est très faible en calories, n'ayez donc pas peur de vous en servir une belle assiette.

La soupe de riz coupe-faim

Du côté des bouddhistes, la soupe de riz est plutôt un plat du matin. Elle est cette fois composée de cinq légumes différents. Selon les religions, la recette peut donc différer ; en compilant ces variations ancestrales, je vous propose une nouvelle version à la fois savoureuse et coupe-faim.

1,5 litre d'eau du robinet, à mettre sur le feu
3 branches de céleri
3 clous de girofle
2 oignons
Poivre
Raviolis aux champignons, cuisson *al dente*

Pour les raviolis, vous êtes bien sûr libre de les faire vous-même ou de les acheter déjà prêts. Ils se présentent sous forme de petites coques de pâte fourrées aux champignons. L'intérêt de la cuisson *al dente* est qu'elle nécessite de bien mâcher, et cette impression de manger quelque chose de consistant favorise la satiété. Une fois l'estomac rempli, les pâtes et les champignons, riches en fibres, demandent un certain temps de digestion. Vous serez alors satisfait et prêt à tenir jusqu'au soir. Si vous voulez faire un repas plus copieux, vous pouvez ajouter ces raviolis à un minestrone.

Faut-il appuyer sur le champignon ?

Dans tous les cas, évitez de saler : en plus de stimuler l'appétit, le sel joue un rôle non négligeable dans l'hypertension artérielle et les risques de cancers gastriques. Certaines soupes en contiennent beaucoup, notamment la soupe miso, première source de sel dans l'alimentation des Japonais. La science a encore du mal à expliquer pourquoi celle-ci, pourtant, n'augmente pas la tension artérielle… Ce pourrait être parce que le miso, une pâte fermentée à base de soja, réduit l'activité nerveuse sympathique et entraîne ainsi une baisse de la pression artérielle comme de la fréquence cardiaque. Mais pour les autres soupes, n'abusez pas du sel.

Rappelons ici que les champignons sont des aliments surprenants : en plus d'être à l'origine de certains médicaments, comme les antibiotiques, au-delà de 18 grammes par jour, ils abaissent la fréquence des cancers de 45 %, notamment ceux de la prostate et du sein, et réduisent les inflammations. Cela s'explique par leur teneur en ergothionéine, un composé qui protège les cellules, et en béta-D-glucanes, des molécules qui augmentent la cohésion cellulaire et renforcent l'immunité. Alors n'hésitez pas : appuyez sur le champignon.

Jeter du pain : un sacrilège ?

Le pain associe les quatre éléments : la terre pour la culture, l'eau pour la préparation, l'air et le feu pour la cuisson. Dans la religion chrétienne, le pain est un don que Dieu fait à son peuple lors de l'exode, mais c'est aussi, en retour, une offrande à Dieu. C'est la dimension du « pain de vie » comme nourriture à la fois matérielle et spirituelle du quotidien.

La prière : « Père, donne-nous aujourd'hui notre pain quotidien » illustre cet aspect, que l'on retrouve dans l'eucharistie. Les fidèles partagent le corps du Christ sous forme de pain et de vin. Dans les Évangiles, on peut d'ailleurs lire : « Puis prenant du pain et rendant grâce, il le rompit et leur donna en disant : "C'est mon corps livré pour vous… vous ferez cela, en mémoire de moi" » (Lc 22, 19).

Dans l'Égypte ancienne, manger le pain d'Osiris, c'était avaler l'esprit, le savoir et l'intelligence d'un dieu. Le gâteau symbolise quant à lui l'œil d'Horus, c'est-à-dire la lumière.

Enfin, dans l'Antiquité il existe un exemple de situation où le pain aurait littéralement sauvé des vies. Au Ier siècle av. J.-C., alors que Rome était assiégée par les Gaulois, Jupiter aurait conseillé aux Romains de jeter à leurs assaillants, par-dessus les murs de la ville, leur bien le plus précieux : le pain. Les Gaulois en auraient conclu que Rome était très largement approvisionnée, capable de tenir pendant de longues années… et ils décidèrent de lever le siège.

Pain perdu, kilo perdu : la recette efficace

2 tranches de pain, si possible complet ou semi-complet
1 œuf entier
1 cuillère à café de miel d'acacia (index glycémique bas)
10 cl de lait écrémé ou de lait végétal

La cuillère de miel apporte du goût pour seulement 32 calories. Cet ingrédient est obtenu à partir du nectar des fleurs par les abeilles. En digérant elles-mêmes une partie du sucre, elles en améliorent la composition. On retrouve cet aliment dans la Bible comme dans le Coran. D'ailleurs, la parole de Dieu est souvent comparée au miel : « Les paroles agréables sont comme un rayon de miel, douces pour l'âme et salutaires pour le corps » (Pr 16, 24). Déjà en 7000 av. J.-C., il était conservé dans des jarres de terre cuite par les Égyptiens, qui en faisaient des offrandes aux dieux.

Si le miel avait dès cette époque la réputation de soigner, des études scientifiques ont depuis confirmé ses bienfaits. Son pouvoir sucrant est supérieur à celui du sucre blanc, pour un apport calorique moindre et un index glycémique plus bas. Ses propriétés antioxydantes et antibactériennes sont également bien connues. Mais ce qui est réellement passionnant, c'est son pouvoir anti-inflammatoire. Prenons par exemple l'obésité, qui se caractérise entre autres par une grande adiposité viscérale – autrement dit, trop de masse grasse dans la zone abdominale et autour des organes. L'hypertrophie du tissu adipeux empêche l'oxygène de circuler correctement, provoquant du stress oxydatif et enclenchant la production de médiateurs pro-inflammatoires. Réciproquement, de nombreuses recherches ont établi que l'inflammation était elle-même un facteur indéniable d'obésité et d'insulino-résistance. Or des expérimentations chez l'animal ont montré que la consommation de miel permettait d'obtenir un meilleur profil lipidique ; d'autres ont démontré son action anti-inflammatoire au niveau intestinal, avec une optimisation de la flore qui renforce ce bienfait. Lors d'essais réalisés en Malaisie sur une population de rats, il a été montré que les sujets présentaient une perte de poids et une baisse de l'adiposité. Nous ne disposons pas encore de travaux chez les humains, mais ces données vont dans le bon sens et incitent à privilégier le miel : consommé en petites quantités, il est bien préférable au sucre blanc, notamment chez les personnes en surcharge pondérale. Toutes les recherches actuelles semblent d'ailleurs nous encourager à limiter la teneur en sucre de notre alimentation, car plus une cellule cancéreuse consomme de sucre, par exemple, plus elle croît, et moins le système immunitaire est efficace pour enrayer sa prolifération. Afin de lutter contre les kilos en trop, le miel a donc sa place, pour peu qu'on n'en abuse pas… et qu'on sache le choisir.

En effet, tous les miels ne se valent pas. En règle générale, plus un miel est brun, plus il est riche en polyphénols, ce qui traduit un meilleur pouvoir antioxydant et anti-inflammatoire. En pratique, choisissez-le donc le plus foncé possible. Ma préférence va au miel produit par les abeilles noires de Sicile. D'autre part, les variétés de plantes butinées par les abeilles conféreront au miel plus ou moins de bienfaits : par exemple, les miels de sapin, de pin et de manuka (une plante que l'on trouve en Nouvelle-Zélande et en Australie) offrent la meilleure bio-activité anti-inflammatoire.

Si j'ai privilégié dans ma recette l'utilisation d'un pain complet au levain, dont deux tranches apportent environ 80 calories, c'est que ce type de pain a un index glycémique bien inférieur à la moyenne. Riche en fibres, il favorise le transit intestinal et offre un effet rassasiant. Quant au lait écrémé, quoique pauvre en calories, il garde sa teneur en minéraux, notamment en calcium et en vitamines. Cependant, il peut tout à fait être remplacé par une boisson végétale à l'amande, à l'avoine, etc. L'œuf, pour sa part, apporte des protéines en grande quantité, et de bonne qualité (il associe les huit acides aminés essentiels). C'est également une source de vitamine B, de sélénium et de potassium.

Enfin, si vous souhaitez ajouter quelques épices, tournez-vous vers la cannelle, qui a la propriété de retarder la vidange gastrique. En pratique, les aliments restent plus longtemps dans l'estomac, ce qui crée un effet coupe-faim – car qui dit poche gastrique encore pleine, dit petit appétit. Fini les grignotages, qui font prendre du poids pour rien. Une gousse de vanille serait également bienvenue : certaines études suggèrent qu'elle a un effet apaisant et anti-stress, ce qui ne peut qu'aider à réguler les pulsions alimentaires.

Une pizza César ?

Le pain a des bienfaits – consommé intelligemment – mais la pizza, ce plat si culte apprécié de tous ? Elle serait apparue au Moyen Âge, vers 997, mais c'est bien plus tard, à Naples, que débute l'histoire de sa diffusion : en 1780, un pizzaiolo du nom de Raffaele Esposito aurait créé en l'honneur de la reine Marguerite la première margherita, à base de pain, de tomates et de fromage. C'est le début d'un succès fulgurant. D'abord très populaire, consommée dans la rue, la pizza s'invite progressivement dans les salles à manger puis à la table des restaurants.

Sur le plan nutritionnel, elle a fort mauvaise réputation : elle est même parfois vue comme un symbole de malbouffe. Mais il ne faut pas mettre toutes les pizzas dans le même panier. Prenons les ingrédients de base. La pâte, si elle est fine, peu salée et faite de farine intégrale riche en fibres, n'a rien de problématique. Pensez simplement à en retirer les parties brûlées, qui peuvent être cancérigènes. Le concentré de tomates qui recouvre la pâte est, pour sa part, excellent pour la santé : il contient même davantage de lycopène – un composé participant à la prévention des cancers digestifs et de la prostate, ainsi que de la stéatose hépatique – que les tomates fraîches. Enfin, la mozzarella est à consommer avec modération.

Si vous êtes tenté par autre chose qu'une margherita, gardez en tête qu'il y a de grandes disparités entre les différentes pizzas que l'on trouve généralement au menu des restaurants italiens : une quatre-fromages à croûte épaisse n'aura par exemple rien à voir, en calories comme en bienfaits nutritionnels, avec une fine pizza végétarienne agrémentée de nombreux légumes. L'apport lipidique et énergétique sera limité dans le second cas, surtout si vous prenez la sage décision d'en partager les parts, d'accompagner le tout d'une salade et de renoncer au tiramisu en dessert. Vous vous en tirerez alors pour environ 700 calories, ce qui est tout à fait raisonnable. La pizza végétarienne répond d'ailleurs aux codes de la cuisine méditerranéenne, dont nous verrons plus tard qu'elle a fait ses preuves en matière de prévention des maladies cardiovasculaires. Consommez-la de temps en temps, sans culpabilité, en la partageant avec des amis : cela ne peut que faire du bien.

Ma recette de pizza, reine de votre tour de taille

Pour la pâte :
75 grammes de farine de sarrasin
2 blancs d'œuf
½ cuillère à café de levure chimique

Pour la garniture :
100 grammes de fines rondelles de tomate et d'aubergine fraîches
50 grammes de concentré de tomates (riche en lycopène)
1 cuillère à soupe d'huile d'olive
Quelques feuilles de basilic frais pour la dégustation

Préchauffer le four à 220 °C. Préparer la pâte en mélangeant la farine de sarrasin, les blancs d'œufs et la levure. La pétrir jusqu'à former une boule, puis l'étaler finement sur du papier sulfurisé. Recouvrir avec une mince couche de concentré de tomates, puis disposer alternativement des tranches de tomate et d'aubergine. Agrémenter d'une cuillère à soupe d'huile d'olive, poivrer et ajouter des herbes (origan, thym) selon votre goût. Abaisser la température du four à 210 °C et faire cuire pendant environ vingt-cinq minutes. Agrémenter de feuilles de basilic et servir.

Une pizza entière n'apporte que 380 calories, et génère une forte sensation de satiété ; vous pouvez y ajouter une petite portion de salade verte légèrement assaisonnée d'un demi-citron pressé et d'une cuillère d'huile d'olive.

La cérémonie du thé au Japon

Attardons-nous maintenant du côté de l'Asie, où le Japon est particulièrement admiré pour la longévité et la bonne santé de sa population. Afin de percer les secrets de ces statistiques surprenantes, on peut se pencher en particulier sur un rituel ancestral bien précis : la cérémonie du thé.

Au cours de cette cérémonie, la conversation entre les convives est réduite à son minimum. L'attention reste focalisée sur ce qui est consommé, ainsi que sur l'atmosphère de détente que chacun goûte à loisir – le léger bruissement d'une eau qui coule, le parfum des volutes d'encens, la beauté et la simplicité d'une composition florale. Le thé est savouré lentement, afin de maximiser les sensations gustatives et le plaisir. Il se boit d'ailleurs dans une position appelée *seiza*, c'est-à-dire à genoux sur un tatami, les fesses posées sur les talons. Cette position reflète une attitude à la fois sérieuse, concentrée et sereine : la colonne vertébrale est droite, les gestes sont maîtrisés. C'est l'exact contraire de la tendance occidentale à s'avachir, le nez collé à l'assiette.

Le simple fait d'être assis en *seiza* aide à maîtriser ses apports alimentaires et donc à rester mince, en empêchant de manger trop vite ou de façon mécanique – ce qui est bien souvent synonyme d'excès. Maîtriser son poids, c'est aussi une question d'attitude. Le *seiza* représente l'harmonie nécessaire entre le mental et le corps pour un bon équilibre physiologique.

Une étude scientifique récente a suggéré que les buveurs réguliers de thé auraient une durée de vie en bonne santé plus longue. À raison d'au moins trois tasses par jour, on note une baisse du risque de maladies vasculaires et en particulier d'AVC. L'étude a porté sur plus de 100 000 sujets chinois originaires de quinze provinces différentes, la majorité d'entre eux consommant du thé vert.

De fait, les vertus du thé n'ont pas fini de nous surprendre : en 2021, un composant du thé vert, l'EGCG, a été mis en évidence pour son action positive sur la protéine p53 – une protéine aux propriétés anticancer, présente à l'état naturel dans le corps humain. La p53 est considérée comme un « gardien » du génome, par sa capacité à réparer les dommages de l'ADN et à détruire les cellules cancéreuses. Le thé vert, grâce à sa teneur en molécules EGCG, est donc hautement protecteur et lutte contre les dégâts occasionnés quotidiennement par le métabolisme. Si vous en appréciez le goût, faites-en votre boisson de prédilection.

Devenez malpoli et grossier

Les habitudes alimentaires venues d'Asie n'ont pas fini de nous surprendre par leurs bienfaits. Le *slurping*, par exemple, cette manière de faire du bruit en mangeant une soupe de nouilles, peut choquer les Occidentaux ; pourtant, non seulement c'est parfaitement admis dans les pays asiatiques, mais il a été démontré que cela augmentait les sensations gustatives en accentuant les saveurs. N'oubliez jamais que le plaisir sollicite tous nos sens lorsque nous mangeons – pas seulement le goût ou l'odorat, mais aussi le toucher et même le son.

Le coupe-faim redoutable : l'aliment qui colle « comme un pavé dans l'estomac »

Concentrons-nous ici sur le riz gluant, qui est cultivé en Asie depuis quatre mille ans. Outre l'alimentation, il était autrefois utilisé en maçonnerie après avoir été mis à tremper pendant au moins cinq heures et cuit à la vapeur car, mélangé à la chaux, il formait un mortier robuste pour bâtir des murs fortifiés. C'est d'ailleurs le composant principal de la Grande Muraille de Chine, qui repose en partie sur ses propriétés consolidantes. C'est notamment l'amylopectine qu'il contient qui génère un effet « colle forte ». La chaux, pour sa part, est surtout constituée de calcium et agit comme une sorte de liant.

Sur le plan alimentaire, le riz gluant est particulièrement rassasiant, précisément à cause de cet effet « colle » qui lui donne un aspect gélatineux et lui permet de rester longtemps dans la cavité gastrique, apaisant ainsi la sensation de faim. Ce qui se voit à l'extérieur perdure à l'intérieur. En le consommant régulièrement, on évite les fringales et on augmente donc ses chances de résister à la tentation de grignoter.

À l'occasion du Nouvel An, les Chinois dégustent traditionnellement un gâteau de riz gluant dit « aux huit trésors », qui leur apporterait la sécurité, l'harmonie, la santé et la chance. En restant dans l'esprit de ce dessert, je vous propose de confectionner une gourmandise coupe-faim qui vous aidera à gérer vos pulsions alimentaires. Si, dans l'hindouisme, le riz revêt une dimension spirituelle et rituelle – on le jette au feu lors des mariages pour éloigner les démons –, c'est ici l'excès de poids que nous allons conjurer :

Le gâteau aux huit trésors : la recette

Pour 2 personnes
50 grammes de riz gluant (pesé cru)
50 millilitres de lait écrémé ou de lait végétal
Eau de cuisson
1 cuillère à soupe de miel d'acacia (indice glycémique 35)
1 grain de cardamome
Cannelle (un excellent retardateur de la vidange gastrique)
Vanille
Gingembre en poudre

Faire cuire le riz gluant, de préférence dans un cuiseur à riz, en versant de l'eau jusqu'à environ 1 centimètre au-dessus du niveau du riz. Dans une casserole, mélanger le lait, le miel et les épices, porter l'ensemble à ébullition puis réduire le feu au minimum. Laisser cuire à feu très doux pendant cinq minutes. Verser le riz gluant cuit dans un petit bol, le recouvrir du lait épicé chaud et laisser refroidir avant de déguster. Vous pouvez également ajouter un fruit frais de saison coupé en petits dés, pour donner à l'ensemble de la couleur et des vitamines.

Une portion de ce dessert apporte 250 calories avec un effet coupe-faim étonnant. De quoi tenir bon… comme la muraille de Chine.

4

La cuisine qui soigne

Toutes les religions et cultures du monde recommandent un certain nombre d'aliments sacrés, réputés autant pour leur dimension spirituelle que pour leurs effets bénéfiques sur la santé.
Les découvertes scientifiques actuelles nous permettent maintenant de comprendre comment la consommation de ces aliments sacrés intervient dans la prévention des maladies. Reste à connaître la posologie exacte pour chacune d'entre eux.

Les aliments sacrés

Dans la Bible, la nourriture est un « don de Dieu ». Outre la dimension physique, elle est aussi bénéfique pour l'esprit. N'oublions pas que l'on est, littéralement, ce que l'on mange. Les coutumes alimentaires sont une affaire de culture, mais pas seulement : ce que nous mangeons influence la manière dont évolue notre corps d'une génération à l'autre, à commencer par les mâchoires et les dents. Les premiers humains avaient par exemple une alimentation à base d'aliments crus, difficiles à mastiquer, ce qui induisait une stimulation de la croissance des mâchoires et donc des arcades dentaires alignées. Avec la découverte du feu et de la cuisson, la nourriture est devenue plus facile à mâcher et à digérer ; cela a non seulement provoqué une réduction de la taille des mâchoires et des dents, mais aussi permis à l'homme de consacrer son temps et son énergie à autre chose qu'à digérer, favorisant ainsi indirectement le développement de ses capacités cérébrales. Pour simplifier, l'être humain est devenu plus intelligent en partie grâce à un changement d'alimentation.

Cependant, la nourriture industrielle est désormais la norme. La plupart de ce que nous ingérons est très cuit, mou, rapidement avalé. Nous passons notre vie à manger comme des nouveau-nés. Nos dents ont certes un peu perdu en diamètre en réponse à ces tendances, mais les transformations dans nos régimes alimentaires ont été globalement trop rapides pour que l'adaptation morphologique nécessaire puisse se faire jusqu'au bout. Ainsi, nos mâchoires sont aujourd'hui disproportionnées par rapport à la mollesse de nos aliments ; trop peu stimulées, elles ne se développent plus assez pour que les dents s'y alignent naturellement. Les caries et les maladies parodontales sont donc beaucoup plus répandues de nos jours que chez nos ancêtres. Afin de prévenir les problèmes d'orthodontie, n'hésitez pas à stimuler la croissance des mâchoires de vos enfants en leur servant des plats qui nécessitent une certaine mastication. Évidemment, une bonne hygiène bucco-dentaire et un suivi régulier chez le dentiste sont également cruciaux.

On est donc ce que l'on mange, mais comment savoir de quoi nous avons vraiment besoin, et en quelle quantité, pour être en bonne santé ? Comme pour un médicament, tout est une question de posologie.

Certains aliments essentiels apportent les nutriments que le corps ne sait pas fabriquer, tandis que d'autres, plus accessoires, relèvent davantage du plaisir occasionnel que du véritable besoin nutritionnel. Pour montrer à quel point la posologie compte en matière de nutrition, prenons en exemple le cas de la mangue – un fruit qui aurait le pouvoir de réduire les rides. Cette hypothèse a été testée sur deux groupes de femmes : celles du premier groupe ont consommé une demi-mangue quatre fois par semaine pendant quatre mois, tandis que les autres en ont mangé trois fois plus. Résultat : on a observé une réduction des rides de l'ordre de 20 % chez les femmes du premier groupe… tandis que celles du second ont vu les leurs se creuser. Les chercheurs ont fourni l'explication suivante : les mangues sont riches en caroténoïdes, qui stimulent la production de collagène et comblent ainsi effectivement les rides. Mais à vouloir en consommer trop, on finit par ingérer en même temps une grande quantité de sucre – ce qui détruit le collagène.

La posologie est donc essentielle, mais le mode de consommation compte aussi : quand manger, comment cuisiner ? Il se trouve que les religions et croyances autour du globe se sont posé toutes ces questions délicates, et nous livrent des éléments de réponse.

Le mystère des pharaons

Remontons jusqu'à 3000 av. J.-C. En ce temps-là, la civilisation égyptienne produisait quantité d'avancées culturelles et techniques. Des pyramides aux tombes des pharaons remplies d'artéfacts en passant par les papyrus décryptés par Champollion, on ne peut qu'être séduit par un tel raffinement.

En matière de médecine, on considérait dans l'Égypte antique que la maladie traduisait la prise de possession du corps du patient par des entités surnaturelles. Au XIXe siècle, le déchiffrage de la pierre de Rosette, une stèle gravée portant trois versions d'un même texte et ayant permis de mieux comprendre les hiéroglyphes, a fait avancer nos connaissances dans ce domaine.

Les médecins égyptiens exerçaient dans des établissements appelés « maisons de vie », et prodiguaient des soins entretenant des liens étroits avec le divin. Toute prescription devait par exemple s'accompagner d'incantations et de prières, afin d'établir un lien puissant entre la spiritualité et la santé. Quand on sait, à la lumière de la science contemporaine, que près de 40 % des guérisons peuvent s'obtenir simplement par effet placebo et par la force du mental, ces rituels prennent un sens nouveau. L'état d'esprit joue un rôle crucial dans la lutte contre les maladies. Lorsque les contradictions entre nos actes et notre être profond sont trop manifestes, on s'expose à des failles dans lesquelles les maladies s'engouffrent.

En pratique, les médecins égyptiens déconseillaient la consommation de poisson cru. Si la chair du poisson, même sans cuisson, est riche en bons acides gras comme les oméga-3 ainsi qu'en protéines de bonne qualité, des risques surviennent au niveau microbiologique : en particulier, il existe un parasite invisible à l'œil nu, du nom d'anisakis, qui peut provoquer des perforations intestinales. Il s'agit d'un ver qui, une fois ingéré, occasionne de sérieux dégâts : seules la cuisson – plus la congélation aujourd'hui – permettent de s'en débarrasser. La méthode de cuisson privilégiée par les Égyptiens dans l'Antiquité était très efficace. Si de votre côté vous raffolez des sushis, sashimis et tartares de poisson, sachez qu'il suffit d'une congélation de trois jours pour détruire les vers. C'est particulièrement indiqué pour les poissons d'élevage comme le saumon, qui présentent des taux de contamination bien supérieurs à ceux de leurs homologues sauvages.

Quant aux pharaons eux-mêmes, il semblerait qu'ils consommaient aussi beaucoup de graines de pavot, dont on trouve mention dans certains écrits sous l'appellation de « plante de la joie ». Visuellement, on pourrait comparer le pavot au coquelicot. Les graines que l'on en extrait ont une couleur qui varie du bleuté au noir ; elles craquent sous la dent et ont un goût grillé légèrement amer, qui rappelle les pignons ou les noisettes. Ces graines sont très riches en oligoéléments, notamment en zinc et en magnésium ; de nos jours, on les trouve surtout dans la préparation de certains pains spéciaux. En 2019, les autorités sanitaires françaises ont alerté sur la présence de morphine et de codéine dans certaines qui, peut-être mal lavées, avaient provoqué de la somnolence et de la confusion chez les consommateurs.

On ne connaît pas précisément les quantités utilisées par les cuisiniers de l'Égypte ancienne, mais il est intéressant de réfléchir aux effets potentiels sur la santé de plats riches en graines de pavot.

Les indices du roi Minos

Au IIe millénaire av. J.-C., la Crète est devenue le berceau d'une civilisation d'un raffinement et d'une splendeur inouïs. La légende veut que son souverain, le roi Minos, y ait bâti un palais de mille pièces avec de nombreux labyrinthes. Enrichis par le commerce, les Crétois accordèrent longtemps une place importante au sport ainsi qu'aux arts. Si cette civilisation, après avoir rayonné plusieurs siècles, s'éteignit brutalement à cause d'éruptions volcaniques et d'incendies destructeurs, elle nous a transmis la manière de faire de l'alimentation, selon la formule d'Hippocrate, la première médecine.

L'alimentation des Crétois faisait la part belle aux fruits et aux légumes ; ils consommaient également de l'huile d'olive et, occasionnellement, du vin rouge. Le poisson figurait au menu plusieurs fois par semaine, tout comme les fèves, riches en vitamines B et C, en fer et surtout en protéines végétales – ce qui est essentiel pour quiconque consomme peu de viande – sans pour autant être trop caloriques.

Comme les Crétois, faites l'essai de commencer votre repas par 100 grammes de fèves : vous constaterez que leur teneur en protéines végétales génère assez vite une sensation de satiété bienvenue. À peine assis à table, vous commencerez à vous sentir repus. Cela vous permettra de garder le contrôle pour la suite, en plus de faciliter votre transit et de vous aider à faire le plein de vitamines, notamment la B9.

Les habitants actuels de la Crète ont su préserver cet héritage nutritionnel, ce qui leur permet de présenter un taux record de centenaires bien portants. Plus qu'un mode d'alimentation, c'est un véritable style de vie, sain et naturel. L'île est l'épicentre de ce que l'on nomme aujourd'hui la cuisine méditerranéenne, qui ne finit plus de surprendre malgré sa simplicité : elle fait baisser chez ses adeptes les risques cardiovasculaires de 30 %, qu'il s'agisse des infarctus du myocarde ou des AVC, réduit également le risque de développer des cancers digestifs et diminue les douleurs liées aux rhumatismes en apaisant les inflammations.

L'idée générale est de miser sur les fruits et les légumes, d'agrémenter régulièrement l'assiette d'un filet de poisson ou d'un peu d'huile d'olive.

S'agissant des fèves, les Crétois ne sont pas les seuls à avoir cerné leurs bienfaits : dans la cuisine japonaise, les edamame sont très populaires, et souvent proposés au moment de l'apéritif. Seul bémol, ces fèves sont traditionnellement recouvertes d'une quantité importante de gros sel : si vous en consommez, veillez à éviter de saler, ou optez plutôt pour des herbes aromatiques comme la sarriette, pleine d'antioxydants. Vous aurez ainsi un solide allié minceur.

Le joker santé

Les Crétois sont également friands d'un certain aliment, un « joker santé » qui est un véritable concentré d'acides gras protecteurs : il s'agit des escargots sauvages. Ces derniers se nourrissent à l'état naturel de pourpier, d'où leur teneur en oméga-3. C'est particulièrement intéressant lorsqu'on sait qu'une étude américaine vient d'établir un lien entre la consommation d'oméga-3 et une augmentation de la durée de vie pouvant aller jusqu'à cinq ans. Au niveau du sang, une augmentation de 1 % du taux d'oméga-3 équivaut à une chute de la mortalité – chute équivalente à celle qui se produit lorsqu'on arrête de fumer. Il aura fallu onze ans d'étude portant sur 2 240 personnes âgées de plus de 65 ans pour arriver à cette conclusion, mais les résultats sont solides. Pour en revenir aux escargots, leur équilibre lipidique est bénéfique pour les artères, tout en favorisant une meilleure fluidification sanguine. En plus d'être une viande maigre (90 calories pour 100 grammes), l'escargot est donc excellent pour le système vasculaire. Attention cependant à ne pas gâcher ses bienfaits par une préparation inadaptée : les escargots au beurre et à l'ail, comme on aime les préparer en France, montent par exemple à 250 calories pour 100 grammes et perdent leur statut d'aliment maigre au profil lipidique idéal. Pourquoi ne pas tout simplement les faire griller en brochettes, au four ou au barbecue, avec un peu de poivre et d'herbes aromatiques ?

Pour la petite histoire, certains trouvent des vertus cosmétiques à leur bave – on trouve ainsi sur Internet des photos de Japonaises avec des escargots sur le visage. Il est vrai que leur bave contient de l'allantoïne, une protéine aux vertus réparatrices que les escargots eux-mêmes emploient pour réparer leur coquille quand elle est fendue, dont le marché des cosmétiques s'est prestement emparé pour décliner des produits antirides et cicatrisants.

Des orgies romaines à la tisane ventre plat

Au VIe siècle av. J.-C., la civilisation romaine rayonnait ; elle couvrait un territoire considérable, jusqu'à ce que des hordes de barbares venues du nord et de l'est de l'Europe ne viennent sonner le glas de cet empire.

Les Romains aimaient le luxe et la volupté. Les repas étaient pour eux l'occasion de passer de longues heures confortablement allongés sur des coussins, à savourer quantité de mets variés et rivalisant de richesse. En un mot, on n'en finissait pas de manger ni de boire, et il fallait tenir la distance – sachant que la position semi-allongée ne favorise en rien le confort digestif. Apprenez de cette erreur, et ne prenez pas l'habitude de manger allongé dans votre canapé : cela risque de causer des reflux acides. L'idéal est d'être assis bien droit.

Certaines astuces des Romains restent cependant bonnes à prendre puisqu'ils tenaient justement compte, dans leurs recettes, des difficultés digestives qui suivaient leurs repas trop copieux.

La menthe et les graines de fenouil, deux ingrédients favorisant le confort digestif en atténuant les flatulences, les ballonnements et l'aérophagie, étaient largement consommées. Ils luttent en outre contre les spasmes digestifs, la dyspepsie et régulent le transit. Ce sont des composants carminatifs, c'est-à-dire capables de réduire la production de gaz intestinaux et d'aider à leur expulsion. Pour les Romains, moins de gaz signifiait une meilleure convivialité, mais aussi… plus de place pour la suite du repas.

Encore une fois, ne suivez pas leur exemple, vous y laisseriez votre santé. L'idée est simplement de vous servir de certains des remèdes utiles qu'ils avaient découverts. Ainsi, n'hésitez pas à conclure vos repas par une tisane de feuilles de menthe et de graines de fenouil infusées pendant trois minutes. La digestion sera facilitée, les gaz absorbés et votre ventre restera plat. C'est d'autant plus important que ce que l'on ressent au niveau du tube digestif joue sur l'image de soi : difficile de se sentir en confiance lorsqu'on est « trop plein », en proie à une digestion pénible accompagnée de ballonnements. Les pensées et les sentiments sont aussi lourds que la digestion. Des repas trop copieux, s'ils sont fréquents, peuvent ainsi nuire au bien-être, alors que la nourriture devrait être une source de dynamisme et de joie. Il n'est pas sain de dépenser trop d'énergie à digérer – les excès se font généralement sentir en fin de repas, lorsque les convives attablés commencent à s'avachir et ne sont plus vraiment alertes… Gardez en tête que, si un repas dure en moyenne moins d'une heure, la digestion peut quant à elle s'étaler sur 48 heures. La prochaine fois que vous serez tenté de faire un écart important, posez-vous cette question : cela vaut-il vraiment la peine d'être ballonné ou de se sentir fatigué deux jours durant ?

Hygiène de l'intérieur

En matière de digestion, la médecine ayurvédique a également des choses à nous apprendre. De nos jours, près d'une personne sur deux dans le monde souffre du syndrome du côlon irritable, qui cause des ballonnements et des troubles digestifs plus ou moins intenses. En procédant par élimination, il est assez facile d'identifier l'origine de ces troubles, mais même lorsqu'on est averti des aliments à éviter, il est parfois tentant de craquer. Cela fait partie de nos paradoxes : on sait que certaines nourritures ne nous font pas du bien… mais on en mange malgré tout.

Je vais donc proposer ici quelques conseils inspirés de la médecine ayurvédique pour faire face à ce syndrome. Avant toute chose, si vous ne savez pas encore quels types de nourriture vous causent des désagréments, faites l'essai d'éliminer pendant une semaine un groupe d'aliments donné, et notez si les troubles disparaissent ou pas. S'il n'y a aucune amélioration, répétez l'opération la semaine suivante avec un autre groupe, jusqu'à identifier les coupables. Dans tous les cas, pour améliorer le confort digestif, prenez le temps de bien mâcher. Plus vous mastiquez, plus la digestion sera facilitée par les enzymes de la salive, et moins vous produirez de gaz. Il en va de même pour les liquides : avalez lentement, et évitez les boissons gazeuses.

Évitez la stagnation alimentaire et la putréfaction intestinale prolongée

En médecine ayurvédique, il est recommandé, pour lutter contre l'inconfort digestif, de consommer des épices et des herbes carminatives, c'est-à-dire qui réduisent la putréfaction liée à la digestion, limitent la production de gaz intestinaux et favorisent leur expulsion. Les ingrédients les plus populaires sont le cumin, la cardamome, la coriandre, la sauge, l'anis, la cannelle, le gingembre, le thym et la menthe.

L'efficacité de ces épices et herbes a été prouvée par diverses études, et peut être expliquée par deux mécanismes : la stimulation du foie, et donc de la sécrétion de bile, ou alors la stimulation de l'activité enzymatique responsable de la digestion. Qu'on s'appuie sur l'une ou l'autre explication, il existe un consensus sur les effets. Ces condiments accélèrent la digestion et limitent ses désagréments en réduisant le temps de fermentation de la nourriture dans l'organisme.

Les épices carminatives ont encore d'autres bienfaits révélés par la médecine ayurvédique, puisqu'elles détendent les muscles et limitent ainsi les crampes digestives. N'hésitez donc pas à en ajouter 2 ou 3 cuillères à café dans vos préparations culinaires. En pratique, choisissez-en une et utilisez-la au moins trois jours de suite, pour juger de ses effets ; répétez l'opération avec une autre, et ainsi de suite jusqu'à identifier celles qui vous conviennent le mieux.

Chewing-gum story chez les Aztèques

La civilisation aztèque a connu son apogée au Mexique entre 1345 et 1521. Elle a ensuite été détruite par l'arrivée des conquistadors espagnols, dirigés par Hernán Cortés.

En matière de santé, les règles observées par les Aztèques étaient singulières : l'alcool était prohibé, et l'ébriété – pour les gens du peuple comme pour la noblesse – punie de mort. En revanche, les champignons hallucinogènes étaient largement consommés, et ce, en toute légalité.

Le chiclé (du nahuatl *tzictli*) était également autorisé : il s'agit d'une pâte à mâcher, plus ou moins équivalente au chewing-gum que nous connaissons aujourd'hui, que beaucoup consommaient pour calmer la faim. Cependant, mâcher du *tzictli* de façon ostentatoire était mal vu, car un message très clair de séduction : les prostituées s'en servaient pour se signaler aux clients – d'ailleurs, certains considèrent encore que mâcher du chewing-gum a quelque chose de vulgaire, en serait-ce l'origine ? Quoi qu'il en soit, la mastication d'une pâte que l'on n'avale pas – et qui contient généralement des polyols – ne fait pas bon ménage avec la digestion, surtout si l'on souffre du syndrome de l'intestin irritable. Elle peut entraîner des rots, des ballonnements et des flatulences... ce qui est quelque peu contradictoire avec l'idée de séduction. Le fait d'avaler trop d'air et de générer des gaz intestinaux peut aboutir à des selles flottantes, qui sont cependant sans danger. Sachez également que si vous avalez votre chewing-gum par mégarde, il n'y a pas de quoi paniquer : celui-ci sera éliminé sans problème avec les selles.

Du cactus au menu

Les Aztèques consommaient également du cactus. Celui-ci porte plusieurs noms : figuier de barbarie, nopal, cactus raquette... mais il s'agit d'une seule et même plante. Ils connaissaient ses vertus thérapeutiques, peu à peu oubliées, et l'utilisaient dans leur médecine traditionnelle comme dans leur alimentation courante, comme un « fond de tarte » des plats du quotidien.

Aujourd'hui, nous disposons d'une centaine d'études scientifiques éclairant les effets potentiels du cactus sur la santé. C'est une plante conçue pour résister à des températures extrêmes, en se contentant d'infimes quantités d'eau : une puissance végétale hors norme, capable de s'adapter à des conditions terribles – d'où peut-être son attraction sur les Aztèques, désireux d'en retirer un peu de force.

Les résultats des études montrent que sa consommation aide à lutter contre le syndrome métabolique. Ce dernier est connu comme une cause majeure des maladies cardiovasculaires, qui représentent en France 180 000 décès par an. Différents critères permettent de diagnostiquer ce syndrome : tout d'abord un tour de taille élevé, ce qui témoigne d'une graisse abdominale trop importante. Pour savoir si vous êtes concerné, prenez un mètre de couturière et faites le tour au niveau du nombril. La limite à ne pas dépasser est de 102 centimètres pour les hommes et 88 centimètres pour les femmes, sans quoi on coche la première case – sans compter que si cette mesure dépasse 80 % de votre hauteur, vous risquez en théorie de mourir dix-sept ans plus tôt que la moyenne… Deuxième critère, un bon cholestérol (HDL) inférieur à 40 mg/dl chez l'homme et 50 mg/dl chez la femme. Enfin, trois autres points sont à surveiller : un taux de triglycérides supérieur à 150 mg/dl, une glycémie à jeun supérieure à 1 g/dl, et une tension artérielle supérieure à 130/85 mm Hg[1].

Si vous cochez trois de ces critères, il se peut que vous souffriez du syndrome métabolique. La difficulté à poser un véritable diagnostic réside dans le fait que ce mal ne rend pas vraiment « malade », et que l'on ne ressent aucune douleur. Plusieurs années peuvent s'écouler sans que le sujet se doute de quoi que ce soit. Mais au fil du temps apparaît de l'athérosclérose, c'est-à-dire que les artères se bouchent progressivement, avec des conséquences graves sur les risques d'infarctus et d'AVC. C'est

1. S'agissant de la pression artérielle, il aura fallu étudier quelque 54 000 sujets pendant dix ans aux États-Unis pour découvrir à quel point il est important de la mesurer aux deux bras. En effet, des chercheurs ont constaté qu'une différence de tension d'un côté à l'autre était un facteur de risque cardiovasculaire. Ces résultats concernent la pression systolique, c'est-à-dire ce que l'on appelle communément le « premier chiffre » : par exemple, si l'appareil indique 13/8, il s'agit du chiffre 13. Une différence de plus d'un point – ou 10 mmHg – entre les deux bras représente un facteur de risque d'accident cardiovasculaire, d'infarctus, d'AVC et de mort prématurée. Elle peut traduire un rétrécissement ou une trop grande rigidité des artères. Si vous utilisez un autotensiomètre et que vous constatez un écart de cet ordre, consultez votre médecin. Pour mémoire, la tension normale est 120/80 ; à partir de 140/90, on parle d'hypertension artérielle. Ce chiffre peut varier selon les circonstances : elle baisse au repos, notamment la nuit, et peut également chuter après un repas copieux. Elle augmente en cas d'effort, d'émotion forte, de froid ou de chaleur intense.

un syndrome qui tue à petit feu et sans se faire remarquer, ce que j'appelle un « tueur silencieux ». Il faut donc employer les grands moyens et se faire aider d'un médecin pour perdre le poids nécessaire, adopter une routine quotidienne d'exercice physique et retrouver une alimentation adaptée. Si l'on y met du sien, il est possible de rectifier le tir sans avoir recours à des médicaments. Prenez les mesures qui s'imposent… et pas seulement métriques.

Tintin et le Temple du Soleil

Entre 1438 et 1532, les Incas avaient créé le plus grand empire d'Amérique du Sud. La dynastie des rois Sapa Inca, qui étaient considérés comme les fils du Soleil, dominait cette civilisation. Aujourd'hui, on peut visiter les vestiges de cet empire au Pérou, en particulier à Cuzco et au Machu Picchu, pour se faire une idée de sa grandeur passée. Il ne faut cependant pas avoir peur de l'altitude – 2 400 mètres pour le Machu Picchu, et 3 800 mètres pour le lac Titicaca. Les guides ont l'habitude de proposer aux touristes, avant d'entamer l'ascension, une tisane à base de feuilles de coca afin de les aider à supporter le changement d'altitude – une plante sacrée des Andes frappée d'interdit lors de la colonisation espagnole par le clergé catholique, qui la nommait la feuille du diable.

Aujourd'hui, la culture de la coca reste interdite au niveau mondial, mais pour d'autres raisons : on en extrait la cocaïne, une drogue dure extrêmement addictive et dangereuse pour la santé. Pourtant, à leur époque, les Incas avaient l'habitude de mâcher des feuilles de cette plante pendant des heures. Cela leur apportait une sorte de stimulation cérébrale accompagnée d'un regain de vitalité et d'énergie, d'un effet à la fois antifatigue et coupe-faim, et d'une meilleure adaptation au manque d'oxygène en altitude. En un mot, ils se sentaient plus en forme et mieux réveillés. Les feuilles de coca stimulent de fait le système nerveux central – sans pour autant tomber dans les effets de la cocaïne.

On constate encore une fois que c'est la dose qui fait le poison, et pas nécessairement le produit lui-même. En attendant, nous ne sommes pas près de pouvoir acheter de la coca en supermarché : pour ceux qui ont besoin d'un stimulant, il reste le café...

Un vrai aliment détox : le kimchi

Le kimchi est un plat dont l'origine remonte à la période des Trois Royaumes de Corée, il y a environ deux mille ans. Composé de chou fermenté, de piment, d'ail, de gingembre et de poivre, il renferme une bactérie active nommée Bacillus pumilus, qui dégrade le bisphénol A dans le corps humain – ce qui n'a rien d'anodin, car ce dernier est un produit chimique souvent caché dans les emballages plastiques qui intervient comme perturbateur endocrinien, avec des risques pour la santé.

La tsampa tibétaine

La tsampa fait partie des produits que consomment presque quotidiennement les Tibétains. Aliment traditionnel et rituel, il est constitué de farine d'orge et souvent dilué dans du thé. Selon les préparations, il peut prendre une consistance de porridge ou former des galettes semblables à du pain.

Si la tsampa constitue le socle de l'alimentation tibétaine, ce n'est pas sans liens avec sa richesse en fibres. Elle favorise un transit harmonieux et génère une bonne satiété qui empêche le grignotage ; elle contient également des vitamines du groupe B, des minéraux et des oligo-éléments. Des études scientifiques récentes se sont intéressées à cet aliment millénaire : elles ont montré que la consommation de tsampa diminuait les risques cardiovasculaires à travers la baisse du cholestérol LDL, mais avait également pour effet une optimisation biliaire, réduisant de 17% la fréquence d'apparition de calculs chez les consommateurs réguliers.

L'énigme des aliments interdits

Si les religions encouragent la consommation de certains aliments, elles en prohibent strictement d'autres. Nous avons tous en tête que les musulmans et les juifs ne mangent pas de porc, mais savez-vous pourquoi cette viande est frappée d'interdit ? Pourquoi on lui préfère d'autres sources de protéines ?

Le porc n'est pas un aliment essentiel à notre santé, on peut facilement s'en passer. Il est pourtant intéressant de se demander d'où proviennent les interdits religieux autour de cette viande. Des recherches scientifiques ont identifié une première cause du côté de la trichinose, maladie due à un parasite qui peut se trouver dans le porc. Pour éliminer ce parasite, il faut cuire la viande consciencieusement et ne jamais la consommer crue ou rosée. Selon un chercheur américain, c'est d'ailleurs de trichinose que Mozart serait mort à 35 ans. Dans le journal du musicien, le scientifique aurait retrouvé des notes concernant un repas à base de viande de porc ingéré quarante-quatre jours avant la mort, puis la mention des symptômes typiques de cette maladie.
D'autres microbes, bactéries et virus peuvent également se trouver chez le cochon : hépatite, staphylocoque doré, E. coli… sachant qu'en cas d'épidémie, le porc a la particularité de transmettre facilement à l'homme tout virus dont il est atteint. N'oublions pas que ces animaux, dans certaines parties du globe, sont parfois nourris de détritus agricoles, y compris d'excréments, voire de cadavres de bêtes malades. On peut donc consommer cette viande, mais uniquement à condition de la cuire parfaitement ; notons que d'un point de vue nutritionnel, ce n'est pas une viande très grasse.

Le bon goût des trente-sept fraises

« Comme la fraise a le goût de fraise, ainsi la vie a le goût du bonheur », savourait le philosophe Gaston Bachelard. Or, pour ne pas un jour vous retrouver à « sucrer les fraises », pensez à en consommer. Car telle est la découverte surprenante que viennent de faire des neurobiologistes américains : les fraises contiennent un composant étonnant appelé la fisétine, antioxydant très particulier que l'on retrouve également dans d'autres fruits et légumes comme le concombre, mais en beaucoup plus faibles quantités. Et ce composant a bien des avantages.

C'est loin d'être la première fois que la fraise est mise en avant par la science : ses vertus sont connues depuis des millénaires. Les Romains l'utilisaient déjà pour confectionner des produits de beauté ; certaines tribus indiennes de l'Ontario lui attribuaient des propriétés magiques pour le repos de l'âme. En France, au XVIIIe siècle, elle donnait son nom aux tétons des femmes… l'expression « aller aux fraises » voulait d'ailleurs dire flirter. Du côté du Japon, il existe aujourd'hui une variété de fraises blanches parsemées de petits points rouges, très poétiquement nommée « parfum de premier amour » ou « arôme du premier jour », qui est offerte comme présent rare et raffiné.

De nombreuses études ont démontré l'impact positif de la fameuse fisétine sur la santé. Elle agit entre autres au niveau de la neuro-protection, et interviendrait notamment dans la prévention de la maladie d'Alzheimer. Mais pour en retirer des bénéfices concrets, il faudrait en consommer des quantités disproportionnées. Or la fraise est justement un concentré de fisétine. En calculant combien il conviendrait d'en manger pour atteindre le seuil d'efficacité en matière de prévention, les chercheurs sont arrivés à un résultat de trente-sept par jour – ce qui représente un budget non négligeable, sans compter qu'elles sont parfois chargées en pesticides. Comme il est impossible de les éplucher pour se débarrasser des molécules toxiques, et qu'un simple lavage ne suffit pas, on finit par ingérer des produits chimiques qui peuvent générer des cancers. Du reste tous les fruits et légumes ne sont pas égaux en quantités de pesticides : chaque année, une ONG américaine nommée EWG publie son « hit-parade » qui distingue les aliments sûrs des mauvais élèves. Elle établit notamment la liste des « *dirty dozen* », ou « douze sales » – ce qui s'inspire peut-être du film *Les Douze Salopards* –, et celle des « *clean fifteen* », ou « quinze propres ». La première rassemble les aliments les plus susceptibles d'être chargés en pesticides, avec la fraise en tête, suivie des épinards, du chou frisé, de la nectarine, de la pomme, du raisin, de la pêche, de la cerise, de la poire, de la tomate, du céleri et de la pomme de terre. La seconde met en avant les aliments les plus sûrs : on y trouve l'avocat, le maïs, l'ananas, l'oignon, la papaye, le melon d'eau, les pois verts, l'aubergine, l'asperge, le chou-fleur, le kiwi, le brocoli et les champignons.

En pratique, il ne s'agit pas de bannir les « douze sales » mais de les consommer avec modération, en leur préférant quand c'est possible les « quinze propres ». Mais gardons en tête toutes les autres vertus de la fraise, et n'ayons pas peur d'en consommer à volonté… De quoi rendre la vie belle, et la santé solide.

Les bienfaits de l'ail

« L'ail est à la santé ce que le parfum est à la rose », affirme un proverbe provençal. Si la vertu des fleurs a inspiré nombre de poèmes et écrits, l'ail, lui, a plus fait couler d'encre parmi les chercheurs, puisque nous disposons aujourd'hui de quelque 6 500 études scientifiques permettant de comprendre son impact sur la santé. Et, déjà, grâce aux textes anciens, on constate que différentes cultures en ont fait un ingrédient phare de leurs recettes médicinales.

Consommer régulièrement de l'ail ferait baisser de 50 % la fréquence des cancers de l'estomac, et de 30 % celle des cancers coliques. On observe également une diminution de ceux du sein et de la prostate. L'ail agit en outre favorablement au niveau cardiovasculaire en réduisant le cholestérol LDL.

Mais là encore, c'est la dose qui change tout – en pratique, pour atteindre un niveau d'efficacité optimal, il faudrait consommer chaque jour une grosse gousse d'ail. Sans compter que les effets protecteurs de cet aliment viennent plus précisément de l'allicine, un composant très sensible à la chaleur : plus l'ail est cuit, moins on en tire de bénéfices. Pensez donc à le rajouter à la fin de la préparation, pour ne pas trop gaspiller ses bienfaits.

Et pour ceux qui craignent d'avoir mauvaise haleine, sachez que se brosser les dents juste après le repas ne change pas grand-chose, car ce sont les gaz formés dans l'estomac et remontant au fil de la digestion qui causent ce désagrément : en revanche, mâcher un peu de persil s'avérera efficace – on absorbe au passage un petit shot de vitamine C, ce qui ne peut que faire du bien.

Mêlez-vous de vos oignons !

Consommé depuis des millénaires, mentionné dans la Bible ou encore dans les textes de l'Égypte ancienne, l'oignon a des effets protecteurs surprenants, tant au niveau cardiovasculaire que dans la prévention de certains cancers. Plus de 7 000 études scientifiques ont été réalisées, notamment aux États-Unis, sur ses propriétés : une première série de découvertes a mis en évidence qu'il réduisait les risques de cancer de l'estomac, du côlon, de l'œsophage, du larynx, du pharynx, des ovaires et de la prostate. Cela vient du fait que l'oignon provoque une inhibition du processus de mutation des cellules qui déclenche généralement ce genre de maladies. Un lien a également été établi avec la diminution des troubles cardiovasculaires, en raison d'une baisse de l'agrégation plaquettaire, du cholestérol LDL et de la pression artérielle.

L'oignon fait la force

Cependant, les chercheurs s'accordent à dire que les bénéfices réels dépendent de la variété d'oignons, du mode de préparation et des quantités ingérées. L'idéal serait de choisir des oignons rouges ou jaunes, dont l'efficacité sur la santé est huit fois supérieure à celle des blancs. En ce qui concerne la préparation, il convient de ne pas les faire bouillir, car cela leur ôte tout pouvoir soignant : mieux vaut les frire légèrement ou les passer au four, pour laisser l'eau s'évaporer et obtenir des morceaux plus concentrés en bienfaits. Bien sûr, vous pouvez les consommer crus pour en tirer toutes les vertus, tant que le goût prononcé ne vous dérange pas – mais attention à la digestibilité. Enfin, la bonne dose se situerait à environ un oignon entier par jour. Ce qui est tout à fait jouable, car cet aliment se fond très bien dans un nombre considérable de recettes, en entrée comme en plat principal. Et si vous voulez vous épargner les larmes et l'irritation des yeux au moment de la préparation, passez-le simplement sous l'eau – ou, mieux, laissez-le brièvement au congélateur.

Du bon usage des fruits

Lorsque vous consommez des fruits, évitez de le faire après le déjeuner ou le dîner. Leur digestion est normalement bien plus rapide que celle des féculents ou de la viande, mais si vous les mangez après le repas, elle sera freinée par les autres aliments. Les fruits fermenteront donc dans l'estomac, causant des ballonnements, de l'acidité et des flatulences, sans compter que ce processus détruirait les vitamines. N'ayez donc pas peur de commencer votre déjeuner par un fruit – ce qui vous permettra en outre d'activer la glucokinase, une enzyme qui réagit aux aliments sucrés en envoyant au cerveau un message de satiété.

Il existe cependant une exception. En consommant de l'ananas, par exemple, vous avez peut-être déjà remarqué une légère sensation de brûlure ou de piqure sur les lèvres, la langue ou le palais. Cela s'explique par la teneur de ce fruit en broméline, une enzyme qui s'attaque aux protéines et les « digère » – elle est d'ailleurs utilisée sous forme de poudre dans l'industrie agroalimentaire pour ramollir la viande, jusqu'à ce que la cuisson la neutralise. La douleur que vous ressentez est due à l'action de la broméline sur les tissus buccaux. Pas d'inquiétude, la salive aura vite fait de neutraliser ce processus au niveau de la bouche ; en revanche, une fois dans le tube digestif, l'ananas peut avoir un effet intéressant en facilitant la digestion et en réduisant les flatulences et gaz intestinaux. Si vous n'en aimez pas le goût, remplacez-le par du kiwi, qui contient lui aussi de la broméline.

Antibiotiques naturels

Chaque année dans le monde, on dénombre près d'un million de décès dus à des infections tout à fait banales. Tous ces cas présentent un point commun : ils peuvent être expliqués par la résistance aux antibiotiques. Lorsque les bactéries nocives ne sont pas efficacement neutralisées par un antibiotique adapté, l'infection s'étend au corps entier, et le sang lui-même s'infecte – c'est ce que l'on nomme une septicémie, avec des conséquences souvent mortelles.

Les trésors cachés de la médecine

En 1928, un chercheur écossais du nom d'Alexander Fleming découvre par hasard qu'un certain champignon produit des moisissures capables de détruire les staphylocoques. Il s'agit d'une avancée scientifique majeure, et en 1945, la pénicilline est enfin produite en grande quantité puis commercialisée en pharmacie.

Or cette innovation aurait pu porter ses fruits bien plus tôt, étant donné qu'en 1897, un jeune médecin militaire français du nom d'Ernest Duchesne avait déjà remarqué que les moisissures du fameux champignon, le *Penicillium glaucum*, étaient efficaces contre les bactéries pathogènes… En injectant simultanément à des sujets ces moisissures et des staphylocoques, il avait constaté que l'infection était immédiatement neutralisée et que les animaux cobayes survivaient à coup sûr. Seulement, à la différence de Fleming qui, des années plus tard, parvient à convaincre des laboratoires pharmaceutiques d'engager des recherches sur cette voie, Ernest Duchesne n'était pas allé plus loin, alors que sa trouvaille aurait pu sauver des millions de vies.

Cette première découverte « ratée » de la pénicilline laisse penser que d'autres avancées majeures en matière de médecine pourraient, elles aussi, avoir été écartées au fil des siècles, malgré leur justesse. Blessure infectée, angine, pneumonie… les bactéries sont une menace constante, et les civilisations anciennes ne sont pas restées les bras croisés : elles ont cherché à les combattre à leur façon, avançant à tâtons jusqu'à obtenir des recettes efficaces. À l'écrit ou à l'oral, elles ont transmis les connaissances ainsi accumulées de génération en génération – de véritables trésors oubliés.

La résistance aux antibiotiques est un sujet d'importance mondiale. Nous sommes tous concernés, quels que soient notre âge et notre état de santé. L'usage abusif des antibiotiques chez les humains comme chez les animaux peut, à la longue, aboutir à l'éclosion de bactéries multirésistantes. Les infections sont alors très difficiles à traiter, car plus aucun antibiotique ne marche, et la recherche médicale actuelle peine à en découvrir de nouveaux.

Et si, dans ce cas de figure, des solutions ancestrales se révélaient efficaces ? Des scientifiques anglais ont avancé dans cette direction, et ont notamment trouvé à la British Library de Londres un manuscrit datant du Moyen Âge : il s'agit du *Leechbook de Bald*, un ouvrage de médecine rédigé aux alentours du IXe siècle. L'auteur y décrit les effets étonnants de diverses potions censées soigner toutes sortes de maux, des engelures à l'impuissance en passant par les infections. En se concentrant sur ce dernier point, les chercheurs font une découverte médicale de taille : l'une des potions proposées ressemble à une recette obscure digne d'un manuel de sorcellerie, et pourtant... Elle contient du vin blanc, des oignons, de l'ail et des sels biliaires de bovin ; testée scientifiquement sur des bactéries résistantes, il s'avère qu'elle en détruit le biofilm – terme qui désigne une communauté complexe de bactéries adhérant ensemble à une surface donnée, car les espèces bactériennes évoluent rarement de manière isolée ou en suspension. Détruire le biofilm, c'est venir à bout des bactéries potentiellement nocives qui le composent. Déjà en 2015, le professeur Harrison a découvert au cours d'une expérience menée sur des souris qu'une mixture à base d'oignons était capable d'éliminer les staphylocoques dorés d'une conjonctivite induite. C'est une piste de réflexion passionnante en attendant d'autres recherches sur les humains.

La recette du *Leechbook de Bade* n'a donc rien d'un délire obscurantiste, mais constitue une association efficace d'aliments complémentaires. L'ail et l'oignon contiennent en outre un composant naturel, l'allicine, qui repousse naturellement les insectes et les prédateurs.

Les agents de propreté intestinale

Il y a aujourd'hui un consensus scientifique international sur l'importance de la qualité du microbiote intestinal. Cette flore entretient des liens étroits avec notre état de santé : elle mérite d'autant plus notre attention au quotidien que les aliments consommés la modifient en permanence, ce qui rend difficile la mise au point de traitements réellement efficaces lorsqu'un déséquilibre intervient.

Quand le microbiote est de mauvaise qualité, il se produit physiologiquement une sorte de putréfaction intestinale, ce qui, sur le plan fonctionnel, peut se traduire par des gaz et des selles malodorantes. À l'intérieur, l'état inflammatoire chronique qui en résulte fera également au fil des ans, s'il n'est pas traité, le lit de maladies comme les cancers digestifs.

De ce point de vue, les personnes adoptant un régime végétarien sont privilégiées. On distingue dans l'intestin une flore dite de fermentation, et une flore de putréfaction. Cette dernière métabolise en particulier les protéines animales, or c'est précisément l'excès de putréfaction qui peut générer des odeurs désagréables et des amines toxiques. L'inflammation causée par une trop grande consommation de viande, par exemple, peut également, à la longue, altérer la muqueuse intestinale et augmenter les risques de cancers digestifs.

Mais si l'on ne souhaite pas renoncer aux produits alimentaires d'origine animale, comment s'alimenter au quotidien de manière à entretenir malgré tout sa flore intestinale, en gardant des taux de putréfaction les plus bas possible ?

Le risque de tomber malade après avoir avalé des aliments contaminés – cela peut être dû à de mauvaises conditions de conservation, à des parasites ou à de mauvaises manipulations de la nourriture – est connu depuis l'Antiquité. Encore aujourd'hui, dans certains pays émergents ne disposant pas de chaînes d'approvisionnement alimentaire sécurisées ni de réfrigérateurs, les infections intestinales sont très répandues. On pourrait penser que les populations ont fini par être immunisées, capables de résister à cette nourriture exposée à des microbes… En réalité, il n'en est rien : c'est à force d'observation et de bon sens qu'elles ont découvert comment cuisiner pour mieux se protéger.

Si les cuissons longues restent une valeur sûre pour se prémunir de la plupart des germes, il existe aux quatre coins du monde des aliments qui, au fil des siècles, ont fait la preuve de leur pouvoir antimicrobien.

Enfoncez le clou

Le clou de girofle est, depuis des millénaires, un grand classique de la santé intestinale. Des études scientifiques ont en particulier démontré son efficacité contre des bactéries comme E. coli, qu'il soit intégré à des préparations culinaires ou consommé sous forme d'infusion. C'est également un allié non négligeable contre les gingivites – mais attention, rien ne remplace un brossage de dents régulier.

Le thym vous va si bien

Comme le clou de girofle, le thym s'adapte aussi bien aux recettes culinaires qu'aux infusions, avec un effet similaire sur les staphylocoques, pseudomonas et autres bactéries. En associant les deux, on élargit d'ailleurs le spectre de l'activité antimicrobienne. D'autres aliments peuvent compléter cet arsenal naturel de lutte contre les bactéries pathogènes. Tout est bon pour rester en deçà de la DMI, c'est-à-dire la dose minimale infectante, à partir de laquelle on s'expose à des maladies.

Posologie du café

L'Éthiopie est le pays d'origine du café, son berceau. C'est à partir de là que, apprécié pour son goût mais aussi pour ses propriétés médicinales, il est très vite devenu une boisson symbolique. Dans ce pays, le café est versé aux invités en plusieurs services, avec de nombreuses attentions : c'est une marque de respect et d'affection. Sa dégustation doit donc être lente, afin d'en capturer chaque arôme.

Au contraire, pour les mormons – qui figurent en quatrième position des religions aux États-Unis –, la consommation de café est interdite car jugée mauvaise pour la santé physique et spirituelle. En se référant au livre de la Sagesse, ils considèrent que l'homme doit faire preuve d'une force mentale intrinsèque, d'une énergie intérieure indépendante de toute substance extérieure qui ferait office de « béquille ». De plus, ils soulignent l'effet addictif du café qui, selon eux, empêche d'agir librement.

Il est vrai qu'en cas de fatigue physique ou intellectuelle, la caféine n'est pas toujours la meilleure solution. Elle ne peut d'ailleurs rien contre le manque de sommeil. Si la sensation de fatigue est plutôt due à un état de déshydratation, il ne faut pas non plus compter sur une petite tasse d'expresso pour régler le problème… Si vous aimez en consommer pour votre plaisir, gardez en tête de le boire toujours sans sucre, et accompagné d'un grand verre d'eau.

Le café n'est pas à mettre dans toutes les tasses

Quant à la dose à ne pas dépasser, comment la mesurer ? Le fait est que nous ne sommes pas tous égaux : certains peuvent boire une tasse de café juste avant le coucher et dormir comme des bébés, quand d'autres vont rester debout toute la nuit. Chacun le métabolise en fonction de son appareil génétique. Si vous sentez que le moindre expresso a tendance à vous stresser, accélère votre fréquence cardiaque ou génère des insomnies, suivez votre instinct et n'en prenez pas ; si au contraire la caféine vous rend plus attentif et favorise votre concentration, alors il n'y a pas de raison de vous en priver. Faites confiance à vos sensations et à votre bon sens pour décider avec sérénité de ce qui vous fait du bien. Prenez garde, cependant, à ne pas vous faire avoir par certaines idées reçues : le café n'augmente pas la mémoire, et une récente étude réalisée dans l'Arkansas a montré qu'il ne stimulait pas non plus particulièrement la créativité.

Comment brûler sa graisse avec une tasse de café fort ?

Pourtant, même pour les gens qui disent avoir absolument besoin de café, il existe une ligne rouge à ne pas dépasser : des scientifiques australiens ont découvert en 2021 qu'au-delà de six tasses par jour, on s'exposait à des maladies cardio-vasculaires ainsi qu'à une augmentation du taux de graisses dans le sang, à une diminution du volume cérébral et à une augmentation de 53 % du risque de démence et d'AVC. Ces risques croissent de manière exponentielle pour chaque tasse au-dessus de la sixième. Par sécurité, il est donc sage de s'en tenir à quatre tasses maximum, voire à deux – quantité qui, à l'inverse, diminue les risques de maladies cardiovasculaires de 17 %, et ceux de diabète de 24 %[1].

1. Peut-on dire que son avenir est au fond d'une tasse de café ? Sachez que, dans l'Antiquité, les Perses aimaient pratiquer la cafédomancie, c'est-à-dire l'art de lire l'avenir dans des tasses de café. Il s'agit d'interpréter les traces floues laissées par le marc et d'en tirer des présages. Elle se pratique encore aujourd'hui ; comme les autres formes de divination, elle aide certains sujets stressés à se rassurer quant à leur futur. Les Perses consultaient donc des « sachants » qui leur fournissaient diverses prédictions : par exemple, les traces en forme d'anneau étaient interprétées comme des promesses de bonheur, les araignées symbolisaient la richesse, les arcs de cercle désignaient les maladies, les pointillés correspondaient à des rentrées d'argent… Cette pratique présente certains points communs avec une évaluation psychologique célèbre, connue sous le nom de test de Rorschach. Elle consiste à présenter au patient différentes planches sur lesquelles figurent des taches de couleur non figuratives. Le patient doit interpréter chacune et dire ce qu'il y voit, ce qui traduit sa personnalité profonde. Sur une même planche, certains verront un papillon qui déploie ses ailes, d'autres deux hommes en train de se battre… Pour le marc de café, il en va de même dans la mesure où les résultats sont indissociables de la personne qui consulte : le sachant doit lui accorder toute son écoute, faire preuve d'intuition et de finesse psychologique pour fournir des prédictions valables. Beaucoup de sujets, outre leur curiosité vis-à-vis de l'avenir, ont tout simplement besoin de parler, et les

Tant qu'on ne dépasse pas la dose gâchette, il n'y a donc pas de risques. Consommé avec modération, le café permet d'ailleurs de brûler plus efficacement les graisses. Des scientifiques espagnols ont démontré qu'avaler une tasse de café fort trente minutes avant une séance d'exercice physique boostait les performances sportives. L'effet est encore plus marqué si l'exercice est effectué l'après-midi plutôt que le matin. Cependant, l'étude a également montré que cela ne fonctionnait pas avec du décaféiné.

Brûler des graisses est un véritable enjeu, non seulement pour la perte de poids mais pour la santé en général. Une autre étude a permis de découvrir que ce processus se déroulait plus facilement chez les gens déjà minces. Il existe donc un cercle vertueux, dans lequel vous pouvez entrer grâce à une activité physique très régulière – et grâce à une bonne tasse de café fort.

Chocolat chaud

Le chocolat était autrefois un aliment de luxe, très précieux ; les fèves de cacao ont d'ailleurs servi un temps de monnaie d'échange. On lui attribuait un effet antifatigue et un pouvoir aphrodisiaque, surtout lorsqu'il était chaud et mélangé avec différentes variétés de piment. Mais qu'en est-il réellement ?

Certaines études scientifiques suggèrent que la consommation de chocolat optimiserait la qualité des rapports sexuels,

---

images formées par le marc de café ne sont qu'un support pour exprimer leur éventuel mal-être. Enfin, si vous vous essayez à la cafédomancie, ne jetez surtout pas le marc de café, qui peut être réutilisé de multiples façons : il enlève les mauvaises odeurs sur les mains ou dans le réfrigérateur, peut servir de gommage exfoliant pour la peau ou, mélangé à un peu de yaourt et laissé 6 heures au frais, de masque défatigant pour le visage. Associé à de l'huile d'amande douce, il fera également briller les cheveux bruns. Enfin, côté jardin, c'est un engrais naturel qui repousse de nombreux nuisibles. Tout ce qu'il y a de plus écologique.

pour les femmes comme pour les hommes, sans pour autant que l'on sache expliquer ce mécanisme. Serait-ce tout simplement parce que cette saveur délicieuse, souvent associée aux occasions festives, met de bonne humeur ? Pour l'anecdote, un sondage réalisé en Grande-Bretagne a montré qu'à choisir, 52 % des femmes préféraient le chocolat au sexe – car le premier ne déçoit jamais…

Pour ce qui est de l'effet antifatigue, il est facile à expliquer : certains composants du chocolat, notamment les flavonoïdes contenus dans le cacao, ont une action anti-inflammatoire et neuro-protectrice, tandis que la théobromine agit comme un stimulant. Afin d'optimiser ces effets, je vous conseille de choisir votre chocolat le plus noir possible. Si vous n'êtes pas habitué à l'amertume de certaines tablettes, commencez par exemple à 50 % de cacao, puis montez progressivement en concentration jusqu'à atteindre idéalement un taux supérieur ou égal à 85 %. Plus le chocolat sera amer, moins vous aurez de chances de craquer et de finir la tablette.

Le bon vin liturgique

« Le vin, c'est la preuve que Dieu nous aime, et aime nous voir heureux », selon Benjamin Franklin. De fait, il est utilisé dans le cadre de l'eucharistie pour célébrer la messe. On lit d'ailleurs chez saint Paul : « La coupe de bénédiction est communion au sang du Christ » (1 Co 10, 16). À cet effet, on choisit généralement un vin naturel, sans sucres, additifs ou levures. Presque l'esprit d'un vin bio. Bien souvent est utilisé du vin blanc afin de ne pas tacher l'autel, les tissus sacrés étant fragiles et supportant mal les lessives répétées.

Dans la Bible, le vin est symbole de festin, de fête et de joie. Il représente le sacrifice du Christ, mais aussi le banquet éternel que celui-ci annonce par la suite : un présage de bonheur éternel. Pourtant, on retrouve dans le texte la nécessité de boire avec modération, par exemple avec le personnage de Noé : « Ayant bu du vin, il s'enivra et se dénuda au milieu de sa tente » (Gn 9, 21). La Bible met en garde contre l'ivresse et la perte de contrôle. La religion chrétienne suggère donc de trouver un juste milieu, en plaçant le vin dans un contexte de partage et de convivialité mais en condamnant les excès. Pour Moïse, le vin est un signe de bénédiction ; le miracle des Noces de Cana, où Jésus transforme l'eau, représente également un signal fort.

D'autres cultures ont souligné une certaine dimension spirituelle du vin. On peut penser à la Grèce antique, où le vin est associé au dieu Dionysos et considéré comme le breuvage de la vie et de l'immortalité. Dans les rituels chamaniques d'Amazonie, il existe une boisson alcoolisée à base de lianes qui permettrait d'entrer en contact avec les esprits et l'au-delà. Dans la religion juive, le vin est sacralisé et ne se boit pas sans rituel. Enfin, dans la religion musulmane, l'alcool est interdit car vecteur d'ivresse. L'humain devant toujours rester maître de ses actes, il ne se laisse pas soumettre par les addictions provoquées par l'alcool, qui le priveraient de sa liberté intérieure.

Depuis des millénaires, le vin fait partie de nos racines, de notre culture, de notre histoire collective. Si toutes les religions qui lui ont fait une place insistent sur la nécessité d'une consommation modérée, ce n'est pas par hasard : à petites doses, la détente et le bien-être sont au rendez-vous, mais si l'on tombe dans l'excès, ses effets psychotropes peuvent fortement modifier les comportements.

Le vin est en somme un bon exemple pour illustrer l'idée d'une posologie à respecter en toute chose. Un même produit peut être à double tranchant selon la dose absorbée.

Petit verre de rouge : mode d'emploi

L'alcool n'est pas une substance anodine. Son action sur l'organisme est rapide : 15 à 30 minutes suffisent après consommation pour qu'il passe dans le sang si l'on est à jeun, contre 30 à 60 minutes si l'estomac est rempli. Quant aux effets ressentis, ils dépendront notamment du poids et de la corpulence du buveur. Le foie fait ensuite office de filtre en éliminant 95 % de l'alcool absorbé – mais en cas d'abus répétés, il finit par ne plus pouvoir assurer son rôle de nettoyeur, ce qui peut conduire à une cirrhose.

Un simple verre d'alcool modifie une humeur. Quand on parle d'un verre, cela correspond à 10 cl de vin ou de champagne à 12 °C, ou 25 cl de bière à 5 °C. Sur le plan physiologique, des hormones du plaisir comme les endorphines et la dopamine sont sécrétées : on ressent alors généralement une forme d'euphorie légère, d'excitation et de désinhibition. Les émotions et les sensations sont comme amplifiées.

En société, l'alcool favorise la convivialité et agit comme une sorte de « facilitateur social » : il réduit le stress, ce qui rend plus affable, fait rire plus facilement... mais il y a également des effets regrettables connus : l'alcool affecte le libre arbitre. Il fait également baisser la subtilité, puisque certaines études ont établi qu'après avoir bu, on était beaucoup plus sensibles à des blagues « simplettes », voire lourdes, qu'à des plaisanteries fines – comme si le cerveau débranchait les circuits de l'analyse et de la réflexion.

En deux mots, si un petit verre rend plus *smart* et sociable, l'excès d'alcool rend bête et grossier.

Cette frontière se retrouve sur le plan de la santé : un petit verre de temps en temps permet de se relaxer, mais si cela devient une habitude – et à un verre par jour, on parle déjà d'une habitude –, boire augmente les risques de développer un cancer digestif ou du sein, car l'éthanol favorise les mutations de l'ADN.

En pratique, il faut donc partir du principe que l'alcool reste un plaisir occasionnel, et qu'en aucun cas il ne doit devenir un « pansement ». La modération n'est pas une notion floue prônée par des rabat-joie, mais un mot d'ordre essentiel.

Bien sûr, le risque zéro n'existe pas. Sans devenir paranoïaques, prenons simplement conscience que les facteurs pouvant favoriser la survenue de cancers sont multiples – sédentarité, surcharge pondérale, pollution atmosphérique, pesticides… – et qu'il nous appartient d'agir raisonnablement pour minimiser ces risques. Je vous conseille donc de ménager le plus régulièrement possible des pauses de deux jours consécutifs sans alcool, et de ne dépasser sous aucun prétexte la limite de 10 verres par semaine.

5

Comment vivre 150 ans ou le secret de Mathusalem

Seriez-vous prêt à vivre jusqu'à 150 ans ? Si cela ne vous dit rien, sautez ce chapitre. Ne culpabilisez pas. Vous n'êtes pas seul dans ce cas. Des chercheurs norvégiens ont mené une enquête chez des sujets âgés de plus de 60 ans, et leur ont demandé quelle était leur espérance de vie idéale : le résultat s'est situé autour de 91 ans. Si peu de candidats ont indiqué vouloir être centenaires, c'est par peur des maladies, de la perte d'autonomie… Fait intéressant, aucune différence n'a été notée entre les hommes et les femmes en matière de souhait de longévité, ni entre les personnes en couple et les célibataires.

En revanche, chez des sujets plus jeunes, il est normal que la longévité soit une grande préoccupation et qu'il existe une volonté de vivre le plus longtemps possible. Dans un monde où elle semble pouvoir être artificiellement étendue par une médecine reposant sur des machines et des prothèses, sachez qu'il existe encore des moyens naturels et étonnamment simples d'allonger votre espérance de vie. Cela tient essentiellement à votre approche spirituelle de l'existence et du temps qui passe, ainsi qu'à la bienveillance avec laquelle vous traiterez votre corps.

La mort a une préférence pour les anniversaires

Pour beaucoup d'entre nous, souffler chaque année une bougie supplémentaire sur le gâteau d'anniversaire, c'est comme éteindre une petite lumière de plus… jusqu'à se retrouver dans le noir complet. La chanson entonnée à cette occasion a d'ailleurs une dimension vaguement angoissante : « Et que l'an prochain nous soyons tous réunis », comme si l'on croisait les doigts pour que personne ne meure entre-temps.

Les statistiques ne vont pas dans le bon sens : il est plus fréquent de mourir le jour de son anniversaire qu'à une autre date quelconque, c'est un fait. Et si notre peur inconsciente de cet événement, de ce « compte à rebours » macabre, y était pour quelque chose ? Une étude scientifique au titre décalé – « La mort a une préférence pour les anniversaires » – a montré qu'à partir de 60 ans, le risque de mourir ce jour-là augmentait de 13,8 %, maladies et suicides confondus. Les chercheurs attribuent cela à ce qu'ils appellent le « blues de l'anniversaire » : un mélange d'angoisse et de stress généré par la conscience du temps qui passe. C'est aussi une sorte de réaction dépressive au vieillissement. D'autres travaux ont attesté que cela restait valable avec les dates anniversaires des décès de personnes proches.

Aussi, plutôt que de vous laisser abattre, célébrez votre anniversaire comme un rajeunissement : puisqu'une nouvelle année s'offre à vous, pourquoi pas ne pas considérer que vous avez « remonté le temps » ? Fêtez le fait d'avoir retourné le sablier. Si vous êtes malgré tout trop morose, vous pouvez décider d'une autre date, un anniversaire secondaire qui sera festif et dynamisant, symbole de la joie de vivre et de l'énergie, de la victoire face au temps qui passe. Le simple fait de prendre ainsi les choses aura un impact non négligeable sur votre niveau de stress, ainsi que sur votre perception du temps et de vous-même.

La recherche a montré que si l'on commence à vieillir autour de 26 ans, nous ne sommes pas tous égaux passé cet âge : certains restent biologiquement performants, tandis que d'autres « prennent » trois ans de plus chaque année. C'est le mode de vie et l'état d'esprit qui font la différence – ainsi que le sexe, puisque le cerveau féminin vieillit moins vite que celui des hommes : au même âge chronologique, la femme est en moyenne quatre ans plus jeune sur le plan cognitif. Cette différence s'observe aussi bien chez les sujets jeunes que les chez les personnes âgées. Si vous êtes un homme, rassurez-vous : le cerveau masculin n'en reste pas moins, lui aussi, un outil merveilleux aux ressources extraordinaires. Des chercheurs japonais ont montré que, dès le stade fœtal, le cerveau humain se différencie de celui du chimpanzé, quel que soit le sexe : si les femmes ont un cerveau plus « jeune », ce serait en raison de certains réflexes ancestraux de veille sur la progéniture, par exemple un sens aiguisé du danger juste après l'ovulation et une capacité à repérer les menaces en un temps record, de manière très efficace.

Retenez simplement que, homme ou femme, vous pouvez choisir l'âge qui vous convient le mieux, et « bloquer » mentalement le compteur.

Moïse est mort à 120 ans

Nous sommes en 1273 av. J.-C., et Moïse vient de mourir à l'âge de 120 ans. Les textes sacrés le présentent comme un homme resté actif et en pleine possession de ses moyens jusqu'à sa mort. La mission divine impérative dont il était investi l'avait empêché de vieillir. Il est certain que l'énergie spirituelle est un puissant élixir de jeunesse : quand notre existence a un sens profond, on n'a pas le temps d'être vieux.

Notre perception du temps n'a rien de linéaire : le moindre moment d'ennui peut sembler durer une éternité, tandis que si l'on se retourne sur les dernières années écoulées, on peut avoir l'impression qu'elles sont passées en un éclair. Faites l'expérience d'imaginer ce que vous serez dans dix, vingt, trente ou quarante ans. Il vous suffit de quelques secondes pour vous en faire une idée et englober ces perspectives à très long terme. Puis, posez à présent votre montre devant vous et essayez de ne rien faire du tout, même en pensée, pendant 5 minutes entières. Cela vous semblera au contraire interminable. De même, avez-vous remarqué que lorsqu'on voyage, que ce soit en voiture, en train ou en avion, le trajet aller paraît toujours plus long que celui du retour ? Pour une même durée, et dans les mêmes conditions, la perception varie. En réalité, cette distorsion n'est pas ressentie pendant le déplacement lui-même, mais plutôt *a posteriori*, lorsqu'on y repense et que le cerveau revisite le voyage inscrit dans la mémoire. Pour les scientifiques, cela s'explique par l'enthousiasme qui accompagne généralement le départ. On est si pressé d'arriver que le trajet paraît long, tandis qu'au retour, cela passe plus vite – sans compter que l'effet de surprise a disparu. À l'échelle de l'existence humaine, imaginez une vie dans laquelle il ne se passerait plus rien de nouveau, et où chaque jour serait la répétition du précédent. Une telle existence pourrait se raconter en trois minutes, tandis que, si elle est faite de surprises et de multiples plans différents, vous passerez des jours à en parler.

Si vous souhaitez noter vos souvenirs pour les fixer, je vous suggère de le faire sur papier plutôt que sur ordinateur : l'activité cérébrale et la mémoire seront activées de manière beaucoup plus efficace. Le fait d'associer à la remémoration des sensations tactiles et des gestes de la main permet de mieux ancrer tous les détails que l'on souhaite graver dans son esprit.

Rajeunir en se réparant de l'intérieur

Les cellules souches de notre corps, issues de tissus fœtaux, participent au renouvellement cellulaire. Elles sont comme une source de jeunesse permettant de remplacer celles usées ou mortes. Dans notre esprit, il est possible d'enclencher le même processus à partir des souvenirs joyeux que recèle la mémoire. Ce sont des élixirs précieux pour remonter le temps. Revoyez-vous enfant, adolescent, à un âge où vous osiez tout parce que tout était possible… N'ayez pas peur de retrouver cet état d'esprit, voire de reproduire certaines attitudes dont vous vous êtes peut-être privé jusqu'ici parce que vous les pensiez réservées à la jeunesse. En vous donnant le droit d'avoir à nouveau 20 ans par certains côtés, vous stimulerez des zones dormantes du cerveau qui vous redonneront effectivement de la fougue. En un mot, replongez-vous dans les meilleurs moments de votre vie. Et faites des bêtises. Cette stimulation cérébrale sera comme une source de jouvence.

Développer une relation saine avec le temps qui passe consiste donc à accepter l'inopiné, à ne rien vouloir figer pour simplement jouir du moment présent en acceptant son caractère transitoire. Il est inutile de vouloir s'accrocher à des objets, à des situations, en voulant les rendre immuables. C'est comme si vous continuiez à vous servir de votre Minitel plutôt que d'un smartphone, ou que vous vous entêtiez à passer du temps avec d'anciens camarade d'école primaire alors que vous n'avez, depuis longtemps, plus rien à vous dire… Cette tentation de vouloir retenir le passé peut venir du fait que, bien souvent, le changement est perçu comme la menace d'une certaine perte d'identité. Mais n'oubliez pas qu'il est essentiel de savoir quitter ce que l'on n'est plus ; paradoxalement, c'est là que se loge l'identité, car plus on évolue, plus on est en phase avec sa propre personnalité, tout en menant une vie qui nous ressemble.

Mentez !

Vous avez l'âge que vous décidez d'avoir. Ceux qui vous posent la question vous tendent un piège sournois. La réponse vous enferme irrémédiablement dans une boîte, dans une catégorie – jeune, trentenaire, quadragénaire, senior… En un instant, vous voilà réduit à votre âge.

Sachez que rien ne vous oblige à répondre, si vous n'en avez pas envie. Vous êtes également libre, à chaque fois que cela sera possible, de donner l'âge que vous avez décidé d'avoir – un petit mensonge sans conséquences, mais qui peut faire du bien. Affirmez-le avec aplomb, droit dans les yeux. Redevenez l'enfant espiègle que vous étiez. Vous agirez alors en phase avec cet âge spirituel, en adoptant le rythme de vie et la mentalité d'une personne plus jeune. Ce sera comme une bouffée d'oxygène, l'expression de votre liberté. Inutile de vous prêter au jeu de « Quel âge me donnes-tu ? », car vous deviendriez passif ; au mieux, vous récolteriez une réponse malhonnête ayant pour seul but de ne pas vous froisser. C'est à vous seul de décider de l'âge que vous vous « sentez ».

En réalité, l'âge chronologique ne veut pas dire grand-chose. Donner votre date de naissance peut être nécessaire sur le plan administratif, mais en dehors de ces situations, c'est l'âge physiologique qui compte.

Mais vous pouvez aller encore plus loin. Si vous n'aimez pas certains moments de votre passé, réécrivez-les intérieurement, ou omettez-les. Cela n'a aucune importance. Tout est bon pour éviter de ressasser les moments pénibles : si la réalité ne vous plaît pas, inventez l'histoire que vous auriez aimé vivre, et faites-en votre interprétation des faits. À chaque fois que vous y penserez, vous vous exposerez à des ondes positives.

Nous aimons tous penser à Charlemagne comme à « l'empereur à la barbe fleurie » qui inventa l'école… même si un système éducatif développé existait déjà chez les Grecs et les Romains, et que Charlemagne était en réalité un dirigeant plutôt belliqueux. La « belle histoire » nous fait davantage de bien. À l'inverse, certaines cicatrices sont susceptibles de rappeler des blessures anciennes : ne soyez pas masochiste, et mettez de côté autant que possible les souvenirs pénibles.

Bien sûr, il ne s'agit en aucun cas de faire du mensonge une habitude, ni de falsifier des faits lorsque cela pourrait causer du tort à quelqu'un. L'idée est de retenir le meilleur de votre histoire et de procéder à tous les embellissements inoffensifs qu'il vous plaira de faire, afin de transformer l'esprit en un espace de bien-être et de sérénité.

Et si prendre de l'âge vous fait peur, pensez aux artistes, personnalités ou entrepreneurs qui ont accompli l'œuvre de leur vie « sur le tard » : Pablo Picasso entre 65 et 92 ans, Pierre Soulages entre 60 et 100 ans, Ray Kroc qui fonda les restaurants McDonald's à 52 ans, Harland Sanders qui lança la chaîne KFC à 62 ans, Laura Ingalls Wilder qui écrivit à 65 ans le best-seller mondial *La Petite Maison dans la prairie*…

Surtout ne faites pas vieux, c'est dangereux pour la santé

Pendant la pandémie de Covid-19, une rumeur glaçante circulait selon laquelle les sujets de plus de 70 ans étaient refusés en réanimation. Autrement dit, passé cet âge, vous étiez considéré comme un cas désespéré et donc condamné à mourir, puisque le service vous fermait ses portes.

Or, j'insiste sur le fait que l'âge biologique est plus important que l'âge chronologique ; les différences d'état de santé dues à l'hygiène de vie sont d'ailleurs flagrantes lorsqu'on étudie le cas de vrais jumeaux aux habitudes opposées, l'un étant par exemple sportif, l'autre fumeur, sédentaire et en surpoids.

Devenir une forteresse invincible

Face à la crainte que peut inspirer le vieillissement, nous avons en nous des armes puissantes capables d'assurer notre protection, tant d'un point de vue physique que mental.

Faute de les connaître ou de savoir les « activer », très peu de gens exploitent ces ressources. Ils sont alors comme des pays ignorant qu'ils disposent d'un sous-sol incroyablement riche et que de précieux minerais dorment sous leurs pieds. Il leur manque le mode d'emploi. Prendre conscience de sa propre capacité à bouger, à fournir des efforts, à guérir en cas de maladie, c'est faire un premier pas vers une plus grande longévité en bonne santé. Cette attitude génère de l'optimisme qui, nous l'avons vu plus tôt dans cet ouvrage, est un carburant exceptionnel pour l'espérance de vie – les couples optimistes sont d'ailleurs statistiquement mieux protégés contre la maladie d'Alzheimer. Une fois cette prise de conscience faite, il s'agit de saisir tous les outils à notre disposition pour freiner le vieillissement de l'esprit et du corps.

Réincarnez-vous en plus jeune

Le thème de la réincarnation est primordial dans le bouddhisme comme dans l'hindouisme. Là où le premier introduit la notion de nirvana, le second considère plutôt une sorte d'union cosmique. Se réincarner en animal revient à changer de forme en gardant son âme.

On peut s'inspirer de cette philosophie pour obtenir une des clés de la jeunesse : la conviction de passer d'une forme à une autre – bébé, enfant, adolescent, adulte… – sans pour autant perdre son identité ni voir son esprit se dégrader.

Cette certitude d'être toujours soi, de ne pas vieillir intérieurement, est une porte ouverte vers la jeunesse : car accepter d'être vieux, c'est donner raison à tout ce qui peut potentiellement causer la mort. Les chiffres le prouvent : plus on se sent vieux, plus on agit comme une vieille personne, plus on se met en danger. Tomber dans l'immobilité et la routine, renoncer à tout changement, craindre l'imprévu, fuir le moindre effort physique… Autant de causes de mortalité qu'il vaut mieux éviter de s'infliger à soi-même. L'ennui s'installe, on se renferme, on craint le changement… notre univers se réduit.

Remonter le temps, c'est donc refuser de capituler. Il faut lutter sur tous les fronts pour remporter ce pari fou. Mais quel délice, quel bonheur lorsque le défi est relevé ! Commencez par tonifier vos muscles, car entre 30 et 70 ans, leur masse diminue de moitié – avec la perte de force, d'équilibre et d'endurance que cela suppose. Si l'on ne s'entretient pas, la colonne a également tendance à se tasser, ce qui peut nous faire perdre jusqu'à cinq centimètres, et la cage thoracique se réduit faute d'exercice physique. Pour faire face à ces changements avec sérénité, gardez le cap et continuez à bouger.

Ne renoncez jamais à emprunter les escaliers, même si quelques étages suffisent à vous essouffler. Achetez-vous si possible une balance à impédancemétrie : il s'agit d'un pèse-personne qui, vendu en supermarché pour une somme modique, donne des informations complémentaires au poids : la proportion de masse grasse, de masse musculaire… De quoi surveiller précisément l'évolution de son corps. Un adulte qui ne fait aucun exercice physique perd tous les ans jusqu'à 2 % de sa masse musculaire. Si vous constatez de votre côté que vous avez au contraire gagné ces 2 % par rapport à l'année précédente, vous aurez objectivement fait un grand pas dans la lutte contre le vieillissement.

Notre corps compte exactement 639 muscles. Pour entretenir cette masse musculaire, il faut y consacrer davantage de temps à mesure que l'on vieillit, et varier les exercices – car on a souvent tendance à choisir la facilité et à faire travailler les muscles déjà bien développés, qu'il s'agisse des abdominaux pour certains ou des avant-bras pour d'autres. À partir de 50 ans, comptez en moyenne une heure quotidienne d'exercice. Cela peut paraître long, mais c'est le prix à payer pour limiter les pertes musculaires. Entre les cours collectifs, les sessions d'entraînement en ligne et les diverses machines à disposition dans les salles de sport, vous avez l'embarras du choix. N'hésitez pas à prendre quelques cours particuliers pour adopter une routine adaptée à vos besoins spécifiques, et adopter les gestes qui protégeront votre dos et vos articulations.

Sur le plan psychologique, rester jeune, c'est oser vaincre ses peurs et ne pas laisser l'angoisse user l'organisme prématurément. Les médicaments visant à réduire le stress peuvent provoquer des effets secondaires et une certaine accoutumance. Si votre médecin ne le contre-indique pas, il peut être bénéfique de rechercher des sensations fortes. Il ne s'agit en aucune manière de vous mettre en danger, mais plutôt de vous prouver à vous-même que vous êtes capable d'accomplir certaines choses que vous croyiez inaccessibles, et de surmonter vos craintes. Pour ma part, j'ai fait l'expérience du saut en parachute afin de mettre à l'épreuve une étude selon laquelle ce sport extrême réduirait efficacement l'anxiété. En ce qui me concerne, cela a fonctionné. Sauter dans le vide à 4 000 mètres d'altitude, rester en chute libre pendant cinquante secondes à 200 km/h, perdre tous ses repères… après une telle expérience, beaucoup de choses ont cessé de me faire peur en comparaison. Sans compter la sensation d'être vivant, de se dépasser. L'adrénaline génère une confiance en soi non négligeable et, par là, une forme de jeunesse. C'est comme se retrouver dans un jeu vidéo en haute définition : on se sent des ailes, devenir un géant, pour avancer encore plus loin.

Le tabac, l'alcool et la nutrition tiennent une place importante dans la vitesse de vieillissement du corps. Méfiez-vous de l'aspect « jeune » que peut donner l'embonpoint à certaines personnes en tendant leur peau et en comblant les rides : la surcharge pondérale est bel et bien un facteur de vieillissement accéléré. La digestion des aliments est une véritable usine qui mobilise plus de dix organes, des hormones et des enzymes, et lorsque les « déchets alimentaires » sont trop importants et deviennent difficiles à évacuer, des maladies parfois mortelles peuvent survenir.

Une manière adéquate d'avoir toujours un œil sur son état de santé est de se soumettre régulièrement à des analyses biologiques et de les faire contrôler par son médecin traitant. Ces analyses fournissent, pour chaque élément étudié, une fourchette de normalité : plus on est jeune, plus il est facile de se situer aux alentours de la limite basse. Et ensuite… notre conception du temps qui passe pourrait tenir en un seul terme, qu'on utilise bien souvent comme un synonyme de vieillesse : la décrépitude.

Eh bien, je ne suis pas d'accord avec ce scénario. On vous a menti. Il n'y a pas de raison de renoncer à maintenir le cap. Il ne tient qu'à vous de bousculer les idées reçues : les choses ne suivent pas nécessairement le cours angoissant qu'on vous a décrit. Avec suffisamment d'efforts, vous éviterez la pente descendante. Croyez-moi : ne vous faites pas vieux, c'est dangereux pour la santé…

La souplesse, c'est la jeunesse

La souplesse est également une forme de jeunesse du corps. Chaque matin, prenez un moment pour vous étirer, et remuez vos articulations afin d'en chasser les éventuelles douleurs et rigidités. Quelques séances de kinésithérapie pourront vous apprendre les bons gestes : c'est une excellente médecine préventive.

L'amplitude de vos mouvements dépend de la souplesse de vos membres, qui représente un capital jeunesse non négligeable. Notons que certains scientifiques émettent des réserves sur la nécessité de s'étirer avant de faire du sport, car cela augmente la flexibilité des muscles, ce qui réduit leur effet « ressort » et peut favoriser par là certains types de blessures. L'allongement des fuseaux neuromusculaires – des récepteurs sensoriels responsables de cet effet ressort – peut en outre diminuer les réflexes, ce qui affecte la performance sportive. Cependant, une flexibilité insuffisante peut également avoir un effet néfaste, car des muscles incapables de s'allonger ne parviendront pas à absorber l'énergie des chocs dus à des sauts ou à des changements de position rapides. Il y a donc un juste milieu à trouver.

Faites disparaître vos rides vous-même

Des chercheurs canadiens ont démontré qu'une activité physique régulière pouvait avoir pour effet de réduire les rides du visage. La peau d'un sportif vieillit beaucoup plus lentement que celle d'une personne sédentaire. Il suffirait de trois heures de pratique par semaine pour paraître plus jeune. Lorsqu'ils sont sollicités, les muscles sécrètent en effet une substance nommée l'interleukine-15, qui offre à la peau une cure de jeunesse. Si vous vous dépensez en extérieur, n'oubliez pas de protéger votre visage en mettant de la crème solaire ainsi qu'en portant une casquette, même par temps gris.

Le bonheur est également un élixir de jeunesse, puisqu'il se lit sur le visage et lui donne un aspect visiblement jeune et tonique. Et la palme des activités procurant le plus de bien-être, en chassant les sentiments dépressifs et anxieux, revient sans le moindre doute aux sports collectifs.

Autre astuce, le fait de bouger le matin plutôt que l'après-midi ou le soir aiderait à garder la ligne, peut-être parce qu'une routine saine suivie dès le réveil, en plus de mettre de bonne humeur, incite à faire des choix nutritionnels équilibrés plus tard dans la journée.

Autrefois, être âgé offrait le privilège d'être traité avec respect et déférence : on obtenait une place assise dans le métro, on était toujours écouté comme la voix de la sagesse. L'âge était indissociable des valeurs de transmission, de filiation, de racines. Les grands-parents, voire les arrière-grands-parents, représentaient le pivot vénérable du cercle familial ; cheveux blancs, rides et cannes constituaient autant de signes d'expérience et non de décrépitude.

Force est de constater que cette conception a beaucoup changé. En France, on compte aujourd'hui plus de 700 000 personnes vivant dans des Ehpad, sans compter les maisons de retraite privées. Coupés du monde actif, ces pensionnaires voient leur déclin physique et psychologique s'accélérer : ils sont en quelque sorte mis hors jeu. Les raisons de ces changements sont multiples – on peut blâmer les villes, où les logements sont plus petits et ne permettent pas d'accueillir trois générations, mais aussi l'éclatement des noyaux familiaux avec des divorces qui touchent la moitié des couples, ou encore le culte de la jeunesse qui incite à considérer la vieillesse comme quelque chose de honteux ou d'encombrant.

La vieillesse, et finalement la mort, sont donc rejetées dans nos sociétés. Il y a encore cinquante ans, lorsqu'un décès survenait, les proches du défunt exprimaient leur deuil. On portait des vêtements noirs, ou simplement un brassard ; les fourgons mortuaires étaient également noirs, comme les tissus tendus sur le porche du foyer concerné. Rien de cela ne subsiste de nos jours, surtout dans les villes.

Notre relation avec les personnes âgées a également perdu de sa substance ; on a tendance à considérer qu'elles représentent le passé, à une époque où l'on n'a plus que le mot « avenir » à la bouche, sans même avoir bien réfléchi à la question. Pour beaucoup de jeunes adultes, rendre visite à leurs aînés relève de la corvée, ou du moins de la case à cocher dans un quotidien autrement plus dynamique.

Cela peut paraître plus facile à dire qu'à faire, mais il est possible de casser ce lien entre vieillesse et déliquescence. Tentez, parvenez-y et vous serez alors la preuve vivante que l'on peut atteindre un âge avancé sans être dépendant, en gardant sa vitalité. Des études scientifiques ont montré que lorsqu'on fait en apparence dix ans de moins que son âge, on vit dix ans de plus. De même, rappelons-le, être convaincu d'être quatre ans plus jeune qu'en réalité permettrait de vivre quatre ans de plus. D'autres travaux ont mis en évidence le fait que les personnes qui marchent lentement, une habitude fréquemment observée chez les sujets âgés, présentent trois fois plus de risques de mourir dans l'année.

Sans tomber dans le culte de la jeunesse éternelle, faites donc tout votre possible pour vous sentir jeune, à l'intérieur comme à l'extérieur. Au cours de ma carrière, j'ai discuté avec certains patients qui, deux fois par an, recevaient des injections de botox ou d'acide hyaluronique afin de faire disparaître les rides de leur visage. D'autres avaient recours à la chirurgie esthétique pour enlever les poches sous leurs yeux, relever leurs paupières, faire un lifting, se faire réinjecter leur propre graisse pour retendre la peau… ou, tout simplement, se teignaient les cheveux. Loin de moi l'idée de vous pousser à subir ces opérations, qui peuvent être onéreuses et ne conviennent pas à tout le monde ; en revanche, je vous suggère fortement d'adopter l'état d'esprit qui consiste à ne pas se laisser aller. Car tous ces patients, une fois transformés, m'ont affirmé se sentir plus jeunes, être de meilleure humeur lorsqu'ils se regardaient dans un miroir, et noter des changements dans le regard des autres. C'est là l'essentiel.

Beaucoup d'entre eux ont sollicité mon avis sur ces interventions médicales à but esthétique. Je leur ai invariablement répondu : « Si cela vous fait du bien, alors continuez. Car ce qui fait du bien à l'intérieur se voit à l'extérieur. Le bien-être fait partie des facteurs de longévité, donc il n'y a pas à hésiter. En revanche, si vous n'en ressentez aucun besoin, ne cédez pas à la mode. Suivez toujours votre intime conviction : vous êtes le seul juge pour accepter ou refuser une intervention sur votre aspect extérieur. N'écoutez que votre intuition, et vous aurez la certitude de faire le bon choix. »

Bien sûr, avant d'en arriver à la chirurgie, le bon sens veut que l'exercice physique soit la première étape pour préserver la tonicité du corps. Sans cela, vous vous exposez à des conséquences potentiellement graves – je ne parle pas ici de bras chauve-souris ou de ventres flasques et ridés, mais bien de conséquences qui mettent la santé en jeu, par exemple la fracture du col du fémur. Le mouvement est le principe vital de votre musculature. Il suffit pour s'en convaincre d'observer la fonte des muscles après une fracture, au retrait du plâtre : plusieurs semaines de rééducation sont alors nécessaires pour remonter la pente. Afin d'entretenir votre liberté de mouvement, bougez au moins une demi-heure d'affilée chaque jour – marche, natation, vélo…

De battre mon cœur s'est arrêté

Observez les objets qui vous entourent : les meubles, les bibelots, même votre tasse à café. À moins d'être intentionnellement détruits, ils pourraient encore être là dans des centaines, voire des milliers d'années. En tout cas, selon toute probabilité, ils vous survivront. Une époque lointaine viendra peut-être où ils seront considérés comme des trésors antiques… comme ceux qui ont été retrouvés, pratiquement intacts, dans le tombeau de Toutankhamon. Ils sembleront alors avoir accédé à leur tour à l'immortalité rêvée par les pharaons, cette forme étrange d'éternité incarnée par les œuvres d'art et d'artisanat traversant les millénaires.

Pour notre part, nous sommes des êtres doués de vie et de mouvement. Nos fonctions vitales nécessitent de l'énergie – le cœur qui agit comme un moteur, les poumons comme une centrale de ventilation… – jusqu'à ce que nos organes soient trop

« usés » pour fonctionner. Pourtant, certains animaux présentent une longévité surprenante. Sont-ils simplement chanceux, ou ont-ils quelque chose à nous apprendre ?

Devenez une baleine

La baleine boréale meurt autour de 200 ans, mais en « pleine jeunesse » – elle a la particularité de résister parfaitement aux maladies liées à l'âge. Chez les baleines bleues, des relevés de fréquence cardiaque ont été effectués à 184 mètres de profondeur : leur cœur produit quatre à huit battements par minute, chiffre qui peut parfois descendre jusqu'à deux. Si cela vous fascine, je vous recommande vivement de visiter la fameuse « salle de la baleine » au musée océanographique de Monaco : vous en apprendrez long sur la longévité exceptionnelle de certains organismes vivants.

Pour revenir aux humains, il y a bel et bien, chez nous aussi, un lien entre la fréquence cardiaque au repos et la durée de vie. Un rythme cardiaque au repos de 83 battements par minute traduit un risque significativement accru de mortalité. Le risque de rupture de plaque d'athérome croît nettement à mesure que la fréquence cardiaque augmente. À l'inverse, un cœur qui bat lentement durera plus longtemps.

Il est donc important de surveiller régulièrement sa tension artérielle comme sa fréquence cardiaque. N'hésitez pas à équiper votre foyer d'un autotensiomètre pour contrôler pouls et tension environ une fois par mois, de préférence au réveil.

Pour agir progressivement sur sa propre fréquence cardiaque et vivre plus longtemps en bonne santé, il existe un médicament à la portée de toutes les bourses : l'activité physique quotidienne. Des études ont montré que les hommes qui réussissent à baisser leur fréquence cardiaque de sept battements par minute en cinq ans gagnent 20 % d'espérance de vie. À l'inverse, l'augmentation du rythme cardiaque au repos accroît le risque de mortalité de 50 %.

Nous avons tous entendu l'expression « avoir un cœur de sportif » : cela signifie qu'à force d'entraînement, le cœur bat de plus en plus lentement. Alors, lancez-vous un défi. Programmez tous les jours une session d'exercice d'au moins quarante minutes (marche rapide, vélo sur route ou d'appartement, natation…) et augmentez légèrement la difficulté au fil des mois. Par exemple, calculez le temps qu'il vous faut pour parcourir une certaine distance et retranchez chaque mois une minute. Vous verrez alors avec plaisir votre fréquence cardiaque diminuer.

Buffet froid

« Chaleur pour tous, froid pour soi », annonce un proverbe chinois. Eh bien sachez que les animaux qui battent des records de longévité présentent un autre point commun : une température corporelle basse. Le rat-taupe nu, sur lequel j'effectue actuellement des recherches, a par exemple une température de 32 °C. Il ressemble à une petite souris sans poils… mais vit trente-deux ans au lieu de deux. Il ne vieillit pas, et n'est pas touché par les maladies comme le cancer. Pour certaines tortues, la température corporelle descend entre 25 et 30 °C, ce qui active les gènes de prévention du vieillissement et permet aux cellules de se débarrasser des molécules qui endommagent l'ADN. Du côté des poissons qui évoluent en eaux glacées, on peut citer notamment le sébaste à œil épineux ; de manière générale, plus les eaux sont froides, plus la longévité augmente. Le requin du Groenland peut vivre jusqu'à 400 ans – on vient même de découvrir une femelle âgée de 392 ans, qui a donc vécu sous Louis XIII. La praire d'Islande atteint 500 ans, les éponges géantes d'Antarctique près de 10 000 ans, et la méduse *Turritopsis nutricula* est quasiment immortelle.

En cas d'exposition au froid, notre thermostat intérieur se déclenche et fait brûler la graisse dite « brune » pour maintenir le corps à 37 °C. Quand on observe les réactions biologiques que cela entraîne, on constate que le métabolisme ralentit – autrement dit, il vieillit moins vite. Cela explique que le fait de placer des cellules humaines – spermatozoïdes, ovules ou encore cellules souches – à 196 °C en dessous de zéro permette de conserver celles-ci intactes pendant des dizaines d'années.

Alors, comment abaisser notre température corporelle pour vivre plus longtemps en bonne santé ? Il suffit de peu, puisqu'une chute d'un demi-degré seulement a permis de mettre en évidence, chez la souris, une augmentation de l'espérance de vie de 20 %. Prendre des bains froids ne fonctionne pas, car nos mécanismes internes de thermorégulation jouent alors contre nous et brûlent l'énergie nécessaire pour maintenir la température à 37 °C. Heureusement, nous avons à notre disposition un moyen extrêmement efficace de diminuer la température corporelle : le jeûne séquentiel et la restriction calorique. Cela s'observe facilement : après un repas copieux, on a souvent chaud, tandis que le jeûne rend frileux. Les crocodiles en savent quelque chose, eux qui se contentent en moyenne de cinquante repas par an et vivent souvent centenaires…

Appétit d'oiseau

Dans le règne animal, il existe une forme extrême de jeûne, que l'on retrouve notamment chez un oiseau appelé la barge rousse. C'est un échassier du nord de l'Europe, que les chercheurs ont récemment étudié en munissant de balises une population donnée. Les résultats ont été pour le moins surprenants : les barges rousses étudiées ont suivi un parcours de onze jours, sans aucun arrêt ni repas, de l'Alaska à la Nouvelle-Zélande – soit un total de 12 200 kilomètres parcourus à une vitesse moyenne de 90 km/h. Y aurait-il un lien avec le fait que ces volatiles présentent, par rapport aux autres espèces d'oiseaux, une longévité étonnante d'environ trente ans ?

Les enseignements du désert

On le voit, les animaux ont énormément à nous apprendre en matière de longévité, mais leur attitude au sein de leur environnement, et leur manière de parfaitement s'insérer dans leur écosystème, devraient aussi nous inspirer.

Nous, les êtres humains, sommes aujourd'hui tenaillés par l'angoisse du manque, la peur de ne pas pouvoir nous procurer assez de nourriture, d'argent, de biens matériels… Cette crainte généralisée ne fait que croître et finit par nous inciter à adopter des comportements paradoxaux, comme la surconsommation alimentaire ou les achats impulsifs, qui sont aussi délétères pour notre corps et notre esprit que pour l'environnement.

Afin de revenir à un état d'esprit plus sain, plus simple, libéré des contraintes de nos sociétés modernes, je me suis rendu dans le désert, jusqu'à la réserve d'Al Marmoom, qui se trouve aux Émirats arabes unis. Elle est proche d'un site archéologique vieux de trois mille ans, qui date de l'âge du bronze. C'est une immense réserve destinée à la sauvegarde des espèces animales et végétales désertiques. Il ne s'agit pas de protéger ces êtres de l'aridité ou de la chaleur intense, qui font partie intégrante du climat, mais bien de les mettre à l'abri de la main de l'homme : beaucoup de ces espèces ont déjà été décimées par la chasse. À Al Marmoom, on peut croiser plus de 200 types d'oiseaux indigènes et 150 types d'oiseaux migrateurs différents. Du côté des mammifères, les oryx d'Arabie, qui font penser à des antilopes de couleur claire, vivent désormais paisiblement, alors qu'ils étaient en voie d'extinction avant leur réintroduction dans la réserve. On croise également des lézards à queue épineuse, des scorpions, des serpents…

Ce qui m'a étonné, au cœur de cette réserve désertique, c'est la vitalité de toutes ces espèces qui fonctionnent à « basse énergie ». N'ayant que de très faibles besoins en eau et en nourriture, elles ont su s'adapter à un environnement hostile et survivre sous un soleil de plomb. Seules les heures fraîches du petit matin et du soir sont propices aux déplacements. Les organismes qui évoluent là ne consomment que ce qui est strictement nécessaire à leur survie. Même les végétaux semblent s'être organisés pour faire face à la sécheresse : ils poussent à bonne distance les uns des autres afin de ne pas entrer en concurrence pour l'eau, et leurs racines particulièrement longues détectent la moindre trace d'humidité dans le sol. Certaines graines comme les éphémères peuvent rester enfouies des années durant dans l'attente du moment propice à leur éclosion – 15 millimètres de pluie suffisent pour qu'elles croissent et produisent de nouvelles graines, qui se dissimuleront à leur tour dans la terre jusqu'à la prochaine ondée favorable. Les escargots du désert, eux, sont dotés d'une coquille qui réfléchit la lumière cuisante du soleil, ce qui les protège de la chaleur. Ils peuvent y rester cachés pendant trois ans, et leur espérance de vie se situe autour de 15 ans, contre seulement trois pour ceux de Bourgogne.

Et si, à l'image de ces animaux et de ces végétaux, nous modifiions nos comportements afin qu'ils soient plus respectueux de la planète ? Et si nous nous attachions à consommer le strict minimum, sans excès inutiles ? Notre santé, elle aussi, en bénéficierait grandement. Voilà ce que le désert, un lieu où le silence et l'immensité du ciel donnent l'impression que tout est possible, m'a incité à penser. J'ai pris conscience qu'il ne tenait qu'à nous d'agir, pour nous et pour le monde. Qu'il devenait urgent de créer un nouvel « an zéro » avant qu'il ne soit trop tard.

Comment rajeunir ses artères de quatre ans ?

Voici l'ordonnance proposée par des scientifiques anglo-saxons, à la suite d'une étude innovante, pour « rajeunir » ses artères de quatre ans : s'entraîner à la course pendant six mois, jusqu'à être capable de courir un marathon. Les artères sont alors plus souples et présentent une pression moins haute. L'étude en question a été réalisée sur 138 personnes, âgées en moyenne de 37 ans et n'ayant jamais fait de marathon. Les sujets, femmes et hommes, devaient s'astreindre à trois séances de course par semaine pendant six mois. Les chercheurs ont observé un véritable « coup de jeune » au niveau de leurs artères, ce qui en pratique éloigne les risques d'accident vasculaire.

Pourtant, d'autres facteurs peuvent interférer avec le sport, et accélérer au contraire le vieillissement. C'est particulièrement vrai pour le stress : pensez au président américain Barack Obama au début de son premier mandat… puis à ses cheveux devenus blancs huit ans plus tard. Des chercheurs de Harvard se sont intéressés au phénomène du blanchissement des cheveux et ont montré que le stress activait certaines fibres nerveuses spécifiques capables de détruire le pigment de coloration jusqu'au niveau des cellules souches qui le produisent. Ce souci d'ordre principalement esthétique n'est donc que la partie émergée de l'iceberg : il témoigne des ravages que fait le stress à l'intérieur de l'organisme. L'excès d'adrénaline et de cortisol ronge le corps petit à petit.

L'idéal serait de pouvoir maîtriser parfaitement son stress, mais dans la vie quotidienne, cela n'est évidemment pas aussi simple. C'est pourquoi le sport est une bonne manière de lutter contre ce fléau, même lorsqu'on n'a pas la capacité d'agir sur ses causes. Des chercheurs ont étudié l'impact de l'activité physique sur le cerveau en fonction de son intensité : il semblerait que les exercices de faible intensité améliorent les circuits cérébraux associés au contrôle cognitif et à la concentration intellectuelle, tandis que les exercices soutenus renforcent plutôt les réseaux neuronaux associés aux émotions et réduisent la sensation de fatigue. Quand on sait que l'espérance de vie en bonne santé en France est de 64,1 ans chez les femmes et de 62,7 ans chez les hommes, autant mettre au programme le plus tôt possible un mélange d'exercices intenses et modérés.

Il reste cependant une énigme : puisque l'on connaît aujourd'hui les innombrables bienfaits du sport, pourquoi tant de gens restent-ils inactifs ? Le manque de temps n'est pas une excuse, puisqu'en pratiquant une activité physique régulière, on gagne justement du temps… de vie. Des médecins suisses ont un conseil à donner pour aider à franchir le pas : respirer longuement avant de se décider. Prenez plusieurs longues inspirations, et au lieu de vous répéter : « Je devrais le faire », ou : « Je vais essayer », dites plutôt : « Je fais. » Ensuite, sautez le pas. Attendre, c'est se laisser rattraper.

Le poids étrange de la paraffine

L'alerte qui signale que le cerveau et le corps vieillissent trop vite, c'est ce que j'appelle le « poids de la paraffine ».

La paraffine est une substance qui, lorsqu'on la chauffe, est très malléable et douce au toucher ; mais à mesure qu'elle refroidit, elle se fige rapidement jusqu'à se solidifier. Soit exactement ce qui se produit en vous lorsque vous renoncez à vous entretenir physiquement et psychologiquement : en arrêtant de bouger, vous finissez par devenir quasiment immobile. Vous renoncez à tout projet avant même d'avoir entamé quoi que ce soit, et surtout vous faites obstacle à la nouveauté et au changement. La routine finit par avoir raison de votre cerveau qui, quand il n'est sollicité que pour des tâches routinières répétitives, voit son stock de neurones fondre comme neige au soleil. Les capacités de réflexion et d'analyse chutent – pensez à un film que vous regarderiez du coin de l'œil, sans y penser, tout en étant occupé à autre chose : une fois terminé, il n'en reste rien. Vous avez simplement été passif et contemplatif.

Le corps réagit de la même façon. L'immobilité lui fait perdre sa tonicité et le rend vulnérable. C'est un cercle vicieux : moins on pratique d'exercice physique, moins on a envie d'en faire, et la simple idée de s'y mettre paraît insurmontable. Cela devient une montagne. Pour peu qu'on trouve le courage d'effectuer une première séance, l'apparition des courbatures coupe aussitôt le désir de recommencer. Alors, pour se donner bonne conscience, on se persuade que l'on ne fait que repousser cela au lendemain, et ainsi de suite…

Si vous vous sentez menacé par cette loi de la paraffine, sachez que le danger ne doit pas être sous-estimé. Il faut réagir sans tarder, car plus vous attendrez, plus il sera difficile de bouger. C'est comme du plâtre en train de prendre : une fois qu'il a durci, c'est échec et mat.

Pour l'anecdote, au cours d'une expérience, on a demandé à des volontaires de se soumettre à des tests d'agilité mentale tout en portant une blouse blanche. Avant de les laisser résoudre les exercices proposés, le chercheur a précisé à la moitié des candidats qu'il s'agissait d'une blouse de médecin, à l'autre qu'il s'agissait d'une blouse de peintre… et le premier groupe a obtenu des scores bien meilleurs. Comme quoi, l'état d'esprit dans lequel on se met, notamment à travers l'habillement, n'est pas anodin.

C'est un signal de motivation, ou au contraire de relâchement, que l'on adresse autant à soi-même qu'aux autres et qui influe sur nos efforts. Pensez aux journées où vous traînez en jogging sur le canapé : le simple fait de porter ce vêtement influence votre cerveau à travers des perceptions tactiles et visuelles qui poussent à la procrastination. Au contraire, enfiler une paire de baskets peut suffire à se mettre en condition pour la course du matin. L'habit fait le moine.

Un mal pour un bien

Par « mal », j'entends ici certaines douleurs modérées que l'on ressent généralement quand on se remet au sport, et non des douleurs violentes. Lorsqu'elle est l'expression d'une activité physique saine, la douleur n'est pas nécessairement un signal négatif. Elle peut indiquer que les rouages de votre corps se remettent en marche, vous renseigner sur l'intensité de l'effort fourni... Pour mieux la supporter, imaginez que la douleur ressentie pendant la pratique sportive est équivalente à celle d'une piqûre, une injection d'élixir de jeunesse. Cela change tout.

L'idée est de se focaliser sur les bénéfices, exactement comme lorsqu'on vous administre un vaccin : vous avez tout à y gagner. Adopter une attitude proactive est également un moyen de ne pas trop subir la douleur : si vous ressentez par exemple un mal de dos lié à de l'arthrose, rester au lit ou dans votre fauteuil ne fera qu'intensifier la sensation. Au contraire, si vous trouvez le courage de sortir marcher, elle aura tendance à s'estomper.

Selon l'interprétation que l'on fait de la douleur, elle peut donc s'intensifier ou quasiment disparaître. Dans le cas de l'exercice physique, c'est également dû à l'intervention d'un autre facteur : la production d'endorphines. Il s'agit de molécules créées par le corps lors d'un effort intense et qui, par leur formule chimique, se rapprochent de la morphine. Notre organisme est donc capable de fabriquer ses propres antidouleurs, si tant est que nous apprenons à faire appel à cette merveilleuse pharmacie intérieure. Pour mémoire, après avoir fait de l'exercice, la meilleure position pour détendre les muscles et les articulations n'est pas, contrairement à l'idée reçue, de tendre les mains au-dessus de la tête, mais de placer les paumes sur les genoux en se penchant vers l'avant. La fréquence cardiaque et le souffle se normalisent alors plus rapidement, car la surface de contact entre le diaphragme et la cage thoracique s'étend.

L'intellect demande également à être fréquemment stimulé, même si cela s'apparente dans un premier temps à une souffrance : l'apprentissage d'une langue étrangère, par exemple, peut s'avérer pénible, surtout au début. Mais là encore, l'immobilisme n'est pas la réponse. Toutes les études scientifiques internationales arrivent à la même conclusion : comme le système immunitaire, la santé et l'activité psychologiques s'entretiennent tous les jours.

Le Diable et le Bon Dieu

« Tu mets du désordre. Et le désordre est le meilleur serviteur de l'ordre établi », fait dire Jean-Paul Sartre à l'un de ses personnages. Une phrase qui vaut pour l'organisme aussi.

Quand on imagine ce qu'est un mode de vie équilibré, on pense souvent que cela revient à atteindre un état de maîtrise totale sur les choses : « Ce qui ne bouge pas durera plus longtemps. » L'équilibre est vu comme une vertu en soi : les slogans publicitaires nous serinent d'ailleurs à longueur de temps qu'il faut manger équilibré, sous peine de se retrouver en mauvaise santé.

Il y a là quelque chose de moralisant, comme si le déséquilibre et l'instabilité étaient du côté du « mal ». Or notre biologie interne fonctionne justement sur ce mode : les innombrables déséquilibres qui se produisent en permanence dans le corps stimulent nos défenses, créant ainsi un équilibre global

Dans l'organisme de chaque être humain sommeillent des cellules cancéreuses quiescentes, ainsi que des virus. Au risque de vous surprendre, sachez que la flore intestinale d'un sujet en bonne santé contient quelque 140 000 virus différents. Cette donnée souligne l'importance de l'écologie microbienne dans le maintien d'un écosystème biologique sain. Bien sûr, si le système immunitaire est défaillant, ces cellules potentiellement meurtrières peuvent se réveiller et mettre l'organisme en danger, comme une cellule terroriste qui entrerait brusquement en action. La clé d'une longue vie en bonne santé ne réside pas dans l'extermination de toutes les menaces, mais dans la capacité à les tenir sous contrôle, à cohabiter avec elles, puisqu'elles sont présentes en nous en permanence.

Tout dépend donc de notre système immunitaire : plus il est performant, plus nous sommes à l'abri – sachant qu'avec l'âge, son efficacité diminue. Cela explique qu'à 90 ans, on puisse mourir d'une grippe banale. À ce jour, il n'existe toutefois aucun médicament permettant de le renforcer artificiellement : c'est pourquoi j'insiste sur le fait que ce dernier s'entretient sur la durée, en prenant de bonnes habitudes. Nous ne sommes pas dans une tragédie grecque, à la merci du destin.

Tous ces centenaires qui n'ont jamais mis les pieds dans une salle de gym

Des scientifiques ont répertorié les régions du monde où le nombre de centenaires était le plus important. Aujourd'hui appelées les « zones bleues », elles sont au nombre de cinq. Au cas où vous souhaiteriez y emménager, sachez qu'elles ne sont pas encore surpeuplées et qu'il y reste de la place.

Ces zones sont la Sardaigne, l'île d'Okinawa au Japon, l'île d'Ikaria en Grèce, la péninsule de Nicoya au Costa Rica et la communauté de l'Église adventiste du septième jour en Californie. Et les heureux centenaires qu'on y trouve n'ont jamais fréquenté les salles de fitness ni soulevé de la fonte. L'activité physique est plutôt intégrée quotidiennement à leur mode de vie, comme une évidence. Ils marchent beaucoup, montent les escaliers, jardinent à la main… Toutes les occasions sont bonnes pour bouger. Ces régions sont comme d'immenses salles de sport en plein air. Leurs habitants ont tout compris, et il n'est donc pas surprenant qu'ils remportent la palme de la longévité.

L'exercice physique quotidien est donc un véritable médicament accessible à tous pour se protéger de nombreuses maladies, comme les cancers et les maladies cardiovasculaires. De nos jours, la plupart des dépenses physiques qui semblaient naturelles à nos ancêtres ont été supprimées grâce au progrès technique – ou à cause de lui. Or des chercheurs américains viennent d'apporter une preuve supplémentaire du fait que le sport accroît les défenses immunitaires, en étudiant notamment ses liens avec la pandémie de Covid-19. Chez les patients exposés à ce virus, la détresse respiratoire aiguë, si elle survient, entraîne le décès dans plus de 40 % des cas. Cependant, 80 % des sujets ne sont pas concernés, car ils ne souffrent que de signes bénins et n'ont pas besoin d'assistance respiratoire. Quels facteurs expliquent que certains soient plus vulnérables que d'autres face aux pathologies respiratoires ? Les chercheurs ont mis en évidence une enzyme antioxydante endogène, appelée la superoxyde dismutase extracellulaire (ou EC-SOD), qui joue chez l'humain un rôle protecteur en éliminant les radicaux libres et en faisant barrage aux maladies. Il se trouve que nos muscles, lorsqu'ils sont sollicités dans le cadre d'un exercice physique, sont capables de fabriquer cette enzyme et de la diffuser dans l'ensemble de l'organisme, notamment les poumons. En cas de complications liées au Covid-19, avec atteinte grave des poumons, du cœur et des reins, il a précisément été noté un taux bas de cette enzyme protectrice dans les organes.

En attendant des études complémentaires, mettez donc toutes les chances de votre côté en bougeant chaque jour pour bénéficier de cette protection « faite maison ».

Le mystère de la posture ancestrale des Hadza

Les Hadza sont un peuple de chasseurs-cueilleurs vivant dans les forêts de Tanzanie depuis 40 000 ans. Ils bénéficient d'une santé exceptionnelle : jamais de cancers digestifs, une tension artérielle basse, un faible taux de cholestérol... Une réelle énigme quand on sait à quel point ils sont sédentaires, puisqu'ils passent au moins dix heures par jour sans bouger. Alors, quel est leur secret ?

La sédentarité est une situation d'éveil caractérisée par une dépense énergétique inférieure ou égale à celle observée au repos, c'est-à-dire en position assise ou allongée. Elle a tendance à faire prendre du poids, car les calories emmagasinées à travers l'alimentation ne sont pas dépensées. Si, en dehors du sommeil, vous passez plus de sept heures assis chaque jour, vous êtes considéré comme sédentaire – sachant qu'à seulement trois heures, on constate déjà un impact direct sur la santé, qui se traduit par un risque accru de développer des maladies cardiovasculaires et métaboliques comme le diabète ou les cancers.

Le secret des Hadza est de passer 20 % de leur temps d'inactivité non pas allongés ou assis, mais accroupis. Pour eux, c'est une évidence : ils ne possèdent pas de chaises. Des chercheurs ont découvert que cette position provoquait une contraction musculaire similaire à celle de la marche à 40 %. En fait, il s'agit d'une forme de repos actif, ce qui explique les bienfaits de cette posture ancestrale. Pour l'anecdote, tenir longuement la position accroupie permet en outre d'éviter toute constipation, car l'angle ano-rectal est plus ouvert : les selles et les gaz sont facilement évacués. Le risque d'être atteint d'hémorroïdes diminue également de manière significative. De quoi éviter la situation des scorpions qui, lorsqu'ils sont attaqués, perdent une partie de leur queue pour renoncer à leur agresseur : par la suite, la cicatrisation provoque une fermeture définitive de l'anus par fibrose... résultat, en un an, le scorpion mourra de constipation.

Si vous n'avez pas la possibilité de garder cette posture pendant la journée, alors prenez un moment pour effectuer des squats – de l'anglais *to squat*, qui signifie justement s'accroupir. Il s'agit d'un exercice qui permet non seulement de travailler les muscles fessiers, mais également de renforcer le plancher pelvien – ce qui éloigne les risques d'incontinence urinaire, améliore la qualité et la fréquence des orgasmes et favorise la stabilité, la fermeté et le contrôle des érections. Si cela ne suffisait pas à vous convaincre, sachez que les squats préviennent les blessures aux genoux et aux chevilles en renforçant les tendons, et qu'ils représentent la manière correcte de se baisser pour ramasser par exemple un objet à terre, puisqu'ils protègent le bas du dos.

Je rappelle le mode d'emploi.

Mettez-vous debout, les pieds bien à plat sur le sol, écartés de la largeur des épaules et légèrement tournés vers l'extérieur. Fléchissez les genoux en gardant le dos très droit, et continuez à descendre jusqu'à placer les fesses le plus près possible du sol, comme si vous alliez vous asseoir sur une chaise imaginaire. Vous pouvez vous pencher légèrement vers l'avant si cela vous aide à garder l'équilibre, tant que les épaules restent basses et que les talons ne quittent pas le sol. Prenez garde à maintenir vos genoux sur la même ligne que les orteils. Répétez l'opération dix fois de suite, sans oublier de respirer profondément, puis prenez un temps de repos avant de recommencer. Pour des résultats optimaux, programmez au moins trois séries de dix squats par jour. Vous serez surpris du bien que cela vous fera. Cela sera particulièrement bénéfique si vous avez tendance à rester assis chaque jour pendant de longues heures.

Le syndrome des fesses amorphes

Peut-être souffrez-vous du « syndrôme des fesses amorphes », sujet d'étude du professeur américain McGill. Le constat est simple : lorsqu'on reste assis trop longtemps, les muscles fessiers, qui sont à l'origine les plus puissants du corps et sont essentiels à toutes sortes de mouvements – marcher, se relever… –, ne travaillent plus et ont tendance à fondre. La circulation sanguine devient moins performante dans cette zone. Cette défaillance est compensée par les lombaires, ce qui cause des douleurs dorsales. Outre les squats, il existe des moyens simples de remédier à ce problème : prenez les escaliers dès que c'est possible et, pour des résultats optimaux, faites-le sur la pointe des pieds. Ne vous penchez pas pour ramasser un objet tombé au sol, mais fléchissez les genoux. Enfin, lorsque vous passez plusieurs heures en position assise, faites des pauses pendant lesquelles vous serrerez les fesses trente fois de suite.

Si vous êtes un adepte du yoga, peut-être connaissez-vous déjà la posture Malasana, aussi appelée posture de la guirlande, qui stimule les muscles fessiers. Il s'agit de s'accroupir en écartant les cuisses, puis de joindre les deux mains au niveau du thorax comme pour prier, en plaçant la pointe des doigts sous le menton. Si votre médecin ne le contre-indique pas et que vous ne souffrez ni du bas du dos ni des genoux, efforcez-vous de maintenir votre buste bien droit et de garder cette position tant que vous ne ressentirez pas de douleur. Vous consoliderez à la fois les muscles fessiers, les abdominaux et votre force intérieure. Comme la posture accroupie des Hadza, la posture Malasana facilite le transit et aide à lutter contre la constipation.

L'étonnante découverte des chercheurs israéliens pour freiner le vieillissement

Des scientifiques ont découvert comment agir sur deux facteurs majeurs liés au vieillissement et à l'apparition des maladies associées. Il s'agit du raccourcissement des télomères et de l'accumulation des cellules sénescentes.

Les télomères sont des sortes de petits manchons qui se trouvent à l'extrémité de chacune de nos cellules. Plus on avance en âge, plus ils deviennent courts. Ils renseignent non pas sur notre âge chronologique mais plutôt sur notre âge biologique, en indiquant en quelque sorte le temps qu'il nous reste à vivre, à la manière d'un sablier. Lorsqu'ils sont devenus trop petits, ils endommagent l'ADN et les cellules ont du mal à se répliquer, ce qui génère des maladies. On parle alors de cellules sénescentes qui, lorsqu'elles s'accumulent, bloquent la régénération.

Au cours d'une expérience, des volontaires âgés de 64 ans en moyenne ont été placés 90 minutes par jour, cinq jours par semaine et sur une durée totale d'un mois, dans une chambre pressurisée conçue pour reproduire le manque d'oxygène. Cet état d'hypoxie a permis aux tissus privés de libérer davantage d'oxygène par eux-mêmes, déclenchant ainsi des effets régénérateurs. En pratique, on a constaté chez les participants un rallongement des télomères et une diminution des cellules sénescentes de plus de 35 %. Après cet essai, leurs télomères avaient donc « rajeuni » de près de vingt-cinq ans… on peut dire qu'ils avaient remonté le temps.

Les sommets magiques

Plus on monte en altitude, plus la pression et la teneur en oxygène de l'air diminuent – ce qui, si l'on en croit l'étude citée plus haut, contribuerait à augmenter la longévité en bonne santé.

Il existe un lien puissant entre la spiritualité et les hauteurs. Moïse rencontre Dieu pour la première fois au sommet du mont Sinaï, qui culmine à 2 285 mètres d'altitude : c'est là qu'il reçoit les Dix Commandements. Jésus-Christ, dans le Sermon sur la montagne, adresse à ses disciples un discours essentiel du christianisme portant sur l'éthique et contenant des prières comme le *Notre Père*. Du côté du bouddhisme, il existe en Chine quatre monts sacrés considérés depuis le Moyen Âge comme des lieux saints. Dans le Coran, la montagne est une manifestation du divin, et symbolise un pôle lumineux menant à la vérité. Il en va de même dans les cultures indienne, tibétaine ou encore inca, avec la cité perdue du Machu Picchu perchée dans la montagne sacrée des Dieux.

L'oxygène, toujours l'oxygène...

Le processus de digestion nécessite de l'énergie, mais aussi de l'oxygène pour se dérouler correctement.

Enchaîner les repas copieux augmente la consommation d'oxygène, ce qui fait vieillir prématurément l'organisme. La fréquence et le contenu des prises alimentaires sont deux facteurs à prendre en considération – c'est pourquoi la restriction calorique et le jeûne séquentiel sont deux méthodes différentes permettant d'augmenter la longévité en bonne santé, en plus des effets amaigrissants que nous avons mentionnés précédemment. Tout se passe alors comme si on configurait notre digestion sur le mode « basse consommation » – à l'image d'une batterie, on durera alors plus longtemps.

Au-delà de 40 ans, en particulier, nous ne pouvons plus nous permettre de soumettre notre corps à une alimentation excessive. Au contraire, l'activité physique devient impérative : en favorisant la circulation sanguine, elle accroît la capacité d'absorption de l'oxygène par les muscles. Il s'agit d'un âge où le vieillissement s'accélère, accompagné de son funeste cortège de maladies. Connaissez-vous beaucoup de véhicules automobiles qui roulent tous les jours depuis quarante ans, sans aucun problème et avec leurs pièces d'origine ? Pour les humains, c'est encore plus difficile. Il vous faut donc devenir votre propre mécanicien et redoubler d'astuces pour protéger efficacement votre organisme des effets délétères du temps. Plutôt qu'une recette miracle, c'est l'accumulation de mesures préventives qui changera la donne. Alors, empilez les briques de l'hygiène de vie… un peu comme des Lego©.

Le cocktail pour booster les chances d'éviter la maladie d'Alzheimer

Il n'existe pas, à ce jour, de traitement permettant de guérir la maladie d'Alzheimer ; cependant, en matière de prévention, la recherche avance à pas de géant. Des chercheurs américains ont étudié 3 000 sujets sur une longue période afin de mettre en évidence les éléments permettant de faire diminuer les risques de développer cette maladie. Ils ont identifié cinq facteurs principaux : ne jamais fumer, faire chaque semaine au moins 50 minutes d'exercice modéré à soutenu, stimuler son cerveau par des activités cognitives, adopter un régime alimentaire de type méditerranéen (légumes, poisson, fruits…) et limiter au minimum sa consommation d'alcool.

En cochant deux ou trois de ces cases, on réduit le risque d'Alzheimer de 37 % ; en cochant quatre ou cinq cases, de 60 %. À vous de calculer votre score.

Ce n'est pas bon d'avoir une santé de fer ?

Chez les Mayas, on pensait que les humains partageaient des liens puissants avec le cosmos. Le rite de la saignée, événement important du calendrier maya, le montre : il était considéré comme un sacrifice nécessaire pour la continuité de la vie, celle des dieux comme celle des hommes. La saignée permettait d'élever l'énergie humaine vers le ciel, et d'en recevoir en retour un certain pouvoir divin.

De nos jours, la saignée n'est indiquée que dans deux cas de figure précis : l'œdème aigu du poumon, et l'hémochromatose qui correspond à une surcharge en fer de l'organisme. Cependant, le don du sang, geste altruiste admirable que j'encourage vivement, se rapproche davantage du rite maya de la saignée par sa dimension spirituelle et solidaire.

Certaines études récentes apportent d'ailleurs une lumière passionnante sur les bénéfices du don de sang… pour la santé des donneurs. Des scientifiques finlandais ont en effet observé que ceux-ci faisaient statistiquement moins d'infarctus du myocarde que les autres. En étudiant une population de 2 500 hommes âgés de 43 à 61 ans, ils ont constaté une diminution du risque de 88 %. D'autres études ont également mis en évidence une diminution de la fréquence des cancers.

Battre le fer tant qu'il est chaud

Pourquoi ? Parce que le fait de donner son sang abaisse le taux d'oxydants et de radicaux libres présents dans le système sanguin. Tout se passe comme si les donneurs « rouillaient » moins de l'intérieur, ce qui est lié à la diminution du taux de fer. Les femmes en phase d'activité génitale faisant moins d'infarctus du myocarde que les hommes, on peut émettre l'hypothèse que les menstruations apportent ce même bénéfice.

Le fer est un constituant clé de l'hémoglobine présente dans les globules rouges ; sa fonction est d'assurer le transport de l'oxygène dans l'organisme. Un taux normal doit se situer entre 70 et 175 microgrammes par décilitre de sang chez l'homme, et entre 50 et 150 microgrammes par décilitre chez la femme – il y a donc plus ou moins, en chacun de nous, de quoi fabriquer un clou. Vous observez que ces fourchettes sont cependant très larges, la limite basse pouvant être trois fois inférieure à la limite haute.

Dire qu'un taux de fer bas est bon pour la santé va certes à l'inverse des croyances, et contredit ce que certaines publicités cherchent à nous faire croire en nous promettant une « santé de fer ». La teneur en fer de certains aliments est sans cesse mise en avant comme un atout nutritionnel déterminant – c'est particulièrement le cas de la viande rouge ou du boudin noir, réputés renfermer une quantité importante de fer bio-disponible, c'est-à-dire facilement assimilable par l'organisme.

Le lien étonnant entre des taux de fer proches de la limite basse de la normale et la longévité en bonne santé

Cette idée que le « manque modéré » pourrait protéger l'organisme de l'usure du temps est fascinante. En 2020, des chercheurs britanniques et allemands ont étudié le métabolisme du fer chez un million de sujets, pour essayer d'expliquer les disparités de longévité d'un individu à l'autre : quels sont les points communs, d'un point de vue biologique, entre ceux qui vivent très longtemps en bonne santé ? Ils ont alors noté cette fameuse corrélation avec un taux de fer proche de la limite basse de la fourchette de normalité. La fréquence des cancers, des maladies neurodégénératives et cardiovasculaires baisse significativement chez les sujets présentant un taux de fer bas. Il ne s'agit évidemment pas de provoquer des carences en fer allant jusqu'à l'anémie, mais de se rapprocher de la limite inférieure de la fourchette.

En pratique, cela se joue au niveau de l'alimentation. Le vieux proverbe qui dit que « le trop est l'ennemi du bien » s'illustre parfaitement ici. Outre la viande rouge, parmi les principales sources animales de fer, on peut citer les poissons et les fruits de mer. Voici quelques teneurs à connaître : le boudin noir apporte 29 mg de fer aux 100 g contre 2,7 mg pour le jaune d'œuf, 2,1 mg pour le bœuf, 0,7 mg pour le poulet, 5,8 mg pour les huîtres, 2,5 mg pour les sardines et 0,5 mg pour le cabillaud. Parmi les sources végétales les plus riches, on trouve les légumes secs, les céréales enrichies, le cacao et le thym. Là encore, on constate d'importantes disparités dans les teneurs : 4,3 mg aux 100 g pour le pain suédois complet, 1,2 mg pour le pain blanc, 8 mg pour les lentilles, 1,4 mg pour les brocolis, 0,4 mg pour les pommes de terre, 0,2 mg pour les endives, 5,2 mg pour les abricots séchés et 0,1 mg pour l'orange.

Certains chercheurs s'accordent donc à dire qu'un taux de fer bas serait l'une des clés de la longévité en bonne santé, tandis qu'un taux élevé réduirait au contraire l'espérance de vie et favoriserait le développement de maladies liées à l'âge, notamment de cancers. Ces travaux, publiés dans *Nature communication*s en 2020, ouvrent une nouvelle piste de réflexion qui invite à revisiter les rituels mayas.

Les premiers et les derniers

« Plusieurs des premiers seront les derniers, et plusieurs des derniers seront les premiers », annonce l'Évangile selon Matthieu (Mt 19, 30). Appliquée à la santé, cette promesse ne manque pas de sens.

Certaines religions refusent la conception largement répandue du temps comme quelque chose de linéaire, et préfèrent l'idée d'un éternel recommencement. C'est par exemple le cas avec les cycles de réincarnation qui occupent une place très importante dans la religion hindouiste. L'existence est alors un cercle fermé, qui se perpétue à l'infini : chaque vie passée dans le dénuement et consacrée à faire le bien autour de soi est la promesse d'une belle réincarnation. Ainsi, celui qui occupe une position sociale peu enviable, par exemple le mendiant, ne serait pas nécessairement le plus « mal placé ». L'important est de donner un sens profond à sa vie, malgré le lourd tribut à payer en supportant la pauvreté. Du côté des privilégiés, le confort matériel et la consommation impulsive ne feraient, au contraire, que renforcer une forme de vide intérieur. Les gagnants et les perdants ne sont donc pas toujours ceux que l'on pense.

« Qu'as-tu fait de ton talent ? » dit encore l'Évangile selon Matthieu. Nos modes de vie actuels sont une course permanente pour « arriver le premier », pour réussir à tout prix… mais quoi ? Cet état d'esprit compétitif, qui consiste à comparer sans cesse son bonheur à celui des autres, est absolument destructeur pour l'esprit. Être le premier, peut-être, mais à quel prix ?

Cela commence à l'école : les premiers de la classe sont félicités, encensés, on encourage les autres à les prendre pour exemple. Plus tard, dans la vie professionnelle, ce manège se poursuit – car s'il n'y a plus de notes ni de bulletins scolaires, les salaires, les primes et les promotions peuvent devenir des éléments de comparaison tout aussi obsédants. Beaucoup seront prêts à tout pour faire partie du « peloton de tête ». Or, à trop vouloir prouver sa valeur aux autres, on finit bien souvent par oublier ce dont on rêvait autrefois… et on n'entend plus la petite voix intérieure qui avertit qu'on s'est peut-être trompé de chemin. Pour ne pas gaspiller du temps à emprunter des voies qui ne vous correspondent en rien, soyez capable de « couper le son » autour de vous afin de ne plus entendre les commentaires et les injonctions de votre entourage. Seule vos passions profondes sont capables de donner un sens à votre existence : si le jardinage est une source de joie, que vous importe que d'autres gagnent de l'argent en jouant en ligne ? Je reconnais que c'est difficile, car il faut une grande force mentale pour résister à la pression extérieure. Mais gardez en tête qu'il n'y a pas de mal à être « dernier » dans un domaine qui ne vous intéresse pas ; vous n'avez rien à prouver à personne. Ne vous perdez jamais dans la comparaison. Concentrez-vous sur ce que vous aimez, ce qui vous correspond pleinement – sur ce terrain-là, vous deviendrez le premier.

Cette force psychique est déterminante pour développer sa puissance intérieure, mais elle peut aussi s'exprimer sur le plan physique. Des scientifiques londoniens viennent de démontrer un fait étonnant : pour casser des briques ou des planches à mains nues, les champions de karaté tirent leur force… de leur cerveau. L'étude d'un groupe de karatékas de niveau ceinture noire a en effet révélé, lors d'un examen au scanner, que la structure de leur cerveau présentait des modifications significatives de la matière blanche, qui joue un rôle majeur dans la coordination des mouvements.

Règles et ménopause tardives augmentent la longévité

En parlant d'être « derniers », les femmes qui ont leurs premières règles et sont ménopausées tardivement jouissent en général d'une meilleure longévité que les autres. Une étude scientifique menée sur 16 000 femmes à San Diego, aux États-Unis, vient effectivement de montrer que les participantes ayant été réglées après 12 ans et ménopausées après 50 ans voyaient leur chance de devenir au moins nonagénaires augmenter de manière significative. Les chercheurs ont noté aussi qu'elles avaient nettement moins de risques de développer des maladies cardiovasculaires. De quoi peut-être réconforter celles qui, à l'adolescence, ont pu être moquées pour leur puberté tardive… une revanche de taille.

L'étrange élixir de jouvence

Dans l'Ancien Testament, Sarah occupe une place très importante : c'est le deuxième personnage féminin à apparaître dans la Bible après Ève. Son prénom signifie « princesse » en hébreu. Sarah accouche de son premier et unique enfant, Isaac, à l'âge de 90 ans, alors que son mari Abraham est déjà centenaire. Lorsque Dieu, en la personne de trois inconnus, lui a annoncé qu'elle aurait un fils, elle a ri en se disant : « Maintenant que je suis usée, je connaîtrais le plaisir ! Et mon mari qui est un vieillard ! » (Gn 18, 12). Pourtant, l'enfant naît en pleine santé. Ce texte sacré apporte un éclairage passionnant sur la sexualité des femmes. Le plaisir féminin n'est pas tabou, il est au contraire sain, innocent et naturel – et il est bien malheureux que certains lui attribuent une connotation honteuse ou obscène.

La grossesse tardive de Sarah renvoie à certaines découvertes scientifiques récentes : quand une femme accouche après 40 ans, d'après la très sérieuse revue *The Lancet*, elle triplerait ses chances de devenir centenaire. Cette hypothèse est appuyée par des statistiques sérieuses. Une autre étude vient de montrer que les femmes ayant eu plus de trois enfants vieilliraient moins vite que les autres, notamment après la ménopause, tout comme celles ayant eu des jumeaux. Pour l'instant, les scientifiques n'ont fait que constater ces phénomènes sans parvenir à en identifier l'origine. Le cerveau fournirait-il des efforts inconscients pour se « maintenir » en forme, afin d'être le plus longtemps possible aux côtés des enfants ? Les facteurs psychologiques ne doivent pas être sous-estimés. On sait par exemple qu'un stress élevé ressenti en continu accroît les risques d'infertilité. En tous les cas, voilà encore une belle preuve du fait que le mental agit comme un véritable bouclier.

L'énigme du prêtre égyptien

« Dans les temps anciens, les chats étaient vénérés comme des dieux. Ils ne l'ont pas oublié », s'amuse Terry Pratchett pour noter la capacité de nos félins préférés à être traités en rois et à se comporter comme tels. Si vous avez chez vous ce genre de compagnons, vous avez certainement remarqué qu'ils sont partisans du moindre effort – des études ont montré qu'entre deux plateaux de nourriture, ils choisiront toujours le plus proche d'eux, même s'il leur semble moins bon.

Sachez en tout cas que, du temps des pharaons, les prêtres égyptiens recommandaient aux fidèles d'élever avec grand soin un animal domestique, généralement un chat ou un chien. Après leur mort, ces compagnons étaient embaumés avec des rites funéraires particuliers. Chaque temple possédait d'ailleurs son chat : c'était l'animal domestique par excellence, et lorsqu'il mourait, la tradition voulait que son maître se rase les sourcils en signe de deuil.

Le chat, gardien des maisons et des temples intérieurs, était vénéré par toutes les classes sociales en tant qu'incarnation de la déesse Bastet, une divinité à tête de félin symbolisant la protection du foyer, l'amour et la maternité. Au quotidien, on considérait qu'il protégeait la santé physique et psychologique de ses maîtres et attirait la bonne fortune : appelé *miou*, il préservait supposément les récoltes des rongeurs, et les foyers des vipères ou des scorpions. Au sein d'une maison, il était considéré comme un membre de la famille à part entière ; beaucoup d'Égyptiens s'attribuaient en outre des chats pour ancêtres, et les femmes se fardaient les yeux de manière à imiter le regard des félins.

Pour souligner l'importance du chat dans cette civilisation, on peut évoquer la célèbre bataille remportée par le Perse Cyrus le Grand contre les Égyptiens. Cyrus eut l'idée d'attacher des chats vivants aux boucliers de ses soldats, et les Égyptiens choisirent de capituler plutôt que de tuer les animaux. Le meurtre volontaire d'un chat était d'ailleurs passible de lapidation à mort.

Du côté de l'islam, on raconte que le prophète Mahomet appréciait également beaucoup les chats, et en particulier sa chatte Muezza, ce qui explique le respect porté à ces félins par les fidèles musulmans. Aujourd'hui encore, les chats sont autorisés à entrer dans les mosquées.

Les chats augmentent notre espérance de vie

Pendant onze ans, des scientifiques australiens ont travaillé avec 4 000 volontaires âgés de 65 à 84 ans, tous atteints d'hypertension artérielle. Et ils ont noté que les propriétaires d'animaux de compagnie (chiens et chats confondus) majoraient leur durée de vie de 26 %. Cela est dû au fait que la présence d'un compagnon au quotidien réduit durablement le stress. Le ronronnement agit comme une musique apaisante, aidant à lutter contre l'angoisse et la solitude, mais aussi contre l'hypertension ou les maladies cardiovasculaires. Les chiens, quant à eux, offrent à leurs maîtres l'occasion de sortir et de pratiquer des activités de plein air. Dans tous les cas, les hormones du bonheur comme l'ocytocine sont au rendez-vous.

D'autres études portant sur les maîtres de chats ont également mis en évidence une bonne santé psychologique, une sensation de bonheur et de confiance ainsi qu'une qualité de sommeil supérieure à la moyenne. Quarante et un pour cent des personnes dormiraient mieux en présence d'un chat. Au cours d'une enquête, des femmes britanniques ont même déclaré mieux dormir dans ces circonstances qu'avec leur partenaire. On peut également mentionner comme bienfaits une capacité accrue de concentration, un sentiment de sérénité ou encore une diminution significative des émotions négatives.

Toutes ces données permettent de mieux comprendre comment la simple présence de ces animaux fait baisser de 30 % la fréquence des maladies cardiovasculaires. Du côté des bébés, on peut également noter que ceux qui grandissent dans une maison où il y a un chat auront moins d'allergies au cours de leur vie.

Mais revenons aux bienfaits du ronronnement : signe de bien-être chez l'animal, il s'agit d'un son qui a, chez l'humain, le don mystérieux de rassurer et d'apaiser. Ses ondes sonores ont une fréquence très proche de celle des appareils de kinésithérapie utilisés pour soulager les douleurs ostéo-articulaires et les maux de dos. Faites l'expérience d'installer confortablement votre chat près d'une zone douloureuse : vous constaterez sans tarder le bien qu'il vous fera.

6

Gymnastique intérieure

Aimer son corps comme un temple, c'est opérer la jonction essentielle entre spiritualité et santé. La façon dont nous le traitons reflète notre mental. Si nous ne veillons pas sur cette enveloppe corporelle en lui accordant les meilleurs soins, qui d'autre le fera ?

La spiritualité ouvre la voie à une prise en charge globale de notre santé par des gestes quotidiens, pleins de bon sens et de foi. Soyons acteurs de notre vitalité.

Mens sana in corpore sano : *la leçon de la Grèce antique*

Dans la Grèce antique, l'athlétisme représentait le point de convergence entre le corps et l'esprit. Tant physiquement que psychiquement, il s'agissait d'aller vers la perfection : l'exercice était donc une manière de transcender la condition humaine pour toucher au divin. Comme Dante l'écrirait bien plus tard, il était question de « tendre d'un effort ininterrompu vers la plus haute forme de l'existence ». Toutes les cités grecques disposaient d'un gymnase, où s'organisaient des jeux en l'honneur de Zeus. L'activité physique n'était pas moins importante que l'activité intellectuelle – d'ailleurs, dans le langage de l'époque, on disait généralement des idiots qu'ils ne savaient « ni lire ni nager ».

Les Grecs nous ont transmis la pratique du marathon, dont l'origine remonte à l'exploit d'un messager qui aurait couvert au pas de course les 40 km séparant la ville de Marathon d'Athènes, en 490 av. J.-C., afin d'annoncer la victoire contre les Perses. Complètement exténué, il serait mort à l'arrivée, juste après avoir délivré son message. La prochaine fois que vous assisterez à un marathon ou à des Jeux olympiques, remémorez-vous le message transmis depuis ce temps immémorial : entretenir son corps, c'est entretenir la vigueur de l'âme.

Quel est le meilleur sport pour la santé ?

Toutes les dix secondes environ, quelque part dans le monde, une personne meurt de l'absence totale d'activité physique. Cette statistique fait froid dans le dos et donne immédiatement l'envie de « s'y mettre », mais comment savoir dans quel sport se lancer ?

Des scientifiques anglo-saxons se sont intéressés au choix de l'exercice physique idéal. Ils sont parvenus à tirer des conclusions à partir d'un grand nombre de données issues du registre des décès. Sans grande surprise, ceux qui ne pratiquent aucun sport sont aussi ceux qui vivent le moins longtemps ; les adeptes de la course à pied gagnent en moyenne 3,2 ans d'espérance de vie par rapport à cette limite basse, contre 3,7 ans pour les cyclistes réguliers, 5 ans pour les amateurs de football et 10 ans pour ceux qui préfèrent le tennis.

Ces chercheurs ont par ailleurs montré que l'interaction avec d'autres personnes, notamment à travers la notion de match et de compétition, représentait un formidable stimulant tant physique que psychologique. Pratiquer un sport à deux ou par équipes renforce le lien social tout en réveillant le système immunitaire. C'est le cas y compris lorsque la compétition reste amicale, sans enjeu particulier : même dans un cadre de divertissement, le fait de se mesurer à un adversaire pousse à se dépasser et à donner le meilleur de soi-même. L'affrontement sportif permet également à l'exercice physique de ne pas devenir trop routinier ou trop facile. S'agissant par exemple du tennis, tout se passe comme si chaque joueur se transformait en coach de l'autre, l'aidant indirectement à corriger ses erreurs et à s'améliorer ; ce sport nécessite par ailleurs de réagir rapidement à des balles chaque fois différentes, en se positionnant en conséquence. Les accélérations qui en résultent correspondent à de l'exercice fractionné, tout comme les sprints en course à pied, en natation ou à vélo.

Quelle dose précise de sport au quotidien pour protéger cœur et artères ?

Les maladies cardiovasculaires représentent la première cause de mortalité chez l'homme. Notre cœur fonctionne comme un moteur, sans lequel la machine s'arrête. Il nous faut donc entretenir avec soin ce précieux organe, et veiller en même temps à la bonne santé des quelque 100 000 kilomètres de vaisseaux contenus dans le corps – soit plus de deux fois la circonférence de la Terre.

En médecine, après avoir posé son diagnostic, le praticien délivre une prescription, c'est-à-dire qu'il recommande un traitement dont il précise la dose et la durée. Il tient également compte d'éventuelles contre-indications chez certains patients, et des associations à faire ou à éviter entre différents médicaments. Ensuite, la bonne application du traitement dépend du patient lui-même. Si celui-ci ignore les conseils de son médecin, interrompt la prise des cachets trop tôt, ou au contraire en consomme une quantité excessive, il s'expose à de graves dangers. Les mêmes principes peuvent être appliqués au sport.

Officiellement, l'Organisation mondiale de la santé recommande de marcher 30 minutes par jour. Mais attention : pour atteindre la bonne « posologie », il s'agit de parcourir la distance sans s'arrêter, et à un rythme relativement rapide. Pour faire court, si vous flânez, cela ne comptera pas. Plus votre cadence sera soutenue, plus l'effet protecteur sur le cœur et les artères sera important. Des scientifiques américains sont arrivés à cette même « dose » minimale en étudiant 83 000 femmes. En particulier, ils ont observé une baisse significative de la pression artérielle, ainsi que de l'athérosclérose qui encrasse les artères, parfois jusqu'à les boucher. La régularité est également un facteur clé.

Pour ma part, mon ordonnance idéale est la suivante : tous les matins, essayez de pratiquer 42 minutes d'exercice quel qu'il soit, sans vous arrêter. Cela fait un total d'environ 300 minutes par semaine. Vous mettrez alors un grand nombre d'atouts santé de votre côté. Si votre corps le supporte, vous pouvez effectuer ces séances à jeun, à condition de bien vous hydrater auparavant : eau, thé, tisane, café… Si vous sentez que votre organisme réagit bien, n'hésitez pas, car l'exercice à jeun a des effets physiologiques encore plus marqués. Considérez cela comme une routine, un médicament que vous prendriez jour après jour sans y penser. La régularité est essentielle : les molécules protectrices sécrétées lors de l'activité physique n'ont qu'une durée de vie de 24 heures.

Prendre l'escalier pour éviter la marche funèbre : faites le test

Si vous n'avez vraiment pas le temps de consacrer quotidiennement 42 minutes à l'exercice physique, misez sur les escaliers. Dix minutes par jour suffisent ; une étude portant sur 16 000 sujets suivis pendant quatre ans a montré qu'à raison de 4 500 marches quotidiennes, l'espérance de vie augmente nettement. Cela peut paraître beaucoup, mais rassurez-vous : monter déjà 1 000 marches permet de réduire les risques de décès de 28 %, et pour 2 000 marches grimpées sans interruption, ce chiffre s'élève à 32 %. La vitesse à laquelle vous montez a également son importance, puisque des scientifiques espagnols ont récemment fait la découverte suivante : les sujets capables de grimper quatre étages, soit environ 60 marches, en moins de quarante-cinq secondes présentent un risque de mortalité à dix ans de 10 %, contre 30 % pour ceux mettant plus d'une minute et demie. Plus vous vous habituerez à avaler les escaliers rapidement, moins vous serez essoufflés à l'arrivée. C'est excellent pour le souffle, le cœur et la musculature.

Bien sûr, on trouve toujours mille raisons d'échapper à cet effort : manque de temps, de sommeil, d'énergie… Gardez en tête que si vous passez votre tour ne serait-ce qu'une fois, vous aurez tendance à lâcher complètement, ce qui serait vraiment dommage. Obligez-vous à ne pas céder, conservez le cap : votre santé en dépend.

Doses fractionnées

Certaines études avancent pour leur part que les doses « fractionnées » sont très efficaces, c'est-à-dire des efforts brefs et de haute intensité. Par exemple, si vous faites une demi-heure d'exercice continu, vous pouvez essayer d'effectuer des accélérations d'une minute toutes les cinq minutes – que ce soit à vélo, en marchant ou à la nage. Si cela vous semble trop difficile au début, sachez qu'avec des pics d'efforts de trente secondes seulement, vous augmentez déjà votre taux d'hormone de croissance – un véritable sérum anti-âge – jusqu'à 450 %.

Une nouvelle posologie du sport

Des chercheurs canadiens viennent de confirmer que les exercices physiques brefs à haute intensité – quatre séries de 4 minutes, pour être précis – étaient particulièrement efficaces pour préserver la santé cognitive des seniors, en supposant bien entendu qu'il n'y ait pas de contre-indication de la part du médecin traitant. La mémoire deviendrait alors plus performante de 30 %.

Le sport des excentriques

En matière d'exercice physique, devenez excentrique. Je ne parle pas ici de gestes loufoques, mais bien d'un type particulier de contraction musculaire. Les contractions excentriques permettent d'obtenir des résultats rapides et visibles pour un effort minimal, notamment au niveau des biceps et des fessiers. Le principe est simple : lorsque vous effectuez des squats ou que vous soulevez des haltères, faites-le le plus graduellement possible. Chaque aller-retour doit être l'éloge de la lenteur. Inutile de chercher à faire des mouvements complexes : vous pouvez aussi bien vous entraîner à descendre tout doucement en position assise sur une chaise avant de vous relever qu'emprunter les escaliers en portant des bouteilles d'eau. Dans tous les cas, vous solliciterez vos muscles de manière à les allonger et à leur faire prendre du volume, tandis que des contractions classiques auraient tendance, elles, à les raccourcir. La prise de masse et de puissance musculaire sera considérable. Une étude réalisée en Australie à ce sujet n'a pas manqué de me laisser perplexe : les participants, qui avaient comme point commun de s'être récemment cassé un bras, avaient pour consigne de réaliser des contractions excentriques avec celui resté valide. Au terme de l'expérience, ils avaient gardé sur le bras blessé 28 % de masse musculaire en plus qu'avec des contractions classiques.

Augmenter la force du mental

De même qu'il faut un catalyseur à certaines réactions chimiques ou une bonne base de bois sec pour faire prendre un feu de cheminée, lorsqu'on souhaite activer ses capacités mentales et son énergie spirituelle il faut au préalable s'assurer d'avoir un cerveau réactif et en bonne santé. Pensez à la dernière fois que vous avez été enrhumé ou fiévreux : impossible de vous concentrer, vos idées étaient floues et sans cohérence.

Des recherches médicales viennent de montrer que la pratique régulière d'une activité physique, pendant au moins une demi-heure chaque jour, augmentait nettement les aptitudes cérébrales. Les capacités de raisonnement logique et stratégique augmentent, la pensée est plus rapide et la mémoire, plus performante. Le sport réduit également les sentiments anxieux et dépressifs de manière significative.

Donnez un bol d'air quotidien à votre cerveau

Marcher tous les jours, quelle que soit la météo, équivaut par exemple à donner un grand bol d'air frais à son cerveau. Cela permet d'optimiser l'humeur, les fonctions cognitives et la mémoire. Des scientifiques allemands ont utilisé l'IRM pour mettre en évidence un accroissement du volume de la matière grise, centre des opérations mentales, chez les sujets pratiquant quotidiennement ce rituel depuis au moins huit mois. Plus le temps passé à l'extérieur est long, plus les effets sont puissants : il faut cependant compter un minimum d'une heure pour observer des résultats positifs. À une époque où l'être humain passe en moyenne 90 % de son temps en intérieur, cela donne à réfléchir. S'aérer, c'est retrouver son agilité intellectuelle… et sa bonne humeur.

Pour développer son énergie mentale et spirituelle, il s'agit donc de commencer par entretenir son cerveau à travers le sport. Lorsque les muscles se mettent en mouvement pour marcher, courir ou faire du vélo, le débit cardiaque augmente afin de leur apporter une meilleure oxygénation. Le cerveau profite de ce phénomène : mieux oxygéné lui aussi, il est plus performant – comme une terre bien irriguée. La production de nouveaux neurones et de circuits cérébraux monte en puissance : c'est ce que l'on nomme aujourd'hui la plasticité cérébrale.

Contrairement aux idées reçues, on ne naît pas avec un stock fini de neurones, qui déclinerait ensuite tout au long de la vie : à tout âge, il est encore possible de générer de nouvelles connexions. Quand on sait que le temps de concentration moyen d'un adulte est aujourd'hui de trois minutes – celui d'attention est de huit secondes, rappelons-le –, on comprend l'importance d'entretenir ses capacités cérébrales…

Remonter le temps… à vélo ?

Le sport est un bouclier extraordinaire pour se protéger des maladies les plus redoutables. Des chercheurs britanniques en ont récemment apporté une nouvelle preuve en étudiant un groupe de 125 cyclistes amateurs, âgés de 55 à 79 ans. Les hommes ont été chargés de parcourir 100 km en moins de 7 heures, et les femmes 60 km en moins de 6 heures. Puis les participants ont été comparés à des sujets ne pratiquant aucune activité sportive. Les résultats sont sans appel : dans les grandes lignes, leurs systèmes immunitaires étaient comparables à ceux de jeunes de 20 à 36 ans.

L'immunité est le pivot de la longévité en bonne santé, elle agit comme une machine de destruction des virus, bactéries et cellules cancéreuses. Non seulement l'exercice physique quotidien permet de conserver la masse musculaire, un poids optimal, un cholestérol bas et, chez les hommes, un taux de testostérone satisfaisant ainsi qu'une meilleure qualité de sperme, mais c'est aussi tout simplement notre gardien du temple.

À 20 ans, on commence à vieillir

Les lymphocytes T, qui jouent un rôle majeur dans la réponse immunitaire en cas d'agression, sont produits au niveau du thymus, un organe situé dans la partie supérieure du thorax. Or dès l'âge de 20 ans, celui-ci commence à perdre en volume. La « prescription » de plages d'exercice physique prolongées se justifie donc parfaitement du point de vue de l'immunité.

Prenons un autre exemple, celui de la dépression, cette maladie qui réduit la réponse immunitaire et augmente la vulnérabilité biologique. Eh bien, des scientifiques de l'université Stanford ont découvert qu'il était possible de l'atténuer efficacement à travers le sport, en marchant 90 minutes par jour dans la nature.

L'avenir appartient à ceux qui marchent tôt

En médecine ayurvédique, il est conseillé de pratiquer la marche le matin, le plus tôt possible. L'ayurvéda considère que cette tranche horaire est particulièrement propice à la sérénité et à l'épanouissement intérieur : le stress et les tensions intérieures sont nettement moindres.

Les découvertes scientifiques vont dans ce sens. C'est également un moment où l'on se recharge en vitamine D grâce aux premiers rayons du soleil, sans pour autant exposer sa peau ou ses yeux à trop d'UV. Une étude vient de montrer que les adeptes de la marche matinale étaient, à durée d'exercice égale, plus minces que ceux qui préfèrent marcher l'après-midi : il y aurait même un lien de corrélation direct entre l'horaire matinal et l'indice de masse corporelle, qui descend à mesure que l'on marche tôt. La lumière du jour intervient en effet dans la régulation du métabolisme, de la faim et de la satiété. Les 30 minutes de marche matinale recommandées permettent donc de synchroniser son horloge biologique et de mieux réguler ses prises alimentaires au fil de la journée.

Du côté de l'Égypte ancienne, les statues et peintures qui nous sont parvenues évoquent également l'importance de la posture, de la marche et du mouvement en général pour favoriser la circulation de l'énergie intérieure. Elles sont comme des messages universels émis il y a des milliers d'années. Si vous souhaitez vous essayer à la marche égyptienne, un exercice dynamique issu du yoga égyptien, placez d'abord vos bras le long du corps et serrez les poings. Levez alors une jambe à angle droit en inspirant à fond, maintenez cette position cinq secondes puis posez légèrement le pied devant vous, de manière que le talon touche le gros orteil du pied d'appui. En effectuant quelques pas chaque jour, vous renforcerez durablement votre équilibre.

Le sport fait-il maigrir ?

Faire de l'exercice physique augmente la masse musculaire et fait fondre le gras. Selon les circonstances et le poids de départ, on peut donc voir monter le chiffre sur la balance, puisque l'on prend du muscle et que celui-ci est plus lourd que la graisse – il s'agit alors d'une « bonne » prise de poids.

Une étude récente a apporté un éclairage nouveau sur la lutte contre la surcharge pondérale et le rôle de l'activité physique : les exercices vigoureux participeraient à la sécrétion d'une hormone appelée GDF15, qui augmente la sensation de satiété. Ceci permet d'expliquer, chez certains sujets, une réaction en apparence paradoxale : au lieu de les mettre en appétit, le sport a chez eux un effet coupe-faim, et seule la sensation de soif demeure.

Danser pour communier

« Eh oui ! Je danserai, chanterai, jouerai toute ma vie, je suis née seulement pour cela. Vivre, c'est danser, j'aimerais mourir à bout de souffle, épuisée, à la fin d'une danse ou d'un refrain », confessait Joséphine Baker.

Si nous associons généralement la danse à la notion de convivialité, de fête ou de séduction, cette pratique a en réalité une autre dimension très importante, d'ordre spirituel. Aux quatre coins du monde, des danses rituelles sont exécutées dans le but de se transcender, et vont parfois jusqu'à la transe extatique.

Nous savons aujourd'hui que la danse optimise les fonctions cérébrales et physiques. Elle favorise l'équilibre, la coordination des mouvements et la mémorisation, tout en mobilisant de nombreux muscles habituellement peu sollicités. Les bénéfices ne s'arrêtent pas là, car la danse permet également de sécréter des endorphines… autrement dit, elle est une source de bonheur.

Pour les Grecs anciens, la danse, par ses mouvements harmonieux et rythmés, élevait l'âme et permettait d'en sonder les recoins. C'était aussi une forme d'évasion, de communion sensorielle avec le cosmos, qui libérait le corps et les émotions : comme le décrit Platon, l'âme peut alors se détacher de l'enveloppe charnelle et se rapprocher du divin.

Dès lors, considérons le lieu où la danse se produit aujourd'hui non plus comme une simple pièce, mais comme une cathédrale, où les corps transpirants libèrent une spiritualité qui parle aux sens et dégage une énergie mystérieuse.

Le bonheur par le mouvement

Que l'on parle de paradis, de nirvana ou simplement de bonheur, nous concevons ces notions comme des états permanents, définitifs. Cela va de soi pour le paradis, auquel les âmes vertueuses accèdent pour l'éternité après la mort ; mais s'agissant du bonheur, l'idée d'être heureux « une bonne fois pour toutes » n'est-elle pas erronée ? Nos existences sont nécessairement pleines d'imprévus, de changements, voire de bouleversements… comme la météo. Lorsque tout se fige et devient prévisible, que reste-t-il à vivre ?

Appliquons ce précepte à nos corps et acceptons de les voir évoluer, accompagnons leurs changements quels qu'ils soient, car ils sont signes de vie. S'accrocher aux critères esthétiques dictés par la société et se focaliser sur l'apparence ne mène nulle part. Il y a une différence de taille entre culte du corps – bien souvent, du corps jeune –, et soin du corps. Fuir ce à quoi l'on ressemble, c'est déjà perdre la partie. À trop vouloir correspondre à l'image superficielle que les autres se font de nous, on finit avec des boulets aux pieds et on en oublie le bien-être intérieur.

Les Grecs de l'Antiquité l'avaient compris, puisqu'ils mettaient l'accent sur la force du corps, son endurance et son adresse. Les critères de beauté en vigueur à l'époque étaient indissociables de la notion d'exercice physique. En d'autres termes, entre un corps sain et un corps beau, pas de différence. Alors, comme eux, concentrons-nous sur la santé plutôt que sur l'esthétique.

Le secret de la force légendaire des samouraïs

Il existe un manuscrit datant de plus de quatre siècles qui révèle les mystères de la force des samouraïs japonais. Intitulé *Les 12 règles pour manier l'épée*, ce texte s'intéresse aux techniques aujourd'hui oubliées que les guerriers employaient dans les situations de combat. Ce livre a été écrit par un Japonais du nom d'Itasy, né en 1560 et célèbre pour avoir remporté 33 duels officiels. Il serait mort à 90 ans.

L'ouvrage décrit donc des techniques de combat, dont le point crucial réside dans la force spirituelle mobilisée pour vaincre l'adversaire. S'y trouvent aussi des prières pour accroître les capacités mentales et spirituelles, ainsi que la force de concentration. L'une des règles, intitulée « les yeux du cœur », consiste à visualiser l'adversaire avec l'esprit plutôt qu'avec les yeux, ce qui évite d'être distrait.

Les racines profondes du pouvoir de concentration n'y sont pas rationnelles, mais mystiques. Une prière consiste à tracer dans les airs, avant le combat, le dessin d'une créature démoniaque, puis à joindre ses mains. Ces rituels, à la frontière de la méditation et de l'hypnose, soulignent qu'en se focalisant uniquement sur la dimension spirituelle de l'adversaire, la peur de l'affrontement disparaît. Un principe qui peut être appliqué au quotidien, dans nos relations sociales. Trop souvent, nous nous arrêtons aux « couches superficielles » que nous percevons chez les autres, sans jamais les connaître plus en profondeur ; aussi prenons le temps de mieux les appréhender, accordons-nous la possibilité de bien les comprendre. Pour les combattre... ou nous en nourrir.

Dans le manuscrit, une autre règle est mise en avant : le « cœur du renard », en référence à cet animal extrêmement méfiant qui ne cesse de se retourner pour surveiller ses arrières dès qu'il se déplace... Un réflexe qui s'avère en lui-même une menace puisque alors le danger peut venir du devant. Les samouraïs, inspirés par cette leçon, avaient pour principe d'attaquer sans hésitation, convaincus que la paralysie et la méfiance n'étaient pas de bon conseil. Refuser de prendre le moindre risque n'équivaut pas à se mettre à l'abri. Mieux vaut agir de manière raisonnée, mais avec certitude. Une vérité qu'en santé, chacun devrait appliquer.

7

Le plaisir n'est pas un tabou ni un péché ou le secret d'Éros

Le feu du plaisir est le moteur de nos désirs et de nos actes. Nourriture, sexe… nous reproduisons les comportements qui nous ont fait du bien. Si le plaisir pouvait gagner en intensité, sans risque pour la santé, notre quotidien serait merveilleux. Car les bénéfices du plaisir sont multiples. C'est une source de bien-être inépuisable pour qui sait la maîtriser. Grâce à lui, on devient maître de sa vie, pour le meilleur. Savourer longuement le plaisir, c'est déjà faire monter son intensité. Mais on peut aller encore plus loin…

Du côté de la sexualité, il n'est pas rare d'entendre dire que religion et plaisir physique ne font pas bon ménage. Si vous êtes vous-même persuadé que la sexualité n'a pas sa place dans les textes sacrés, voire qu'elle est taboue, détrompez-vous.

Ce que la religion récuse, ce sont les plaisirs faciles, privés de toute dimension spirituelle. Or qui a dit que les rapports charnels en étaient dénués ? Au contraire, la sexualité est riche en rituels qui nous rapprochent du divin, et possède une dimension psychologique absolument essentielle. Les aspects les plus sacrés vous élèvent vers une conception élargie de l'amour.

L'intelligence amoureuse

Il est communément admis que l'intelligence intellectuelle se développe à travers le cursus scolaire, l'étude, la lecture ou encore la résolution de problèmes logiques... Pourtant, beaucoup de gens ignorent qu'il en va de même pour d'autres formes d'intelligence tout aussi essentielles, qui nécessitent elles aussi un long apprentissage. C'est le cas de l'intelligence amoureuse, qui participe grandement à la joie de vivre.

Nous avons tous un besoin vital d'être aimé, mais savons-nous aimer en retour ?

Pour développer cette intelligence, le couple doit apprendre à se connaître en profondeur et partir à la conquête de sensations inexplorées. L'harmonie éprouvée acquiert alors la puissance d'une symphonie. Finies, les sensations qui ne durent que le temps d'un spot publicitaire. Au contraire, sans une intelligence amoureuse performante, le couple a généralement du mal à évoluer, voire à se maintenir à flot.

Après les étincelles du début, le lien affectif finit souvent par ne plus reposer que sur des éléments matériels, des souvenirs, des obligations familiales ou sociales. Combien de patients m'ont avoué qu'ils restaient avec leur partenaire « pour les enfants » ? Quelle tristesse... d'autant plus que les enfants sont très sensibles aux émotions des adultes, et qu'ils peuvent facilement se sentir coupables et malheureux.

Pour développer l'intelligence amoureuse, pas de meilleur enseignement que le tantrisme, connu en Inde comme la voie mystique de l'extase depuis six mille ans. Je vous conseille de vous essayer à cette pratique dès que vous en aurez l'occasion. Si vous êtes en couple, vous atteindrez alors à deux une « aptitude au bonheur » tout à fait exceptionnelle – et qui dit sensation de bonheur, dit généralement longue vie en bonne santé. Le tantrisme vous aidera à atteindre l'harmonie au sein du couple, à développer votre attachement et à vous épanouir ensemble de manière synchrone. Cet équilibre n'est pas pérenne : à vouloir figer les choses, on les fragilise. L'idée est donc de réinventer sa relation en permanence.

Le tantrisme, école de l'intelligence amoureuse

« Le plaisir sexuel est fait pour rendre plus beau l'amour et garantir la perpétuation de l'espèce », a déclaré le pape François. Le tantrisme, pour sa part, puise ses origines dans le bouddhisme et l'hindouisme. Il s'agit d'une pratique spirituelle fondée sur l'énergie sexuelle : la sexualité devient un carburant qui permet d'aboutir à la fusion du corps et de l'âme et d'atteindre une forme d'extase méditative.

Au sein d'un couple, cette pratique permet aux partenaires de se découvrir et d'explorer ensemble les territoires mystérieux du plaisir. Le désir apparaît alors sous un jour nouveau, puisque le tantrisme apprend à ne pas systématiquement l'assouvir, au risque de voir disparaître la libido. Un jeu subtil se crée entre le fait de montrer et de cacher ce que l'on souhaite. Le désir insatisfait agit comme une étincelle, une énergie motrice qui donne envie de l'autre encore et encore. Entrer dans la dimension tantrique de la sexualité, c'est donc sortir des sentiers battus et refuser les réflexes convenus ; c'est dépasser son plaisir personnel pour célébrer le couple comme un corps possédant une identité à part entière, en accordant une place à la spiritualité. Il s'agit de se concentrer sur tous ses sens, de les travailler pour qu'ils entrent intimement en résonance avec ceux de l'autre, sans plus se soucier des normes. C'est exprimer son anormalité, s'aventurer à découvrir des odeurs intimes et à les respirer. Trop de gens vivent leur sexualité comme des objets télécommandés. Le tantrisme invite à reprendre les rênes, à utiliser la sexualité imaginaire comme un carburant de la sexualité réelle.

La sexualité heureuse commence à 50 ans

Passé un certain âge, il est plus facile de se libérer des tabous et de se sentir en phase avec soi-même. On ose alors essayer davantage de choses, sans redouter le jugement des autres ; c'est le moment d'exprimer ses désirs inavoués tant qu'ils ne nuisent pas au bien-être du partenaire. C'est pourquoi on entend souvent dire que la sexualité heureuse commence à 50 ans : débarrassés du culte de la performance, les couples se concentrent sur leur épanouissement. Les partenaires sont davantage à l'écoute, n'ont plus rien à prouver ; la confiance mutuelle a raison de la pudeur. La véritable nudité commence là. Une étude anglaise réalisée sur 6 000 sujets âgés de 50 à 90 ans vient d'ailleurs de montrer que même au-delà de 70 ans, une personne sur trois continue d'avoir au moins deux rapports sexuels par mois. La sexualité peut se prolonger jusqu'à 80 ou 90 ans quand l'état de santé est encore bon.

Le tantrisme, lui aussi, se situe aux antipodes d'une sexualité rapide et ponctuelle, dominée par la recherche de la performance. C'est un cheminement pour apprendre à maîtriser son corps. Le but est d'atteindre l'orgasme sans éjaculation, c'est-à-dire sans perdre son énergie sexuelle.

Maîtrisez parfaitement le moment de l'éjaculation

Dans les textes anciens, le contrôle de l'éjaculation est associé à un exercice de maîtrise du corps comme de l'esprit. Cela nous différencie des animaux, qui recherchent l'éjaculation la plus rapide possible ; chez eux, l'acte sexuel est un moment de grande vulnérabilité face aux prédateurs, qui ne doit pas se prolonger. L'homme, lui, a la liberté de faire de la stimulation préorgasmique le moment central de l'acte sexuel. La femme est alors considérée comme une sorte de divinité, et le couple forme un microcosme d'extase où les énergies se mêlent. Théoriquement, le fait de ne pas éjaculer est une manière de féconder la femme spirituellement plutôt que physiquement, pour la célébrer encore plus haut. Ce n'est donc pas l'orgasme qui est le but : il peut intervenir de manière épisodique à la fin d'un cycle tantrique, mais cela doit rester exceptionnel.

Des scientifiques canadiens ont découvert que, chez l'homme comme chez la femme, une durée de stimulation d'environ dix minutes était nécessaire pour atteindre le pic d'excitation sexuelle. Ces résultats ont été obtenus en installant les participants dans des cabines individuelles et en leur proposant de visionner du contenu suggestif. Des caméras thermiques ultra-sensibles ont alors permis d'identifier une hausse de la température corporelle de 2 °C au niveau des zones génitales, ce qui correspond à l'augmentation du débit vasculaire. Ce pic thermique traduit un pic d'excitation. Le tantrisme se situe précisément dans cette zone qui précède l'orgasme.

L'orgasme sec

Pratiquer le tantrisme nécessite d'être particulièrement détendu, car le stress est l'ennemi d'une sexualité harmonieuse : il active le système sympathique, qui freine le plaisir et la relaxation. Si les partenaires sont préoccupés par des problèmes du quotidien, ils ne seront pas disponibles pour profiter du moment : chez les hommes, notamment, un stress élevé peut entraîner un mauvais contrôle de l'éjaculation. Celle-ci est précédée par une phase d'émission qui dure trois secondes. Pour mémoire, un homme produit en moyenne 10 millions de spermatozoïdes par jour – assez pour repeupler la Terre en six mois –, et l'orgasme masculin dure environ six secondes contre vingt secondes en moyenne chez la femme. Il se trouve par ailleurs que l'éjaculation n'est pas forcément le point culminant de la jouissance : un homme peut éjaculer sans aucun plaisir, ou à l'inverse aboutir à un orgasme puissant sans éjaculer. C'est l'accumulation du sperme au niveau de l'urètre qui lui donne la sensation que « ça va partir ».

Des chercheurs ont essayé d'identifier les meilleures techniques de contrôle de l'éjaculation en étudiant le cas de 21 sujets se déclarant capables d'orgasmes multiples et consécutifs. Ils ont d'abord noté que cela se produisait beaucoup plus facilement avec une partenaire familière qu'avec une nouvelle personne. L'absence de stress, l'enthousiasme partagé de faire l'amour et le goût des rapports longs sont également déterminants. Enfin, les scientifiques ont constaté que l'âge n'était pas un critère, puisque les sujets pouvaient avoir aussi bien 30 ans que 50 ans.

Quelques conseils peuvent être utiles à ceux qui veulent mieux maîtriser leur éjaculation. Pour commencer, le fait de se dire que l'on va prendre tout son temps permet déjà de diminuer le stress. Ensuite, l'érection peut être contrôlée avec des gestes simples : par exemple, le fait d'écarter les cuisses au maximum en inspirant plusieurs fois de façon lente aide à réguler le plaisir et à freiner une éjaculation imminente. C'est un mécanisme physiologique efficace, qui est d'ailleurs recommandé aux hommes atteints de priapisme : l'un des premiers gestes d'urgence est, pour eux, de s'accroupir plusieurs fois en écartant largement les cuisses afin de faire baisser l'érection qui, dans ce cas, est douloureuse.

L'idée de ne pas assouvir son désir immédiatement nous différencie des animaux, chez qui le mâle cherche généralement à féconder la femelle le plus rapidement possible, afin de saisir cette chance de se reproduire et de perpétuer l'espèce. Dans le tantrisme, on trouve d'autres conseils pour contrôler l'éjaculation : par exemple, s'il sent que cela vient trop vite, l'homme peut inspirer à fond en gonflant le ventre, puis expirer longuement, tout en basculant le bassin en avant et en arrière. Pendant cet exercice, respirez par le nez : inspiration et expiration. Vous dégagerez les narines et nettoierez votre filtre nasal pour lutter contre les agressions microbiennes. L'enseignement du mahayoga insiste sur ce type de respiration : l'énergie se concentre au niveau de la zone abdominale du nombril ; ce mode respiratoire permet de ne pas laisser l'énergie s'échapper inutilement. On inspire l'énergie, on expire la fatigue. On maîtrise l'énergie par la respiration nasale. Certains maîtres yogis comparent la courte durée de vie des chiens de 10 à 13 ans, qui respirent vite par la bouche, à celle des maîtres yogis centenaires qui respirent uniquement par la voie nasale. Ce mouvement de balancier permet de reprendre en douceur le rythme harmonieux de l'amour. L'homme peut aussi exercer avec son index et son majeur une pression au milieu du périnée, ou demander à sa partenaire de le faire. Le périnée est un petit muscle situé entre l'anus et les testicules, ou entre l'anus et l'entrée du vagin chez la femme. Au fil des années, il perd de sa tonicité, ce qui peut engendrer chez la femme une difficulté à atteindre l'orgasme, et chez l'homme des fuites urinaires, des érections instables et un mauvais contrôle de l'éjaculation volontaire. Pour le remuscler, il suffit de s'arrêter d'uriner en plein milieu d'une miction, afin d'identifier quel muscle entre en jeu et comment le contracter : puis, de s'exercer à reproduire cette contraction trente fois de suite, trois fois par jour pendant quelques mois. Vous serez surpris du résultat au niveau de la qualité de votre sexualité. Quant à la pression exercée avec deux doigts pour prévenir une éjaculation trop rapide, faites l'essai : vous seul êtes bien placé pour savoir si cela vous aide.

Quand on maîtrise l'éjaculation, on peut se focaliser sur le plaisir lui-même, et notamment favoriser les orgasmes multiples en opérant des va-et-vient assez lents pour se donner le temps de monter en puissance. La chorégraphie sexuelle est importante. La position des « cuillères » ou celle d'Andromaque, où la femme s'assied à califourchon sur l'homme, sont également à envisager, puisqu'elles permettent un meilleur contrôle de l'éjaculation – alors que la levrette, au contraire, fait souvent monter l'excitation trop vite à cause de la vision des fesses de la partenaire.

Enfin, si vous faites au contraire partie des hommes que l'absence d'éjaculation inquiète ou qui ont l'impression que leur émission de sperme est trop modeste, rassurez-vous : non, le « stock » n'est pas épuisé. Ce n'est qu'une question de physiologie. Votre seuil de déclenchement se trouve peut-être plus bas que la moyenne, à un stade où peu de sperme s'est accumulé au niveau de l'urètre, ce qui n'a rien de dérangeant.

L'apprentissage du plaisir

S'il existe des échelles qui permettent de mesurer la souffrance physique, il n'existe pas encore d'échelle objective du plaisir. Cela serait pourtant utile : lorsqu'on entretient avec lui une relation saine, le plaisir fait partie des carburants de la santé et du bonheur. L'accès au plaisir peut être une voie pour se détruire comme pour se construire : là où l'excès d'alcool est un grave danger, le plaisir esthétique procuré par l'art et la musique élève par exemple l'esprit. Le point commun réside cependant dans le fait que la répétition du plaisir épuise le plaisir, lui faisant perdre sa substance et son intensité. Si vous mangez votre plat préféré à chaque repas pendant des semaines, vous finirez par le détester.

Pour les personnes en couple souhaitant pérenniser leur relation amoureuse, l'équation du plaisir est subtile : naturellement, sur le plan physiologique, l'intensité de la satisfaction sexuelle diminuera au fil des années. Deux solutions s'offrent alors à elles : multiplier les nouvelles aventures, ce qui a de grandes chances de se solder par une rupture, ou explorer de nouveaux territoires au sein même du couple.

Plutôt que d'enchaîner des idylles anonymes et de tourner en rond en se disant que l'amour dure seulement trois ans, pratiquons donc le tantrisme comme une voie originale pour stabiliser le couple en atteignant des états de félicité jamais soupçonnés. Parfois, il faut avoir le courage de se poser cette question cruciale : « Si demain je cessais d'être attiré physiquement, pourrais-je continuer ma vie avec l'autre ? » Avant de s'engager pour toujours, c'est une interrogation essentielle qui permet de dissocier la sexualité du sentiment amoureux plus profond.

Souvenez-vous de votre premier baiser avec la langue : sur le moment, vous n'avez peut-être pas trouvé cela très agréable, mais en recommençant, vous avez fini par apprécier. Pour accéder à des plaisirs plus intenses, sortons de notre périmètre de confort, évitons de juger trop vite et ouvrons-nous à des sensations inconnues, même si elles inspirent de la crainte au premier abord. Le tantrisme est une parfaite illustration de cet état d'esprit. Pour s'aventurer plus loin sur le chemin du tantrisme, il faut accepter de revenir au stade de l'enfant qui enfourche sa première bicyclette – on commence par ajouter deux petites roues sur les côtés, et on ne les retire que lorsque l'équilibre s'est affirmé.

En 2020, des scientifiques suisses ont, pour la première fois, réalisé une étude passionnante décortiquant les effets de la méditation sur les conflits de couple. Le tantrisme, dans son essence, pourrait être comparé à un parcours méditatif à pratiquer à deux. Les chercheurs ont mis en évidence que la méditation apaisait les conflits et favorisait leur résolution, tout en stimulant les circuits neuronaux de la récompense et les zones cérébrales associées aux sensations de plaisir et de motivation.

Féconder la femme spirituellement pour la célébrer encore plus haut

Outre cette portée pédagogique, il existe une dimension sociétale de cette philosophie intime qui se trouve être totalement d'actualité. Le fait que les femmes ne soient plus réduites au silence quant aux violences physiques et psychologiques qui leur sont faites est un véritable progrès. Parfois brutales, parfois plus insidieuses, ces violences sont inadmissibles et témoignent d'un machisme lamentable, camouflant bien souvent des mécanismes de compensation d'une sexualité médiocre. Les responsables de telles violences placent à tort la virilité dans le rapport de force, et cherchent à se rassurer en collant à une image pourtant dépassée de la masculinité. La pratique du tantrisme, elle, ouvre la voie vers une sexualité harmonieuse, plus respectueuse de chacun et particulièrement de la femme. Elle se focalise d'ailleurs sur la zone de jonction entre vagin, clitoris et urètre, une partie de l'anatomie féminine située à quelques centimètres au-dessus de l'entrée du vagin, et qui procure un plaisir intensifié et un bien-être infini lorsqu'elle est stimulée par le pénis ou par des caresses. Cette attention portée au contact entre les peaux des partenaires leur permet d'établir un ressenti intime et nouveau qui renforce la relation de couple. Elle est à l'origine de liens invisibles et puissants qui inscrivent l'amour dans la durée.

La sexualité fait partie de la vie et de la santé. Au même titre que la grippe ou que toute autre affection physique ou mentale, une gêne d'ordre sexuel est un motif parfaitement légitime pour consulter votre médecin. Chez l'homme, les troubles de l'érection peuvent être un signe d'athérosclérose, de diabète ou d'atteinte neurologique – c'est pourquoi, quand un patient signale ce problème, un contrôle de ses artères coronaires est effectué, car il existe une corrélation entre les érections instables et le risque d'infarctus du myocarde. S'il s'agit d'éjaculations précoces sans gravité, le médecin pourra prescrire parfois l'usage du préservatif et l'application préalable sur le gland d'un gel anesthésique, afin de repousser le seuil d'excitabilité et d'éviter le déclenchement d'éjaculations inopinées. Dans tous les cas, je vous encourage à surmonter votre pudeur et à consulter un professionnel de santé en cas d'inconfort, car le rôle de votre médecin n'est pas de vous juger, mais bien de vous accompagner.

Le tantrisme nous rappelle que l'acte sexuel a une dimension divine, supérieure. C'est une communion entre deux êtres qui s'élèvent ensemble, et tissent des liens d'une puissance inégalée en voyageant hors du temps. Sur le plan biologique, cela correspond à un feu d'artifice hormonal continu : dopamine, ocytocine, sérotonine, endorphines, toutes les hormones du bonheur y sont. Elles permettent d'atteindre une forme d'extase qui, dans une sexualité classique, n'est jamais qu'éphémère, mais que le tantrisme rend durable.

J'ai mis du temps à comprendre pourquoi cette pratique était associée, dans les textes anciens, à une bonne santé. Mais après réflexion, tout s'éclaire : une telle quantité d'hormones du plaisir circulant dans le corps des amoureux ne peut que générer un bonheur profond et réduire efficacement le stress – sachant qu'on compte jusqu'à neuf ans d'écart, en espérance de vie, entre une personne heureuse et une autre malheureuse.

Le massage tantrique

La pratique du massage occupe une place centrale dans le tantrisme. Il a pour mission de stimuler certains points, appelés les chakras, et de favoriser la bonne circulation de l'énergie sexuelle. L'un de ces points se situe à la base du sacrum : par le massage, il est possible de libérer l'énergie bloquée dans cette zone.

Or des chercheurs viennent de découvrir qu'il existait précisément un générateur de l'éjaculation situé à la base du sacrum : il collecte les sensations locales et les transmet instantanément au cerveau, puis active les centres sympathique et parasympathique commandant l'expulsion du sperme. Ce centre est le point stratégique de l'orgasme et du bon contrôle de l'éjaculation.

Dans le tantrisme, on ne retrouve pas le schéma habituel selon lequel l'un des partenaires masse l'autre. Il s'agit plutôt d'un échange, d'un dialogue corporel et mental qui naturellement se pratique nu. Les partenaires méditent ensemble tout en ajoutant une dimension physique à cette évasion spirituelle, de manière à explorer et accepter leurs corps dans leur intégralité.

Une récente étude scientifique vient de montrer que dix minutes de massage suffisaient à évacuer le stress. Ces quelques moments de lâcher-prise boostent la relaxation mentale et physique. Quand on connaît les dégâts occasionnés par le stress sur la santé, on comprend tout le bien que procure cette technique sans risque en rétablissant l'équilibre et en chassant les attitudes compensatoires habituellement liées au stress – prises alimentaires inappropriées, tabac, alcool... Au sein de votre couple, prenez l'habitude de vous masser mutuellement : les pieds, en particulier, sont une zone importante du bien-être et de la détente.

Un remède à la boulimie du plaisir

Il existe de nombreuses analogies entre le comportement alimentaire et le comportement sexuel. Un sujet qui avale très vite des aliments de manière mécanique finira par ingérer des quantités complètement déconnectées de ses besoins physiologiques réels. Il n'a aucun recul sur la qualité organoleptique ou nutritionnelle de ce qu'il mange : à ce stade, il n'est question ni de goût ni de plaisir. Une fois que l'estomac aura atteint sa capacité maximale – jusqu'à 4 litres – et que le sujet se sentira « bourré » commencera une digestion longue et fatigante. Pour la santé, c'est un vrai désastre. L'excès constant de calories et d'aliments gras, sucrés ou salés fait perdre des années de vie en bonne santé. Souvent, les sujets concernés ont bel et bien conscience de ce problème, mais ils se sentent incapables de lutter. On entend souvent : « Quand je commence, je ne peux plus m'arrêter », ou « C'est plus fort que moi ». Or s'exercer peu à peu à contrôler ses pulsions permet de retrouver enfin le chemin de la liberté. Manger lentement en appréciant les plats, prendre le temps de les savourer, se donner le choix de continuer ou d'arrêter, c'est le premier pas vers le plaisir et la santé.

Un bienfait insoupçonné du tantrisme est d'agir aussi comme un antidote aux ravages occasionnés par la pornographie. Les sites proposant du contenu pornographique n'ont jamais été aussi fréquentés ; or s'ils font miroiter la promesse d'un plaisir sexuel accru, c'est en réalité l'inverse qui se produit. Plusieurs équipes de chercheurs ont mis en lumière les liens entre la fréquentation répétée de ces sites, la sexualité réelle et le moral, démontrant clairement que ces « hyper-stimulants » ne fonctionnent pas du tout dans le sens que l'on pense.

Les consommateurs réguliers subissent progressivement une diminution de la fréquence des orgasmes pour les femmes, et des érections de plus en plus difficiles pour les hommes – et ce, que les vidéos soient visionnées en solitaire ou en couple. En fait, la sexualité réelle finit par apparaître terne et fade par rapport aux saynètes pornographiques que l'on voit sur Internet, et qui servent de nouvelles références inconscientes au cerveau sur la façon d'obtenir une satisfaction optimale. Lorsqu'on compare la pornographie à un rapport sexuel classique, on désensibilise les circuits cérébraux de la récompense, ce qui aboutit à des dysfonctionnements sexuels de plus en plus marqués.

Selon les chercheurs, il existe également un phénomène d'addiction qui pousse non seulement à consommer davantage de contenu d'un point de vue quantitatif, mais aussi à rechercher des images et vidéos de plus en plus *hard*. Il se produit, au niveau cérébral, une déconnexion entre ce que l'on croit vouloir et ce que l'on aime vraiment. Le monde virtuel de la pornographie efface progressivement les vraies relations humaines, ce qui peut générer un sentiment de solitude et d'anxiété, voire des états dépressifs.

Les addictions sont le contraire de la liberté. Elles s'installent sans que l'on y prête attention, très progressivement, qu'il s'agisse des aliments, du tabac, de l'alcool, de la drogue ou de la sexualité. Elles fonctionnent toutes de la même façon : le plaisir que nous procure une action ou une certaine substance est dû à la sécrétion d'hormones du bonheur comme la dopamine ; cependant, le système limbique cérébral, qui associe émotion et mémorisation, est lui aussi activé – autrement dit, notre corps se souvient « physiquement » de ce qui lui a fait du bien, et en redemande de plus en plus. Il devient nécessaire d'augmenter les paliers de consommation pour éprouver un plaisir équivalent ou plus fort.

Lorsqu'enfin on identifie ce cercle vicieux, il est souvent trop tard : on a beau décider d'arrêter, à la moindre contrariété, angoisse ou sensation de tristesse, on replonge. Pour se libérer d'une addiction, il faut soit faire preuve d'une force mentale hors du commun, soit – et c'est plus réaliste – trouver la personne qui, au fil du temps, va vous aider à vous en sortir. L'addiction est une maladie qui, comme les autres, nécessite des soins. Identifier les causes de ce mal est une première étape essentielle : carence affective, peur de l'avenir… Il faut alors tirer de ces faiblesses une force nouvelle. Ne pas se réfugier dans un passé idéalisé, mais affronter le présent sans béquilles.

Pour se libérer de l'addiction sexuelle, le tantrisme est une solution surprenante mais efficace. Par le cheminement à la fois spirituel et corporel qu'il propose, il contribue à la célébration du couple et permet d'atteindre des sommets de jouissance chaque fois plus puissants, sans dépendance. Alors que la pornographie provoque progressivement des dysfonctionnements sexuels, le tantrisme correspond à l'opération inverse. Son apprentissage se fait tout en finesse et en subtilité.

Cela fait des milliers d'années que cet enseignement spirituel existe, nous incitant à reprendre les commandes et à partir à la recherche des plus belles parties de nous-même et de nos partenaires. La sexualité évolue au fil des époques, les stimuli changent, les attentes aussi : le tantrisme s'ajuste sur ce centre de gravité en mouvement et nous aide à nous adapter à cette dynamique. Il renforce l'amour des couples qui le pratiquent. Pour illustrer ce phénomène, je le comparerais à des mets subtils qu'on apprendrait, avec le temps, à apprécier et à savourer lentement.

L'amour du prochain

Former un couple d'amoureux est une bénédiction : c'est même l'une des plus grandes sources de joie de l'existence. À travers les yeux d'un partenaire bienveillant, on apprend à aimer pour la première fois ce que l'on détestait autrefois chez soi, et on se laisse envahir par la sérénité. On n'attend pas de l'autre qu'il nous complète ou comble nos manques, mais chacun s'accepte et accepte l'autre dans sa globalité. Lorsqu'une telle fusion s'opère, on aime jusqu'aux défauts de l'autre, jusqu'à ses imperfections. Au sein de cette bulle hors du temps, nos contradictions profondes cessent de paraître insurmontables. L'autre nous façonne, nous modèle comme un sculpteur, modifie notre regard sur les choses. Les gestes de tendresse échangés évoquent la sécurité et la douceur de l'enfance, pourtant tout est nouveau : on prend conscience de la beauté que l'on ne savait pas voir auparavant, et qui désormais nous entoure. Un geste apaisant qui enveloppe votre tête vous rappelle l'amour de votre mère, rassurant et protecteur ; les mains qui caressent vos fesses évoquent dans votre inconscient les soins que vous avez reçus bébé. Vous êtes à la fois le sculpteur et le sculpté, vous devenez une œuvre d'art par la main de l'autre. Avec ce lien précieux, on traverse les tempêtes de la vie. Le temps se dilate, on voudrait que chaque heure passée avec l'autre en dure dix.

Il n'y a pas de rupture entre l'homme ou la femme que vous êtes, et l'enfant que vous avez été. Votre être a évolué dans la continuité et l'harmonie, et lorsque vous êtes en couple, ce cheminement continue à deux, enrichi de sensations inconnues. Enfant, adolescent, adulte... l'âge n'a plus d'importance, la présence de votre partenaire dépose des touches de lumière sur les plus beaux souvenirs de votre vie, tandis que votre corps semble sortir d'un long sommeil léthargique.

Vous vous réveillez chaque jour avec le sentiment d'entrer le premier dans des territoires secrets, d'échapper au quotidien. « Sans imagination, l'amour n'a aucune chance », disait Romain Gary. La présence de l'autre pousse à montrer de multiples facettes de soi, de s'essayer à de nouvelles expériences – ce qui, scientifiquement, accroît le sentiment de bonheur. Pour qu'une relation amoureuse s'inscrive dans la durée, il faut que chacun soit capable de puiser à la fois en lui-même pour créer la surprise, et en l'autre pour y trouver douceur et tendresse et ainsi se recharger comme une pile d'énergie positive. Cela suppose aussi d'accorder une attention particulière aux émotions qui accompagnent chaque instant, et qui fonctionnent comme un courant alimentant la relation. Sans émotions, le couple s'essouffle. Il faut s'efforcer de décrypter celles de l'autre, communiquées par de petits signaux subtils.

Pour pérenniser son couple, il faut également entrer dans une autre conception du temps, en anticipant les plaisirs que l'on va partager avec l'autre. Dans les heures qui précèdent une rencontre amoureuse, notre cerveau sécrète une grande quantité d'hormones du bonheur. Consommer l'amour comme dans un self-service, en ne considérant que l'instant présent, c'est donc se priver de l'essentiel.

Saviez-vous qu'à leur naissance, les tortues de mer gravent dans leur organisme l'empreinte magnétique terrestre de la plage où elles sont nées ? Elles reviennent ensuite pondre au même endroit, malgré la distance : elles ont en elles comme une boussole, un système de guidage infaillible. On pourrait dire que dans certains couples, les partenaires partagent ce type d'attache magnétique indéfectible, un courant qui les relie. La dynamique de l'amour n'a parfois rien de logique, et relève davantage de l'alchimie que du rationnel.

Dans la mythologie grecque, Zeus aurait un jour décidé de punir les hommes de leur orgueil en scindant chaque être humain en deux parties aux genres opposés – un homme et une femme. La vie humaine serait alors une longue recherche de la moitié perdue… avec à la clé, en cas de succès, une attirance irrésistible et un puissant sentiment d'unité retrouvée.

Le manque imprévisible génère un besoin puissant

Michael Zeiler est un chercheur américain qui a réalisé de nombreuses expériences sur les pigeons. Il a installé des volatiles dans une cage en leur donnant la possibilité d'avoir accès à de la nourriture, simplement en appuyant sur un bouton avec leur bec. Il a constaté que les pigeons consommaient juste ce dont ils avaient besoin et ne grossissaient pas. Il a alors répété l'expérience, mais en réglant cette fois le distributeur de nourriture de manière que les aliments tombent de façon aléatoire, une fois sur deux ou sur trois. Les pigeons se sont mis à appuyer sur le bouton de manière frénétique, cherchant à se nourrir sans interruption parfois pendant seize heures, à raison d'un coup de bec par seconde. Ils avaient développé une sorte d'addiction à l'obtention de nourriture, liée à l'imprévisibilité. La récompense aléatoire les avait complètement conditionnés.

Chez beaucoup d'êtres vivants, la peur de manquer génère ainsi un besoin puissant. Au sein de votre couple, inutile donc d'infliger des traitements frustrants à votre partenaire. Seulement, retenez qu'un zeste d'incertitude ou d'imprévu peut agir comme un moteur dans le duo amoureux. La vie de couple est un mystère : elle est faite d'attaches en apparence impossibles à rompre, et pourtant si vite brisées si l'on n'y prête pas attention. Accepter l'inattendu, c'est ouvrir le champ des possibles. C'est savoir que l'on ne comprend pas tout de son conjoint, et s'en réjouir. Il faut innover en permanence pour préserver ce qui est.

Un bonheur programmé

Des médecins de l'Arkansas ont récemment étudié le lien entre l'ADN et la satisfaction générale ressentie par de jeunes mariés pendant la première année suivant leur union. Et ont conclu qu'une variation dans l'ADN, localisée sur un gène précis, pouvait faire de la vie conjugale une *success story* ou un échec… En effet, une certaine variation du gène CD38 serait capable d'accroître significativement le sentiment de gratitude, la capacité à pardonner et à faire confiance, et finalement la foi dans la réussite d'une première année de mariage. Une piste de réflexion pour les agences matrimoniales…

Le mélanome touche plus durement les célibataires

Des scientifiques américains ont découvert une autre vertu à l'amour : les célibataires sont plus fréquemment touchés par des cancers de la peau que les personnes en couple. L'explication est simple : lorsqu'on a régulièrement l'occasion d'observer la peau nue de son partenaire, il est plus facile de repérer un grain de beauté apparaissant subitement ou changeant d'aspect, et d'inciter l'autre à consulter. C'est d'autant plus important que, s'agissant de ce type de cancers, la précocité du diagnostic a un impact direct sur l'évolution de la maladie et les chances de rémission.

Les chercheurs ont également noté que les cas graves de mélanomes métastasés touchaient statistiquement plus souvent les personnes divorcées ou veuves, indépendamment de leur âge ou de leur sexe. Ceci devrait inciter les célibataires à se rendre au moins une fois par an chez leur dermatologue, à titre préventif.

Les allume-feu : le mystère des forces de l'attraction sexuelle

À l'origine de la sexualité, il y a le désir : c'est l'étincelle sans laquelle rien ne se produit. Les pulsions amoureuses, énigmatiques et échappant à la logique, révèlent des pans mystérieux de notre personnalité : choisir un partenaire, c'est manifester ses envies, et s'affirmer soi-même. Le déclenchement ou l'inhibition du désir sont des mécanismes complexes : bien souvent, on n'a pas conscience de la multitude de facteurs qui influent sur notre comportement sexuel. C'est aussi cette dimension irrationnelle et imprévisible qui rend passionnante toute relation amoureuse. Inutile de chercher à tout rationaliser : cela reviendrait à vouloir organiser une fête de manière tellement minutieuse qu'elle finirait par devenir d'un ennui mortel.

La testostérone est une hormone naturellement produite par le corps. Elle joue un rôle dans l'énergie physique et mentale, la masse et le tonus musculaire, l'agrégation plaquettaire et, bien sûr, la libido. C'est un carburant essentiel au désir sexuel. Contrairement aux idées reçues, elle n'est pas l'apanage des hommes. Les femmes en produisent également, que ce soit par les glandes surrénales ou les ovaires, de la même façon que les hommes en sécrètent par les testicules. Si les quantités de testostérone sont bien plus faibles chez la femme, il est possible que leur seuil de sensibilité soit également plus bas, autrement dit qu'elles soient plus réactives que les hommes à cette hormone. En hormonologie, ce ne sont pas seulement les taux qui comptent, mais aussi la qualité et le nombre des récepteurs biologiques qui conditionnent la réaction à une hormone donnée. À ce sujet, des études scientifiques ont montré un comportement curieux des niveaux de testostérone au sein des couples : à la longue, celui de l'homme a tendance à diminuer, tandis que celui de la femme augmente.

Il est prouvé que le sommeil optimise la production de testostérone – on comprend qu'être frais et dispos après une nuit réparatrice renforce la libido, alors qu'au contraire, le stress la fait chuter au profit du cortisol, réduisant par là le désir sexuel de façon significative. L'expression populaire « Je n'ai pas la tête à ça » illustre parfaitement les ravages du stress. Parmi les autres facteurs influant positivement sur le taux de testostérone, on trouve le soleil et ses apports en vitamine D, mais aussi le zinc, qui joue un rôle important chez les sujets des deux sexes. Les huîtres sont l'aliment le plus riche en zinc connu à ce jour, suivies par le crabe et la langouste – mais ce sont là des mets impossibles à consommer fréquemment, étant donné leur prix. On peut alors se tourner par exemple vers les noix et le veau, qui contiennent également du zinc – en quantités certes moindres, mais tout de même significatives. Le taux de zinc dans le sang est relativement facile à mesurer, ce qui est utile pour savoir si les apports alimentaires sont adaptés.

Au contraire, certains aliments, solides ou liquides, peuvent agir comme des extincteurs de libido s'ils sont consommés trop fréquemment ou en trop grande quantité. Le désir en berne peut dès lors être attribué à la fatigue ou à la routine, alors que la véritable explication se trouve dans l'assiette.

Les recherches ont pointé en particulier les effets de la menthe sur la baisse du niveau de testostérone – à tel point que certains médecins ont expérimenté des traitements à base de menthe concentrée pour traiter l'hirsutisme, c'est-à-dire l'apparition chez certaines femmes d'une pilosité de type masculin dans des zones normalement glabres. La menthe est généralement consommée en sirop, dans des salades, des taboulés, des thés ou des tisanes, mais on la trouve aussi dans des chewing-gums, dentifrices ou pastilles à sucer. Il peut être tentant de rafraîchir son haleine avant un rapport sexuel, mais sachez que, paradoxalement, le désir pourrait alors ne pas être au rendez-vous. Réservons donc la menthe pour des périodes de réflexion intense, puisque des scientifiques ont montré que le fait d'en respirer augmentait la concentration intellectuelle, la vigilance et la mémoire. Alors, la menthe ou l'amante ?

Le soja fait lui aussi partie des aliments susceptibles de réduire la libido. Souvent consommé sous forme de tofu, il contient des phyto-œstrogènes qui, d'une certaine façon, agissent dans le corps comme les œstrogènes. Le tofu, pas fou non plus...

Du côté des légumes, Rabelais mentionnait à son époque l'importante consommation de laitue dans les couvents ; le médecin astrologue néerlandais Levinus Lemnius la recommandait à ceux qui souhaitaient rester chastes, tandis que l'écrivain italien Giambattista della Porta écrivait qu'il s'agissait d'une plante « utile pour rafraîchir le désir de luxure, car la laitue ôte la force du sperme chez ceux qui usent abondamment de cette plante ». Et le botaniste flamand Mathias de l'Obel d'ajouter : « Je conseille l'abstention totale de laitue afin de connaître les joies de la paternité. » Ces observations très fournies sur les liens entre laitue et sexualité, émanant de différents pays, ont conduit une équipe de chercheurs à réaliser une première étude scientifique sur le rat. Les résultats ont montré que la consommation d'extrait de laitue concentré influençait effectivement de manière négative la production de spermatozoïdes et de testostérone. Cela reste cependant à prendre avec des pincettes, puisqu'aucune étude n'a été réalisée chez l'être humain. Si vous êtes du genre à éviter la salade lors d'un premier rendez-vous amoureux de peur de vous retrouver avec un morceau coincé entre les dents, sachez en tout cas qu'il y a certainement d'autres raisons de s'abstenir d'en consommer dans certaines circonstances. J'attire ici votre attention sur les pesticides contenus dans la salade. C'est en effet un aliment particulièrement exposé, et les pesticides ajoutent encore à la baisse de libido et à la faible production de spermatozoïdes. Bien sûr, cela dépend des quantités ingérées, mais mieux vaut le savoir, surtout si l'on commande de la laitue dans l'espoir de manger plus sain. L'agriculture biologique a de belles cartes à jouer dans les années à venir…

Un petit verre ?

Chez certaines personnes, boire un verre peut contribuer à faire baisser le stress et la tension, ce qui favorise l'épanouissement sexuel. Consommé avec modération, l'alcool désinhibe légèrement et fait tomber les barrières. Pourtant, l'excès de boissons alcoolisées produit l'effet inverse. Des études ont décortiqué les effets du houblon sur les taux de testostérone : chez les sujets buvant quotidiennement une certaine quantité de bière, une baisse de celle-ci a été constatée. Cela viendrait du fait qu'une des molécules du houblon contiendrait des phyto-œstrogènes – composés qui, chez l'homme, peuvent à la longue rendre les érections difficiles à maintenir et même conduire à une gynécomastie, c'est-à-dire une augmentation de la poitrine.

N'oubliez pas le céleri

Dans la mythologie gréco-romaine, toute personne touchée par une flèche du dieu Cupidon tombe instantanément amoureuse. Au fil des siècles, de nombreuses civilisations ont expérimenté des recettes de philtres d'amour permettant elles aussi de conquérir en un instant les cœurs indifférents ou récalcitrants. Ces approches magiques ont quelque chose de fascinant, mais que nous apprend aujourd'hui la science sur la véritable chimie du sentiment amoureux ?

« Si la femme savait ce que le céleri fait à l'homme, elle irait en chercher de Paris à Rome », aurait déclaré Mme de Pompadour, maîtresse en titre du roi Louis XV.

De nombreuses potions anciennes mettaient en tout cas en avant le céleri pour ses effets bénéfiques sur la sexualité. Pour le vérifier, des scientifiques ont réalisé seize études, dont treize ont confirmé les effets protecteurs de cet aliment au niveau de la fertilité masculine. Si l'on ne dispose à ce jour d'aucune recherche concernant d'éventuels bénéfices pour la libido, rien ne vous empêche d'inscrire plus souvent le céleri au menu pour découvrir par vous-même si Mme de Pompadour avait raison.

D'autres travaux scientifiques ont montré que le céleri avait des atouts en dehors de la seule sexualité : réalisés chez l'animal, ils demandent à être confirmés chez l'humain, mais une baisse de la pression artérielle et du cholestérol LDL ainsi qu'une action anti-inflammatoire ont été notées, ce qui laisse imaginer une potentielle protection contre les maladies neurodégénératives et certains cancers. L'effet anti-inflammatoire serait dû à la lutéoline, un composé actif du céleri, molécule qui se trouve également dans le poivre vert, le thym ou la camomille.

Le céleri représente un apport calorique infime d'environ 16 calories pour 100 grammes. Sa simple digestion consomme davantage d'énergie qu'il n'en apporte. Cela en fait donc un véritable allié minceur. En le consommant par exemple à l'apéritif avec de petits morceaux d'olive, vous ferez le plein de vitamines et de fibres tout en gardant la ligne.

L'asperge dans tous ses états

Pour l'acteur Francis Blanche, l'asperge était le « poireau du riche ».

Peut-être est-ce lié à sa forme suggestive, mais force est de constater que de très nombreuses recettes de philtres d'amour et autres potions aphrodisiaques font appel à l'asperge. Comme dans le cas du céleri, nous manquons à ce stade d'éléments scientifiques ; cependant, une première étude réalisée chez le rat albinos a montré que la consommation quotidienne d'asperges augmentait la fréquence des rapports sexuels. D'autres travaux, toujours chez l'animal, suggèrent un possible accroissement de la testostérone et donc de la libido.

En attendant, dans un tout autre domaine, une étude récemment publiée par la prestigieuse revue *Nature* a clarifié les liens entre asperge et cancer. Elle s'est plus particulièrement intéressée à un certain type de cancer du sein chez l'animal, et à l'action métastatique potentiellement liée à la consommation d'asperges. Si ces premiers travaux demandent encore une fois à être poursuivis chez l'humain, on sait donc d'ores et déjà qu'il ne s'agit pas d'un légume anodin et qu'il reste encore beaucoup à découvrir quant à ses effets sur la santé humaine.

Le safran de Cléopâtre

L'anecdote veut que Cléopâtre ait eu l'habitude de verser dans son bain une demi-tasse de safran, car elle croyait aux vertus aphrodisiaques de cette épice. Plusieurs études scientifiques ont confirmé l'hypothèse en mettant en évidence une augmentation de l'activité sexuelle, d'abord chez les rats, puis chez l'homme. Bien sûr, à 30 000 euros le kilo, on comprend que seule une reine ait pu se permettre ce caprice…

Les dangers des cupidons modernes

La recherche scientifique actuelle s'intéresse aussi aux philtres d'amour : les progrès réalisés avec l'IRM fonctionnelle permettent notamment d'identifier les zones du cerveau sollicitées lors de « l'état amoureux », tandis que l'analyse des taux d'hormones comme la dopamine, l'ocytocine, la vasopressine et la corticolibérine aide à en décortiquer les mécanismes.

À titre personnel, je ne suis pas favorable à la fabrication d'une solution chimique qui agirait comme une flèche de Cupidon :

cela porterait gravement atteinte au libre arbitre de la personne ciblée, et nous ne serions alors pas loin du comportement de certains agresseurs sexuels qui droguent leurs victimes en glissant dans leur verre, à leur insu, des substances capables de leur ôter toute volonté de résistance et de provoquer une amnésie. Les femmes sont particulièrement exposées à ce genre d'agressions. Initialement, ces drogues avaient été conçues à des fins médicales : benzodiazépines, antihistaminiques, analgésiques, anesthésiques, antidépresseurs... La consommation d'alcool ou de cannabis en décuple les effets. En tant que médecin, je ne peux que recommander la plus grande vigilance à ceux qui fréquentent les lieux festifs. Il est essentiel de garder son verre à la main et, si possible, de ne jamais le lâcher des yeux.

Les philtres d'amour, attention danger

Les philtres d'amour des temps anciens avaient une dimension magique, ce qui leur conférait un charme poétique. Ceux qui en consommaient bénéficiaient surtout d'un effet placebo – ce qui n'était pas négligeable, puisque le taux d'efficacité était alors, selon certains chercheurs, de 40 %. De nos jours, le concept de philtre d'amour a évolué. Avez-vous remarqué que certaines personnes sont de véritables aimants et exercent sur les autres, par leur seule présence, un charme époustouflant, au point qu'on les dirait dotées d'un pouvoir mystérieux ?

Le meilleur philtre d'amour, c'est celui qu'il ne tient qu'à vous de diffuser, chaque fois que vous souhaitez plaire à quelqu'un. Tout d'abord, apprenez à « entrer en scène ». Lorsque vous êtes en présence d'une personne qui ne vous laisse pas indifférent, tenez-vous bien droit, les épaules en arrière, et imaginez qu'un livre est posé sur votre tête – un peu à la manière d'une danseuse d'Opéra occupant l'espace avec grâce, comme une évidence. La chorégraphie de vos mouvements, si elle est harmonieuse, constitue le premier ingrédient du philtre d'amour. Mettez aussi en avant la souplesse de votre corps. Cela vous incitera d'ailleurs à entretenir vos articulations, lesquelles doivent être mobilisées régulièrement pour éviter les douleurs et les rhumatismes, ainsi que pour améliorer l'état de santé général.

Une équipe de scientifiques italiens vient de découvrir que s'étirer quotidiennement les jambes pendant au moins trois mois prévenait certains risques cardiovasculaires, tout en optimisation la dilatation des artères et en les rendant moins rigides, ce qui favorise la circulation sanguine. Si l'étude concernait des étirements passifs des membres et des articulations, tout ce qui aide à lutter contre la sédentarité est évidemment bon à prendre, car celle-ci fait des ravages cardiovasculaires comme des maladies métaboliques, dont le diabète de type 2 fait partie. Si vous en avez la possibilité, faites quelques séances de kinésithérapie afin d'identifier, avec l'aide d'un professionnel, les gestes permettant de mobiliser et de détendre vos articulations. Savoir se baisser et s'asseoir de manière à protéger son dos peut améliorer la qualité de vie, or il est impossible, contrairement à ce que l'on pourrait penser, d'apprendre cela en visionnant un tutoriel sur YouTube. Piloter votre corps n'est pas moins difficile que piloter un avion : envisageriez-vous sérieusement d'apprendre à décoller sur Internet ?

Votre voix est le second ingrédient de votre philtre d'amour. Enregistrez-la pour l'écouter avec du recul. Certaines voix sont capables d'attirer immédiatement l'attention et de séduire en exerçant une forme de magnétisme. Pour bien la travailler, il est important de se concentrer sur les sons graves et sur le rythme d'élocution, tant pour les femmes que pour les hommes. Un débit de paroles trop rapide conduit vite l'auditoire à décrocher. Concentrez-vous pour parler plus lentement, en augmentant légèrement le volume pour insister sur certains mots ; apprenez aussi à ménager un court silence juste avant de dire quelque chose qui vous semble important. Enfin, exercez-vous à parler avec le timbre de voix le plus grave possible.

Nous avons vu précédemment que certains mots pouvaient avoir un impact puissant sur le cerveau, et conditionner nos réactions immédiates. Des chercheurs britanniques ont voulu en apporter la preuve : au cours d'une étude, ils ont par exemple constaté que le simple fait d'entendre les termes « soleil » ou « nuit » faisait varier comme par réflexe la taille des pupilles, qui se rétractent dans le premier cas, et au contraire se dilatent dans le second. Il suffit d'une à deux secondes pour que cet ajustement se produise. Notre cerveau traite les éléments de langage extérieurs pour les traduire au niveau physiologique, et déterminer nos réactions. Les hypnotiseurs ont parfaitement assimilé ce mécanisme et savent l'importance de s'exprimer d'une voix puissante, forte, lente et grave.

C'est tout à fait valable en amour, et l'action des mots peut être aussi bien attractive que répulsive. Les mots que l'on prononce peuvent donc influencer nos partenaires potentiels, et cela se verra là encore dans les pupilles. L'amour et l'attirance ne sont jamais très loin dans ces mécanismes, puisque les pupilles sont, d'après une étude, le témoin de l'excitation sexuelle, tant chez les femmes que chez les hommes. Des pupilles très dilatées sont généralement associées à une forte excitation. Des chercheurs écossais viennent en outre de constater que les femmes sont attirées par les hommes avec de grandes pupilles lorsqu'elles approchent du moment le plus fertile de leur cycle. De manière générale, il est à savoir que les femmes sont plus observatrices que les hommes, comme l'a récemment démontré une chercheuse canadienne en étudiant le cerveau humain au repos : l'activité neuronale féminine s'avère plus intense.

Enfin, selon certains chercheurs, c'est votre odeur qui est un atout majeur de séduction. Pourquoi ? Parce que la sueur contient un composé chimique agissant comme un stimulant sexuel. Il s'agit d'un type de phéromones, terme qui désigne les différents messagers chimiques capables d'augmenter la libido et d'enclencher la séduction.

En fait, notre odeur corporelle, secrétée de manière tout à fait naturelle, agit comme une étincelle auprès du partenaire amoureux : c'est un véritable déclencheur du désir. Ce phénomène est concentré au niveau du pubis et des aisselles, où les glandes sudoripares émettent des sécrétions chimiques excitant la libido. Des expériences ont montré que les hommes respirant des cotons imbibés de ces sécrétions voyaient leur taux de testostérone salivaire monter en flèche. À la lumière de ces découvertes, peut-être finirons-nous par abandonner l'usage des déodorants ?

De leur côté, certaines femmes chinoises mettent parfois de la cyprine derrière leurs oreilles – une substance sécrétée par le vagin lors de l'excitation sexuelle, particulièrement riche en phéromones. Elles émettent ainsi un signal pour être encore plus désirables.

Faut-il faire l'amour en public ?

Des chercheurs japonais ont localisé dans le cerveau « l'aire de la jalousie ». Cela représente une véritable avancée pour comprendre les souffrances récurrentes des personnes jalouses qui soupçonnent en permanence leur partenaire d'être infidèle. La jalousie entraîne des douleurs réelles, aussi bien mentales que physiques. Il semblerait en outre qu'elle pousse à jubiler du malheur des autres…

Une des manières de comprendre en profondeur ses mécanismes consiste à se demander pourquoi les êtres humains ne font généralement pas l'amour en public. Une énigme, puisque c'est la seule espèce à se cacher pour copuler – avec le cratérope écaillé, certes, un oiseau rare.

D'après la recherche, faire l'amour dans un cadre intime permettrait de ne pas éveiller l'excitation sexuelle d'éventuels spectateurs, sans quoi on tomberait dans la pornographie. Dans ce cas de figure, l'amorçage de la jalousie serait lié aux neurones miroirs. Il s'agit d'une particularité de notre cerveau qui enclenche un réflexe de mimétisme – cela explique par exemple qu'on bâille en même temps que notre voisin dans le métro, ou qu'on ait très envie du dessert commandé par la personne d'à côté au restaurant. Pour la sexualité, le même mécanisme intervient, d'où l'intérêt des « partouzes » où les couples s'observent faire l'amour pour éveiller leur propre désir. L'excitation conduit alors à avoir des rapports avec de multiples partenaires à la suite, ce qui revient à séparer sexualité et affects. Cette vision « consumériste » du sexe, déconnectée des sentiments, peut engendrer un sentiment de solitude, car il n'y a plus d'amour pour donner du sens à l'acte charnel. Les pulsions seules guident nos actes, comme c'est le cas lorsqu'une personne pratique la masturbation en regardant par exemple des vidéos suggestives. C'est la part animale qui domine.

Si la recherche a montré une corrélation entre la fréquence des rapports sexuels et l'augmentation de l'espérance de vie – à partir de douze rapports par mois, on gagne 8 à 10 ans –, il faut garder en tête que ces bénéfices reposent essentiellement sur la libération d'un cocktail d'hormones lors des ébats amoureux : dopamine, ocytocine, sérotonine, endorphines. Or en cas de rapports solitaires ou trop brefs, ces hormones n'ont pas le temps d'être sécrétées à des taux significatifs.

Pour en revenir à la jalousie, s'isoler avec son partenaire lors des rapports sexuels est donc un réflexe aussi bénéfique que naturel. Sans neurones miroirs activés, pas de jalousie, donc pas d'agressivité. Pour vivre heureux, vivons cachés.

« Il est des nôtres, il a bu son verre comme les autres ! »

La maîtrise des neurones miroirs et des pulsions de mimétisme est salutaire, y compris en dehors de la sexualité. Imaginez que vous soyez libre d'établir votre propre calendrier :

la Saint-Valentin ne tombe plus obligatoirement le 14 février, elle s'ajuste à la date anniversaire de votre premier rendez-vous amoureux ; au lieu de réveillonner le 31 décembre, vous décidez de vous faire plaisir en fêtant le Nouvel An chinois ; vos grandes vacances n'ont pas lieu en juillet-août, mais en mai ou en septembre... Vous sortez ainsi des circuits commerciaux qui vous poussent à faire comme tout le monde et à payer au passage des sommes astronomiques, puisque tout est complet ou bondé. Faites vos propres choix, sortez du troupeau. L'indépendance d'esprit est essentielle au bien-vivre.

Les neurones miroirs ne vous veulent pas forcément du bien. Se mettre à fumer pour être accepté dans un groupe, se mettre à table simplement parce que c'est l'heure et que tout le monde mange... autant de comportements sur lesquels, à trop vouloir vous fondre dans la masse, vous perdez le contrôle. La célèbre chanson des Compagnons du comptoir en dit long à ce sujet : « Il est des nôtres, il a bu son verre comme les autres ! » Justement, je vous propose de ne pas vous laisser entraîner par le mouvement.

Les nouveaux aphrodisiaques

En recoupant des images obtenues par scanner et des relevés de dosages hormonaux, les scientifiques éclaircissent progressivement le mystère de la séduction.

Il semblerait que, chez les hommes, de petites cicatrices au visage soient un élément attirant pour des relations éphémères, peut-être parce qu'elles laissent imaginer un côté *bad boy*. Lorsqu'elles envisagent une relation durable, les femmes ont plutôt tendance à être attirées par la barbe. Du côté des couleurs, chez les deux sexes, le rouge l'emporte haut la main comme symbole de séduction. Enfin, au restaurant, les femmes ont une préférence pour les hommes commandant des plats épicés plutôt que sucrés ; s'agissant des boissons, boire un cocktail rendrait plus sexy, mais au-delà, c'est l'inverse qui se produit. Ce dernier constat fait écho à une réalité physiologique : consommé avec modération, l'alcool détend et lève les inhibitions, mais après plusieurs verres, on peut devenir somnolent ou même agressif – dans un cas comme dans l'autre, la relation amoureuse peut s'en trouver affectée. Boire beaucoup ne rend donc pas plus viril, au contraire.

J'en profite pour mettre en garde les lecteurs masculins contre la course à la virilité, qui s'avère bien souvent contre-productive... La prise de stéroïdes anabolisants, par exemple, permet certes d'augmenter la masse musculaire, mais elle entraîne aussi une atrophie testiculaire. De la même façon, certains traitements pour lutter contre la calvitie provoquent des dysfonctions érectiles et une baisse notoire de la fertilité.

D'autres scientifiques ont voulu comprendre pourquoi les hommes étaient souvent attirés par les femmes aux fesses rebondies. Ils ont alors découvert que ce n'étaient pas les fesses qui avaient un pouvoir d'attraction par leur volume, mais plutôt la colonne vertébrale vue grâce à ses courbes. Ce résultat, obtenu en montrant des photos à 300 sujets masculins, précise en outre qu'une courbure de 45 degrés au niveau des reins serait optimale en matière de séduction.

Cela pourrait s'expliquer par des archétypes cérébraux anciens, qui conditionneraient certains réflexes masculins inconscients. Le port de chaussures à talons hauts renforce justement la courbure lombaire, et rend séduisant le tracé de la colonne. Attention, cependant, à ne pas renoncer au confort sous prétexte de vouloir plaire.

Chorégraphie de la séduction

Aux quatre coins du monde, les cérémonies marquant les moments forts de la vie, par exemple les mariages ou les rites funéraires, sont accompagnées de danses rituelles. Or la danse est un trésor de bienfaits : elle est aussi bonne pour le corps que pour l'esprit. Elle stimule la créativité, favorise la coordination des mouvements, renforce l'équilibre tant au niveau du cerveau que de l'oreille interne, permet de prendre conscience de son corps… La science a montré que la danse la plus efficace dans la prévention des maladies neurodégénératives comme la maladie de Parkinson était le tango. À cela s'ajoute que le corps devient un mode d'expression à part entière, au-delà des mots, ainsi qu'un instrument de séduction. En pratique, danser trente minutes à un rythme soutenu, sans s'arrêter, est équivalent à une séance de sport et permet de libérer des endorphines.

Des scientifiques anglais se sont intéressés aux pas de danse masculins qui séduisent le plus les femmes. En projetant des vidéos de chorégraphies, ils sont parvenus à décrypter les gestes jugés attirants par les spectatrices : il semblerait que les mouvements amples et variés au niveau du cou, du tronc, de l'épaule et du poignet gauche soient interprétés comme des signes de force, de souplesse et de vitalité. La vitesse de déplacement du genou droit a également été identifiée comme un stimulus de séduction. Reste à découvrir quels sont les pas de danse des femmes qui, réciproquement, ont un effet d'attraction sur les hommes.

Mais nul besoin d'être un danseur aguerri pour espérer plaire : notre gestuelle est un moyen d'expression non seulement lorsque nous dansons, mais aussi au quotidien. Notre façon de nous mouvoir, y compris dans des situations banales, peut être un puissant philtre d'amour.

Pour en finir avec le tabou des règles

Dans de nombreuses religions, les règles sont considérées comme un moment du cycle menstruel où la femme serait « impure ». En 2017, le Parlement népalais a enfin sanctionné le *chaupadi*, une tradition qui veut que les femmes soient bannies de leur foyer et exclues de nombreuses activités quotidiennes pendant toute la durée de leurs règles. Cette coutume obligeait de nombreuses Népalaises à dormir dans des huttes jouxtant leur maison plusieurs jours par mois. Dans les croyances mongoles, mettre un linge taché de sang menstruel à côté des vêtements d'un homme porterait malheur à ce dernier, tandis que dans la religion juive, toute personne qui touche une femme ayant ses règles devient elle-même « impure » jusqu'au soir. Certains pays d'Afrique interdisent aux femmes ayant leurs règles de monter au premier étage des magasins, de peur qu'elles ne « contaminent » les hommes sous leurs pieds ; en Éthiopie, elles ne peuvent pas servir aux hommes des plats préparés de leurs mains. À la fin des menstruations, il n'est pas rare qu'elles doivent procéder à certains rites de purification.

Il est grand temps que tout cela change. Scientifiquement, il n'y a absolument aucune raison de considérer que les règles sont impures. Ces croyances sont infondées et infligent aux femmes beaucoup de honte, de culpabilité et des mesures d'exclusion très pénibles. Le plus souvent, elles proviennent de la mauvaise interprétation de textes religieux ou sacrés, parfois mal traduits. Il est également possible qu'inconsciemment, le sang menstruel soit associé à l'absence de grossesse, et par là – à tort – à l'infertilité. Aujourd'hui encore, dans certaines publicités pour protections périodiques, le sang est représenté par un liquide bleu, ce qui montre à quel point les tabous ont la vie dure. Heureusement, les mentalités évoluent et on peut espérer que le cycle menstruel de la femme devienne peu à peu un sujet comme les autres, sans rien de honteux.

Faire l'amour pendant les règles ?

Au Burkina Faso, la croyance populaire veut que les albinos soient issus de rapports sexuels ayant eu lieu pendant les règles. Inutile de préciser que c'est complètement faux. En réalité, il n'y a aucune contre-indication à faire l'amour quel que soit le moment du cycle, tant que les deux partenaires sont d'accord. Il faut simplement se protéger des maladies sexuellement transmissibles comme on le ferait en dehors des règles, et garder en tête que menstruation ne signifie pas absence totale de risque de grossesse : la contraception est donc nécessaire selon les cas.

Plus encore, il y aurait certains bénéfices à avoir des rapports sexuels pendant les règles : la sécrétion d'endorphines permettrait d'atténuer les douleurs menstruelles, tandis que le sang ferait office de lubrifiant naturel.

En somme, les règles n'ont rien d'impur. Pour une hygiène irréprochable, pensez simplement à changer de protection périodique plusieurs fois dans la journée. C'est particulièrement vrai pour les tampons, qu'il ne faut pas porter plus de cinq heures – cela permet d'éviter le syndrome du choc toxique, lié à une bactérie, qui peut s'avérer très dangereux.

Pour terminer sur ce sujet, je tiens à saluer l'action admirable du Parlement écossais qui, pour la première fois, a décidé de rembourser totalement aux femmes leurs frais de protections périodiques. C'est un pas décisif pour lutter contre la précarité menstruelle, qui touche encore trop de personnes.

Femme ménopausée, femme libérée

Lorsque les règles s'arrêtent, quand survient la ménopause, c'est un moment pour se renouveler, pour se consacrer à son développement personnel. Une fois que vous êtes libérée des cycles, vous dites adieu à la contraception, aux troubles hormonaux, aux syndromes prémenstruels pénibles, aux crampes, aux saignements parfois trop abondants, à la tension mammaire… Un nouveau chapitre de la vie commence.

Pourtant, il est compréhensible que certaines femmes redoutent cette période car elle apporte de nombreux bouleversements. Si vous en faites partie, sachez que l'alimentation a un impact sur l'arrivée de la ménopause. Un régime alimentaire riche en oméga-3, en légumineuses fraîches, en vitamine B6 et en zinc pourrait la retarder de trois ans. À l'inverse, tout comme le tabac, certains aliments ont l'effet contraire : c'est le cas des pâtes, du riz et des en-cas salés.

La circoncision et la santé : les liens surprenants

La circoncision concerne un tiers de la population masculine mondiale : aux États-Unis, par exemple, 80 % des hommes sont concernés. Il s'agit d'une intervention chirurgicale mineure qui consiste en l'ablation du prépuce, laissant le gland à découvert. Ce rituel, intimement lié à la religion, existe depuis des millénaires : il a été pratiqué dans l'Égypte ancienne, puis dans les religions juive et musulmane ainsi qu'au sein de certaines communautés chrétiennes d'Orient. Dans la tradition juive, il symbolise le lien qui unit Dieu au personnage d'Abraham : « Vous ferez circoncire la chair de votre prépuce, et ce sera le signe de l'alliance entre moi et vous » (Gn 17, 11).

Aujourd'hui, la circoncision peut également s'inscrire dans un cadre laïque, comme c'est le cas aux Philippines ou en Corée du Sud. Elle est parfois pratiquée pour des raisons médicales, chez les sujets dont le prépuce est rétréci, empêchant le décalottage du gland. De fait, elle contribue à optimiser l'hygiène du pénis : elle permet de réduire les risques de contracter certaines maladies, notamment la balanite, qui correspond à une inflammation du gland. Chez les sujets circoncis, le risque de contamination par le virus du sida est également moindre, ce qui a été démontré à travers certaines études réalisées en Afrique – mais ne dispense aucunement de se protéger.

Chez les non-circoncis, on observe en outre autour du prépuce la présence de smegma, un liquide blanchâtre qui résulte de la desquamation des cellules mortes de la peau du sexe et de la sécrétion des glandes sébacées. Bien qu'il puisse participer à la lubrification lors des rapports et qu'il soit susceptible de contenir des phéromones jouant sur l'attirance sexuelle olfactive, le smegma peut prendre une odeur forte et marquée, et nécessite un lavage attentif pour ne pas incommoder.

Mieux avant ou après ?

La circoncision se pratiquant traditionnellement le huitième jour suivant la naissance, il est difficile d'interroger les nourrissons pour leur demander ce qu'ils en pensent. En revanche, des enquêtes ont été menées auprès de sujets l'ayant subie à l'âge adulte, afin de recueillir leurs impressions. Globalement, les hommes interrogés ont rapporté une modification de la sensibilité au niveau du gland, en particulier lors de la pénétration, de la masturbation ou en cas de sexe oral. L'hypersensibilité du gland est réduite, ce qui permet de mieux contrôler l'éjaculation et de prolonger la durée de l'acte sexuel. Cela peut donc être une alternative aux gels anesthésiques utilisés par certains éjaculateurs précoces. La circoncision peut également être envisagée après 50 ans, âge auquel la peau du prépuce commence à perdre en élasticité, ce qui gêne le décalottage. Les sujets diabétiques sont particulièrement concernés.

En somme, il n'y a pas de « pour » ou de « contre » irrévocable : cette pratique est un choix personnel qui répond à des critères religieux, médicaux ou sociaux spécifiques à chaque individu.

8

Les somnifères naturels

D'un point de vue physique, le sommeil est une manière d'honorer son corps en lui accordant tout le repos dont il a besoin, nuit après nuit. Mais l'acte de dormir peut également s'envisager sous un angle spirituel : il nous entraîne à la frontière du monde des rêves, et peut être appelé par des gestes hautement ritualisés.

Je vous propose de découvrir la juste posologie du sommeil et différentes pratiques sacrées passionnantes qui l'entourent.

Les rêves prémonitoires de maladie

Nous sommes en avril 1865. Le président des États-Unis, Abraham Lincoln, a réuni quelques amis à l'occasion d'une réception à la Maison-Blanche. Il prend la parole : « La nuit dernière, j'ai fait un rêve. J'entendais pleurer une foule que je ne voyais pas. J'étais dans une maison qui m'était familière. J'entre dans une chambre. Je découvre des soldats veillant un cercueil. Je m'arrête et demande au soldat qui est mort. Le soldat, les yeux rougis par les larmes, me répond : "C'est le Président qui a été assassiné." » Trois jours plus tard, Lincoln est effectivement assassiné alors qu'il assistait à une pièce de théâtre…

Dans de nombreuses civilisations, qu'il soit considéré comme prémonitoire ou révélateur, le rêve occupe une place particulière. Chez les tribus indiennes d'Amérique, il était intimement lié aux croyances religieuses et servait de pont de communication avec les esprits surnaturels. Il permettait en outre de prévoir l'avenir, voire d'acquérir des pouvoirs mystérieux. Les Indiens commençaient chaque journée en racontant à leurs proches les rêves qu'ils avaient faits dans la nuit. Ces visions les guidaient sur le chemin de la spiritualité. La sagesse populaire dit d'ailleurs qu'un rêve qu'on ne décrypte pas est comme une lettre qu'on n'ouvre jamais…

Certaines tribus autochtones d'Amérique du Nord utilisaient des *dreamcatchers*, terme que l'on pourrait traduire par « capteurs de rêves » ou « attrape-rêves », de petits cerceaux en saule décorés en leur centre d'un réseau de fils formant une sorte de filet. Selon la légende, ces objets protégeaient les dormeurs des cauchemars. Pour les Hurons-Wendats, peuple amérindien du Canada, les rêves sont le trait d'union autorisant une bonne communication entre le Grand Esprit et les humains. Ils expriment l'expression des besoins de l'âme et permettent de se libérer des contraintes afin d'aboutir à une forme d'équilibre.

Du côté de la religion chrétienne, du livre de la Genèse à l'Ancien Testament, les rêves sont également un moyen de communication entre Dieu et les humains. La Bible contient différents passages mettant en scène le lien fort entre prophétie, songe et vision, trois façons de désigner la « révélation » que Dieu accorde à certains. Dans l'Évangile selon Matthieu, Dieu indique sa volonté à Joseph, le père de Jésus, pendant le sommeil de ce dernier, en lui intimant de faire confiance à Marie. Dans les Actes des Apôtres, c'est à nouveau à travers le songe que Paul est encouragé par Dieu à poursuivre ses discours.

En psychanalyse, Sigmund Freud a théorisé l'idée selon laquelle le rêve était la voie royale vers l'inconscient. On y trouve nos désirs les plus sombres et les plus inavouables, travestis afin que la conscience les juge acceptables. Pour lui, tout rêve est la réalisation d'un désir : il n'en existe pas d'autres. Le psychiatre Carl Jung considère pour sa part que les rêves nous aident à construire notre vrai moi, et que les symboles qui les peuplent ne cachent rien, mais qu'ils enseignent.

En détectant la maladie à un stade précoce, on augmente les chances de guérison de façon significative. De ce point de vue, le rêve peut être un outil intéressant, parce qu'il véhicule parfois certains messages, certaines sensations diffuses de malaise ou de douleur que le corps exprime, mais auxquelles on n'a pas nécessairement prêté attention pendant le temps d'éveil. À plusieurs reprises, j'ai reçu en consultation des patients qui disaient avoir fait un rêve prémonitoire sur l'annonce d'une maladie grave, par exemple un cancer. Sur le plan scientifique, aucun lien clair n'a été établi entre les rêves et le diagnostic précoce de pathologies, et nous manquons d'études à ce sujet. Mais lorsqu'un tel rêve se produit, je conçois que certains puissent se demander : « Et si c'était vrai ? » Il peut s'agir d'un simple rêve ne traduisant aucune réalité médicale, mais aussi, parfois, d'un message envoyé par le cerveau et qui mérite d'être entendu. Comment faire pour ne pas passer à côté ?

Au fil d'une journée, nous sommes exposés à des millions d'informations. Nous vivons une telle quantité de micro-événements qu'il est impossible de nous arrêter sur chacun d'entre eux. Dans ces conditions, on comprend que certains « signaux » nous échappent. Or, pendant le sommeil, un processus de logique inconsciente se met en action, utilisant parfois le rêve comme vecteur : le cerveau se comporte plus ou moins comme un serveur d'ordinateur où, pendant la nuit, seraient traitées et classées les données que nous n'avons pas parfaitement intégrées dans la journée, afin d'aboutir à des conclusions. Il établit donc une synthèse des indices emmagasinés dans la mémoire inconsciente ; c'est là que l'univers onirique devient intéressant : si certains microsignaux de mal-être ou de maladie ont été ignorés, le rêve les récupère et agit comme une alerte.

L'éveil et le sommeil ne forment pas un système binaire : il existe entre eux différents paliers, des étapes où la conscience est plus ou moins active. C'est dans cette zone grise que l'inconscient commence à se manifester. Pour l'anecdote, les fameux « sérums de vérité », des médicaments qui visent à désinhiber un sujet afin de lui soutirer des secrets, visent à reproduire cet état où l'on est particulièrement susceptible de « laisser échapper » certaines pensées et d'abaisser les défenses psychologiques, sans pour autant s'endormir complètement. Parfois, on pense que l'on a rêvé, mais en réalité on n'était que partiellement endormi. Si bien qu'au réveil, il est difficile de savoir s'il s'agissait d'un rêve ou d'une pensée semi-consciente. C'est notamment dans cette zone grise qu'il est possible de repérer les indices collectés par le cerveau, petits détails pouvant traduire des anomalies de santé et pointer une maladie naissante.

Donc, le matin, avant de vous lever, laissez-vous quelques minutes pour penser à vos rêves avant qu'ils ne s'évanouissent. Essayez de les décrypter avec attention afin de vous familiariser avec votre inconscient. Beaucoup d'entre eux ne seront que le fruit du hasard et vous paraîtront parfaitement indéchiffrables ; mais si vous pensez avoir fait un rêve prémonitoire de maladie, tentez de démêler ce qu'il peut y avoir de rationnel dans cette information. Existe-t-il des éléments objectifs qui donnent une forme de crédibilité à votre rêve ? Avez-vous le sentiment d'avoir mis le doigt sur quelque chose qui vous tracassait depuis un moment, mais que vous n'aviez jamais consciemment formulé ? Si c'est le cas, dans le doute, parlez-en à votre médecin traitant. Mieux vaut en avoir le cœur net[1].

---

1. Dialoguer avec une personne qui rêve est-il possible ? Oui. Les rêves nous conduisent dans une autre forme de réalité et peuvent surgir dès l'endormissement. Une étude scientifique conduite en 2021 vient d'aboutir à cette découverte étonnante : même plongé dans un rêve, l'être humain est capable de percevoir les questions qu'on lui pose, voire d'y répondre. Les chercheurs ont mis au point un protocole d'interaction avec les rêveurs, à partir de tous les éléments perçus – mais pas nécessairement traités – qui se trouvaient dans leur mémoire. Ils ont réalisé leur expérience sur 36 sujets en

Comment transformer son lit en cocon de bien-être

Un phénomène surprenant a été observé dans la qualité du sommeil : que ce soit à l'hôtel ou chez des amis, il est très difficile de bien dormir dans un endroit qui ne nous est pas familier. Le changement de lieu nous désoriente, nous perturbe de manière inconsciente, et nous nous réveillons le matin avec les yeux gonflés. Cela s'explique par le fait que notre cerveau reste partiellement en éveil pendant la nuit, inquiet d'avoir à s'adapter à un nouvel environnement – il pourrait s'agir d'un héritage de nos ancêtres vivant en pleine nature, qui devaient demeurer vigilants la nuit afin de voir venir les prédateurs, surtout s'ils étaient en terrain inconnu.

En fin de compte, vous ne dormirez donc jamais aussi bien que dans votre propre lit. Celui-ci doit devenir un véritable sanctuaire du sommeil. Après une journée riche en émotions, en stress ou en contrariétés, il est important de se « mettre en condition » pour dormir, car l'état d'esprit dans lequel on se trouve au moment du coucher détermine souvent la qualité de la nuit. Le temps d'endormissement, les réveils nocturnes à répétition, l'attente de lever du jour avec les yeux grands ouverts… plus on cherche à s'endormir à tout prix, plus le sommeil se fait attendre. L'expectative génère du stress, on se dit alors qu'on sera encore plus fatigué le lendemain, c'est un cercle vicieux.

L'idée n'est pas de vouloir se « forcer » à dormir, mais plutôt d'appeler naturellement le sommeil en préparant le corps et l'esprit au repos. Créez un sas de décompression avant de vous mettre au lit : par exemple, écrivez dans un carnet tout ce qui

train de rêver, et noté que beaucoup réussissaient à répondre à des questions simples par oui ou par non, et savaient faire la différence entre plusieurs types de stimuli. Ils pouvaient également interagir sans parler, par de simples contractions du visage.

pourrait vous empêcher de dormir, afin d'évacuer les tracas et les pensées négatives. Au niveau cérébral, le simple fait de rédiger ces quelques lignes, libérateur, vous aidera à prendre la distance nécessaire à l'endormissement. Respirez lentement, amplement, en écoutant une musique douce que vous aimez. Ou alors, prenez un livre qui raconte une histoire agréable mais pas trop trépidante. Puis, le moment venu, faites le noir complet dans la pièce ou mettez un masque occultant. Portez peu de vêtements, faites en sorte que votre chambre fraîche – idéalement autour de 18 °C – soit la plus silencieuse possible, quitte à mettre des boules dans les oreilles : pour s'endormir sereinement, il faut éviter que les sens soient stimulés.

Le compte est bon

Le sommeil est notre système réparateur, mis à contribution quotidiennement. Qu'il s'agisse de simples réveils nocturnes ou de véritables insomnies, les problèmes de sommeil sont à prendre très au sérieux, surtout s'ils sont chroniques, car leurs effets sur la santé sont redoutables. Un organisme mal reposé sera naturellement plus vulnérable aux attaques virales ou microbiennes. À l'inverse, un sommeil de qualité est un atout majeur pour profiter pleinement des capacités du corps et du cerveau : une étude réalisée sur une population d'étudiants a montré que 43 minutes de sommeil supplémentaires chaque jour suffisaient à améliorer les capacités intellectuelles, la concentration et la mémoire. Un petit pas pour vos nuits, un grand pas pour la santé.

Au cours de la nuit, le cerveau trie les informations et stimuli de la journée, et évacue ceux sans importance. Mal dormir, ou dormir trop peu, c'est donc laisser ces « déchets » s'accumuler. Cela représente aussi un facteur de risque non négligeable de la maladie d'Alzheimer. Une récente étude a par ailleurs signalé que faire une ou plusieurs siestes au cours de la journée ne résolvait pas le problème. D'où l'importance de mettre toutes les chances de son côté pour passer des nuits réparatrices.

Dire qu'on n'a « pas eu son compte » de sommeil, c'est estimer qu'on va payer cette dette par une grande fatigue tout au long de la journée. En réalité, on peut être plus en forme après cinq heures d'un sommeil récupérateur qu'après une mauvaise nuit de huit heures. L'autopersuasion joue un rôle très important dans le sommeil et la sensation de fatigue ; si certaines personnes sont en pleine forme alors qu'elles ne dorment que cinq ou six heures, c'est souvent parce qu'elles croient dur comme fer que cette durée leur suffit. De même, si vous êtes tiré du sommeil avant l'heure et que vous regardez votre réveil, vous vous sentirez plus ou moins fatigué selon qu'il sera 3 heures ou 7 heures du matin.

Pour éviter d'être exténué après une mauvaise nuit, commencez donc par vous persuader que tout va bien, et que vous avez toute l'énergie nécessaire pour vous lever. Même si vous n'avez dormi que quelques heures, le fait de décider que celles-ci ont été très réparatrices vous aidera à commencer la journée du bon pied.

Ouvrez grand la bouche

Ne vous inquiétez pas si vous bâillez régulièrement après une mauvaise nuit : il s'agit d'un réflexe sain qui abaisse la température cérébrale. Ouvrir grand la bouche permet en outre de se détendre et de libérer les tensions. Pour l'anecdote, des égyptologues ont découvert la momie d'une princesse morte il y a trois mille ans : elle avait la bouche grande ouverte, ce qui est exceptionnel. Ils l'ont baptisée « la momie qui hurle ». Plus récemment, une jeune Américaine vient d'entrer dans le *Livre Guinness des records* après avoir réussi à ouvrir la bouche sur 6,56 centimètres de haut et 10 de large.

Ouvrir la bouche est également une manière de concentrer son attention, ce qui explique que les femmes qui se maquillent le fassent par automatisme. Si vous sentez une baisse de régime dans la journée après une mauvaise nuit, bâillez sans retenue et vous repartirez avec une énergie nouvelle ; comme c'est un réflexe communicatif, vous en ferez profiter les personnes qui vous entourent.

Posologie du sommeil : la bonne dose

Il se produit en France 160 000 accidents vasculaires cérébraux par an, soit un toutes les quatre minutes. Dans le monde, ce sont chaque année 15 millions de personnes qui en sont victimes, la majorité d'entre elles gardant des séquelles comme des hémiplégies. Certains facteurs de risque des AVC sont bien connus, notamment l'hypertension ; mais les scientifiques en ont récemment découvert un nouveau, au cours d'une expérience réalisée pendant six ans sur 31 000 sujets âgés en moyenne de 62 ans. Il semblerait que les gros dormeurs, c'est-à-dire ceux qui dorment plus de 9 heures par nuit et font plus de 90 minutes de sieste dans la journée, présentent un risque d'AVC supérieur de 85 % à celui des dormeurs « normaux », autrement dit ceux qui dorment entre 7 et 8 heures par nuit. Il est évident qu'une quantité excessive de sommeil et de sieste traduit un mode de vie globalement sédentaire, ce qui fait monter en flèche les risques d'AVC.

L'excès de sommeil

Après une longue nuit de sommeil, on s'attend à être dans une forme olympique ; or c'est parfois le contraire qui se produit. On se sent engourdi toute la journée, c'est à n'y rien comprendre. En réalité, l'explication de ce phénomène réside dans les cycles du sommeil. Les 7 heures et 50 minutes de sommeil dont a en moyenne besoin un adulte peuvent être découpées en 5 cycles d'environ 90 minutes. Si l'on dépasse cette durée, les cycles supplémentaires ont tendance à nous rendre léthargiques, ce qui explique qu'au réveil, on soit dans le brouillard, avec la sensation d'une nuit qui n'en finit pas.

À la bonne heure : dormir... pour ne pas en mourir

La recherche vient de mettre en évidence que le fait d'aller se coucher à des heures irrégulières n'était pas sans lien avec la mauvaise humeur et les sentiments dépressifs. Lorsque l'heure d'endormissement varie fortement d'un soir à l'autre, l'horloge biologique a tendance à se détraquer ; tout se passe comme si on manquait cruellement de sommeil et qu'on vivait sur les réserves d'énergie, en épuisant les mécanismes naturels de compensation. D'autre part, le manque de récupération pendant la nuit dégrade la capacité de réaction au cours de la journée. On fonctionne au ralenti, sans vivacité. Or des chercheurs américains ont noté que quand une personne met par exemple trop longtemps à répondre à une question, serait-ce de quelques secondes, ses propos perdent en crédibilité et en pouvoir de conviction. Comme en informatique, le délai de réponse est déjà une réponse.

Les somnifères naturels

Pour dormir du sommeil du juste, il n'est heureusement pas toujours nécessaire de passer par la case somnifère. Les cachets chimiques proposés par l'industrie pharmaceutique font certes dormir, mais les effets secondaires sont souvent pénibles. Ces « béquilles » peuvent en outre générer de l'addiction et une escalade des doses absorbées. Consommés quotidiennement, ils réduisent le temps du sommeil paradoxal – phase pendant laquelle on rêve et on s'agite, mais qui est aussi particulièrement réparatrice. De plus, les médecins suspectent qu'il pourrait y avoir un lien entre l'ingestion chronique de somnifères et l'apparition de la maladie d'Alzheimer. Ces médicaments réduisent la vigilance et la concentration dans la journée, symptômes que l'on retrouve chez les sujets manquant de sommeil : on a alors l'impression de porter en permanence des lunettes avec un filtre gris foncé, qui aplaniraient tous les reliefs. Cela prouve bien que les cachets ne sont pas une solution miracle.

Dormir suffisamment, d'un sommeil de qualité, est la seule solution à la fois durable et saine – sur ce point, il y a un consensus médical international. Négliger son sommeil, c'est ouvrir la porte à de nombreuses maladies et voir sa qualité de vie se dégrader : fatigue chronique, somnolence, troubles de l'humeur, irritabilité, manque d'attention, baisse des perceptions sensorielles… La mémoire est moins fiable, l'apprentissage devient difficile. Si cette dette de sommeil devient chronique, les risques d'obésité, de dépression et d'hypertension artérielle augmentent de façon significative. La tolérance à la douleur diminue, tandis que le système immunitaire perd en performance.

Une première piste pour bien dormir est d'aller se coucher… à deux. Une étude norvégienne vient en effet de mettre en évidence que les « codormeurs » avaient un sommeil de meilleure qualité que les sujets qui occupent leur lit seuls. La présence de l'autre génère une sensation de sécurité et favorise la régulation thermique. La récupération est alors au rendez-vous. Une bonne raison de ne pas faire chambre à part.

Si vous partagez votre lit, un autre conseil précieux est de faire en sorte de vous lever tous les deux de bonne heure. À durée de sommeil équivalente, les lève-tôt présentent 25 % de risque de dépression en moins. Pour cela, mettez-vous tout simplement au lit plus tôt – sans pour autant vous coucher avec les poules.

Privilégiez un rythme en accord avec l'alternance entre lumière du jour et obscurité. Le matin, devant votre tasse de thé ou de café, vous serez mieux disposé pour entamer la journée – vous pouvez d'ailleurs profiter de cette bonne humeur matinale pour décider de ce que vous souhaitez faire ensuite, de la manière dont vous voulez organiser votre temps. Tout est bon à prendre pour avoir la main sur son quotidien. Choisir plutôt que de subir, cela change tout.

Anesthésiez-vous

« Vous êtes au lit. Vous posez sur votre visage un masque d'anesthésiste. Vous respirez un gaz qui vous plonge, le temps de compter jusqu'à 10, dans un sommeil profond. »

En décembre 2014, il s'est produit à l'ONU un événement étonnant : la création de la Journée internationale du yoga. Cela découlait d'une proposition du Premier ministre indien, qui avait déjà fondé un ministère du Yoga dans son pays. Avant cette date, jamais aucune discipline n'avait été ainsi consacrée pour ses bienfaits. Comment cette pratique à la fois physique et spirituelle a-t-elle pris une telle envergure ?

Né en Inde, le yoga existe depuis plus de trois mille cinq cents ans. Il se pratique aujourd'hui dans le monde entier. C'est une discipline à la jonction de plusieurs domaines : spiritualité, philosophie, activité physique, santé… On peut le considérer comme un style de vie à part entière. Mais quels sont ses effets réels sur la santé ?

Le yoga incarne le pivot d'une médecine traditionnelle ancienne, ce qui explique que plus de 5 000 études scientifiques se soient penchées sur ses bienfaits. Ces dernières portent notamment sur l'atténuation de l'anxiété, de la dépression et du stress, ainsi que sur la prévention des maladies cardiovasculaires. Je rappelle ici que le simple fait de pratiquer quotidiennement un exercice physique, quel qu'il soit, fait baisser de 55 % les symptômes dépressifs ; une étude récente a montré qu'effectuer trois fois par semaine 45 minutes de marche rapide, de course à pied ou de vélo avait le même effet.

Il se trouve que je me suis moi-même inscrit à des séances de yoga, afin de me forger mon propre avis. Le début a été, je dois l'avouer, franchement bancal ; incapable d'exécuter les contorsions demandées, j'ai vite laissé tomber. Face au professeur et aux autres pratiquants bien entraînés, j'étais humilié par mes piètres résultats. Avec le recul, je comprends mon erreur : atteindre l'état de plénitude, de ravissement et d'accomplissement que promet le yoga n'a rien d'évident, cela demande même énormément de pratique. Moi qui pensais défaire mes nœuds émotionnels en quelques cours, je me suis heurté au manque de souplesse de mon corps…

Après cet échec relatif, j'ai malgré tout eu envie de chercher une figure du yoga qui pourrait m'apporter certains bienfaits, tout en restant « à ma portée » sur le plan physique. Et j'ai trouvé.

Le pranayama pour s'endormir en moins d'une minute

Imaginez un patient anxieux allongé sur une table, dans une salle d'opération. La lumière blanche et crue du scialytique, les visages masqués de l'équipe médicale se tenant en demi-cercle, les machines de réanimation… Tout cela provoque un stress légitime. On ne peut pas dire que les conditions soient réunies pour un endormissement serein. Et pourtant… Comme dans les films, un respirateur en plastique transparent est appliqué sur le nez et la bouche de la personne qui va être opérée. Le médecin ouvre alors un robinet qui relie ce dispositif à une bonbonne de gaz anesthésiant. Le temps de compter jusqu'à 10, et le patient s'endort profondément.

Et s'il était possible de s'en inspirer pour tomber dans les bras de Morphée en un temps record ? Quand on sait que la durée idéale d'une nuit de sommeil est d'un peu plus de 7 heures et 30 minutes, on comprend qu'il n'y a pas de temps à perdre au moment de l'endormissement. Je vous propose donc de faire une nouvelle expérience et de mettre en place un petit rituel inspiré de la pratique du yoga – et plus particulièrement du pranayama, la discipline du souffle – afin d'apprivoiser votre sommeil et de vous endormir comme un bébé.

Tout d'abord, posons quelques notions de physiologie pour bien comprendre comment fonctionne cette technique. À chaque respiration, nous inspirons de l'oxygène et expirons du dioxyde de carbone. La réduction du taux de dioxyde de carbone dans la chambre à coucher est un facteur qui favorise l'endormissement, améliore la qualité du sommeil et réduit la fréquence des réveils nocturnes, comme l'ont montré des scientifiques néerlandais. Concrètement, je vous recommande donc d'ouvrir porte et fenêtres avant de vous mettre au lit. Pensez également à abaisser la température de la pièce.

Parlons pratique avec la méthode 4/2/8

Une fois ces mesures mises en place, vous pouvez désormais vous consacrer à votre « chambre intérieure » en préparant votre corps au sommeil. La méthode 4/2/8 peut vous aider à y parvenir. L'idée générale est de pratiquer des respirations lentes, amples et régulières. Dans un premier temps, inspirez par le nez pendant 4 secondes. Ensuite, bloquez votre respiration pendant 2 secondes en retenant l'air dans vos poumons. Enfin, expirez lentement et profondément par le nez pendant 8 secondes. Reproduisez ce cycle cinq fois de suite. Si cela ne suffit pas à vous endormir, attendez quelques minutes puis recommencez.

Même si le sommeil ne vient pas immédiatement, cette technique aura pour effet de relâcher tous vos muscles et de détendre votre esprit – presque l'équivalent d'un massage. N'hésitez donc pas à prendre tout votre temps, sauf pendant la pause respiratoire, qui ne doit pas devenir une apnée désagréable mais rester un simple trait d'union entre l'inspiration et l'expiration. Plutôt que de vous concentrer, essayez de lâcher prise afin de ne pas stimuler l'aire de la vigilance qui empêche l'arrivée du sommeil : ne faites pas comme ceux qui se répètent en boucle qu'ils doivent absolument dormir, et qui tombent dans un cercle vicieux.

Une fois que vous maîtriserez cette méthode, faites comme s'il s'agissait d'une musique douce à l'écoute de laquelle vous vous abandonneriez en douceur. Ne vous focalisez sur rien, laissez-vous bercer par votre propre respiration. Ce petit rituel, devenu naturel, vous suivra partout où vous irez. Les maîtres de yoga considèrent qu'apprendre à respirer, c'est apprendre à vivre. C'est l'école du souffle. Pour ma part, j'ajouterais qu'apprendre à respirer, c'est aussi apprendre à passer de belles nuits sereines et réparatrices.

Bien sûr, l'efficacité de cette technique respiratoire s'explique par des mécanismes biologiques, notamment les échanges gazeux s'opérant dans l'organisme, l'effet vagal et l'activation des voies nerveuses spécifiques qui accélèrent l'endormissement en faisant tomber la pression. Mais je vous propose ici d'explorer plutôt la dimension spirituelle de la respiration. Pour s'abandonner au sommeil, il faut être prêt à s'absenter du monde réel afin d'entrer temporairement dans celui des rêves et de l'imaginaire. La maîtrise du souffle est la clé secrète pour y parvenir, le déclic qui nous permet de passer d'un mode à un autre sans difficulté.

L'autre effet du pranayama

Il existe une technique facile, et pourtant assez méconnue, pour arrêter le hoquet. Elle consiste à se tenir debout, à inspirer profondément en ouvrant le torse comme si l'on souhaitait que les omoplates se rejoignent, puis à retenir sa respiration le plus longtemps possible. Lorsqu'on relâche tout, le hoquet a disparu. Cette manœuvre simple montre les puissants effets de la respiration, y compris sur des choses que nous croyons ne pas pouvoir contrôler.

La pratique du pranayama permet d'activer le nerf vague, qui relie la plupart de nos organes au cerveau. Stimulé par des expirations lentes et profondes, ce nerf libère une substance apaisante appelée l'acétylcholine, capable d'atténuer le stress et offrant une sensation de légèreté propice au sommeil. C'est comme si vous fabriquiez ainsi votre propre tranquillisant.

Plusieurs équipes scientifiques internationales ont mis en évidence d'autres effets bénéfiques du pranayama. D'un rythme respiratoire normal, généralement situé entre douze et vingt cycles par minute, il permet de descendre à six cycles. La fréquence cardiaque et la pression artérielle baissent elles aussi, de façon synchrone. Il en résulte un apaisement global des fonctions cérébrales, plus de calme et de sérénité.

Dix expirations amples suffisent à éliminer naturellement l'excès de dioxyde de carbone, ce qui favorise l'endormissement. Une expiration profonde expulse quatre à six fois plus de nanoparticules issues des bronchioles terminales – c'est-à-dire du plus profond des poumons – qu'une expiration normale, éjectant au passage de potentiels virus et bactéries. En marquant quelques secondes d'arrêt avant de souffler, on peut encore multiplier ce chiffre par deux à dix-huit. En quelque sorte, on « vide la poubelle ». Sachez également que d'après certains chercheurs suisses, les meilleures décisions sont celles que nous prenons après avoir expiré profondément… raison de plus pour adopter le pranayama, non seulement au coucher mais dans la vie quotidienne.

Les mouvements qui endorment

Outre la respiration, il existe certains mouvements qui favorisent l'endormissement par leur côté répétitif. Le bercement est souvent très efficace, mais difficile pour un adulte de passer toutes ses nuits dans un rocking-chair ou un hamac.

Pour plonger rapidement dans le sommeil, il faut accepter de laisser s'échapper la réalité et d'entrer dans un moment de flottement, où l'on ne sait plus si l'on rêve ou si l'on est éveillé. Cette sensation de planer, la tête légère, presque comme un vertige, ou de s'enfoncer dans des sables mouvants, signifie que l'on est proche de l'endormissement. Elle opère la transition avec le sommeil, de sorte qu'on ne se souvient jamais précisément à quel moment on s'est endormi.

Souvenez-vous de la dernière fois où vous vous êtes assoupi involontairement. C'était peut-être dans une voiture, un train, devant un film trop long… Les muscles de votre cou se sont relâchés, vous avez senti votre tête glisser. Cette relaxation de la colonne cervicale est un point sensible. Il est possible de la favoriser par certains exercices d'étirement.

L'oreiller magique à fabriquer chaque soir pour des nuits sereines

C'est d'autant plus important que deux tiers des gens disent souffrir de douleurs cervicales, sporadiques ou constantes, ce qui entraîne des maux de tête, de la fatigue matinale et des tensions musculaires. Le sommeil est affecté tant sur le plan qualitatif que quantitatif. Si c'est votre cas, sachez que le choix d'un oreiller de bonne qualité est essentiel, car si votre tête est mal soutenue pendant la nuit, cela aura tendance à causer des cervicalgies. Il faut éviter de dormir sur un oreiller trop épais, car cela efface la lordose cervicale naturelle et génère des tensions. Prenez-en un d'épaisseur normale, et n'hésitez pas à tirer sur les extrémités pour les rapprocher, afin de créer une sorte de cocon où vous serez parfaitement calé – un peu à la manière de ces coussins incurvés que l'on place derrière le cou lorsqu'on voyage en avion. Vous constaterez rapidement que cela en vaut le « cou ».

Une fois la question de l'oreiller résolue, l'idéal est de s'allonger sur le dos, de manière à préserver l'alignement de la colonne vertébrale et à respecter ses courbures physiologiques. De belles nuits en perspective…

Le salut à la nuit

Réaliser une séance d'étirement complète avant d'aller se coucher aurait de nombreux avantages encore méconnus, comme le soulagement des tensions musculaires et des douleurs cervicales, la réduction de l'anxiété, la prévention des crampes ou encore l'amélioration de l'estime de soi et de l'humeur.

Depuis des années, en Chine, le tai-chi-chuan – un art martial interne fondé sur la souplesse et la relaxation – est utilisé pour remédier aux problèmes d'insomnie. Certaines études ont cherché à en prouver l'efficacité, et les résultats sont sans appel : les pratiquants de tai-chi-chuan mettent en moyenne 18 minutes de moins que les autres à s'endormir, et dorment 48 minutes de plus par nuit ; ils connaissent également moins de somnolences diurnes. Le tai-chi-chuan réduit par ailleurs la stimulation du système nerveux sympathique lié au stress.

Qu'il s'agisse d'une séance d'étirements basique, de yoga ou de tai-chi-chuan, étirer ses membres permet de libérer de la dopamine, des endorphines et de l'alloprégnanolone – cette dernière agissant comme un antidépresseur naturel. Avec un endormissement plus rapide, des nuits plus longues et de meilleures performances physiques, l'impact sur la qualité de vie n'est donc pas négligeable. Tous les prétextes sont bons pour consacrer les dernières minutes de la journée à son corps, à son bien-être, plutôt qu'aux angoisses du jour passé.

Petits exercices d'étirement avant le sommeil

Asseyez-vous et posez votre main droite au sommet du crâne. À l'aide de cette main, inclinez doucement votre tête afin d'amener l'oreille droite vers l'épaule, et maintenez cette position le temps de cinq respirations. Faites la même chose du côté opposé.

Laissez ensuite tomber en douceur votre menton sur votre poitrine, et maintenez cette position en comptant jusqu'à 10. Revenez à une position neutre et laissez précautionneusement votre tête partir vers l'arrière en comptant jusqu'à 5.

Allongez-vous à présent sur le dos, par terre, les jambes droites et reposant contre un mur. Adaptez l'inclinaison des jambes en vous allongeant plus ou moins près du mur, afin de trouver la posture la plus confortable. Vous pouvez également placer un coussin sous vos hanches. Détendez vos bras et respirez profondément lentement dix fois de suite.

Poser la tête sur l'oreiller avec une colonne cervicale tendue par le stress de la journée, c'est aller au lit dans une position de travail, et non pas de détente. La tension des muscles cervicaux n'est pas sans conséquences : elle provoque de la vigilance et stimule les capacités d'éveil, ce qui est contraire à la relaxation nécessaire pour s'endormir. On se retourne alors dans son lit, parfois pendant des heures, sans trouver de position confortable… parce qu'on est trop « éveillé » pour s'endormir. Il manque la souplesse du cou, et peut-être cette très légère sensation de vertige qui précipite dans le sommeil.

« Souris-moi, je saurai si tu as mal au dos »

Du cou au dos, il n'y a qu'un pas, si j'ose écrire. Le dos demande lui aussi à être détendu, sans quoi il est difficile de s'endormir. Mais parfois, on subit des douleurs dorsales sans en identifier l'origine.

Il faut savoir que le corps humain recherche en permanence la symétrie, l'alignement. Dans une posture saine et équilibrée, la ligne des yeux, celle des épaules et celle du bassin doivent être parallèles : tout déséquilibre, qu'il soit dû à des chaussures usées, à une différence de longueur entre les deux jambes, à une position inadaptée au travail ou encore à un mauvais alignement des mâchoires, entraînera des mécanismes de compensation musculaire. Le corps cherchera inconsciemment à rétablir l'équilibre et l'harmonie – au prix, malheureusement, de douleurs articulaires et musculaires dans les zones qui s'adaptent. Ce phénomène de compensation consomme en outre beaucoup d'énergie, ce qui peut se traduire par une fatigue chronique.

De nombreux patients se plaignant de douleurs dorsales et de maux de tête s'entendent ainsi dire, à tort, qu'ils souffrent de symptômes psychosomatiques. Il suffirait souvent de jeter un coup d'œil à leur mâchoire et à leurs dents pour identifier l'origine du problème. Prenons l'exemple des adolescents atteints de scoliose : des études ont révélé que les anomalies orthodontiques étaient beaucoup plus fréquentes chez eux que chez les autres. En particulier, ils sont davantage touchés par les phénomènes d'inversé d'articulé et d'occlusion croisée – lorsque les mâchoires ne s'emboîtent pas correctement, comme une boîte dont le couvercle ne conviendrait pas – et les déviations des lignes du milieu des mâchoires. Ils présentent également deux fois plus d'encombrements dentaires et de protrusions mandibulaires, et dix fois plus d'agénésies, c'est-à-dire de dents absentes.

Chez les patients prognathes, dont la mandibule est positionnée trop en avant, le haut du corps compensera en partant en arrière. Dès lors, la colonne vertébrale est tordue, ce qui cause des douleurs. À l'inverse, chez les patients rétrognathes, dont la mandibule est positionnée trop en arrière, le haut du corps part en avant : là encore, l'alignement de la colonne est affecté. Chez les sujets qui ne mâchent que d'un côté – en cas d'absence d'une ou plusieurs dents, de problème d'occlusion ou de douleurs –, la contraction des muscles ne se fera que de ce côté-là, créant non seulement des tensions crâniennes, mais aussi une réaction en cascade avec torsion du cou et bascule des épaules et du bassin afin de retrouver un certain parallélisme. Un simple problème dentaire peut ainsi se répercuter sur l'ensemble du corps.

Des chercheurs ont vérifié ces théories en créant des malocclusions chez des rats : une semaine plus tard, 100 % des rats présentaient une scoliose. Après correction de la malocclusion, 83 % d'entre eux ont retrouvé un bon alignement de la colonne vertébrale. Si vous souffrez de douleurs au dos, aux hanches ou de migraines, pensez à vous tourner vers votre orthodontiste.

La méthode pour se rendormir instantanément

Il nous est déjà arrivé à tous de nous réveiller en pleine nuit : un bruit dans la rue, un mouvement de la personne qui partage notre lit, une digestion difficile, une envie d'uriner… Cela ne pose aucun problème particulier tant que l'on se rendort aussitôt. En revanche, il peut arriver qu'on n'arrive pas à retrouver le sommeil. Les soucis de la journée refont surface et tournent en boucle dans la tête, on craint d'être fatigué le lendemain… alors qu'il faudrait, au contraire, décrocher lentement de la réalité comme on s'enfonce dans un bain chaud.

Il existe pourtant une dernière technique simple – après celles que j'ai évoquées plus tôt – qui vous aidera à vous rendormir rapidement après un réveil nocturne. Il s'agit de vous focaliser sur le dernier rêve que vous étiez en train de faire juste avant d'ouvrir les yeux. Comme dans une série télévisée, revenez en arrière, jusqu'au début de celui-ci, et revivez-le lentement. Attardez-vous sur les détails. De fil en aiguille, vos pensées vont dériver, et avant même de vous en apercevoir, vous serez à nouveau plongé dans le sommeil. Pour mémoire, des chercheurs australiens ont découvert que prendre de la vitamine B6 avant de se coucher permettait de mieux se souvenir de ses rêves. Le corps n'en produit pas spontanément, mais on la trouve en quantité suffisante dans certains aliments pour bénéficier de cet effet : l'avocat, le thon, le saumon, le poulet, la dinde, les pommes de terre, les lentilles, la banane…

Bien entendu, il peut arriver que vous n'ayez aucun rêve particulier en tête, ou que votre cerveau se mette à tourner à plein régime, empêchant toute relaxation. Dans ce cas, mieux vaut ne pas s'obstiner, et sortir de la chambre pour aller s'asseoir dans un canapé ou un fauteuil. Si possible, allumez une lumière très douce, tamisée. Lisez de la poésie, ou écoutez de la musique lente ; dans tous les cas, n'allumez aucun écran, car la lumière bleue empêche la production de mélatonine, qui est l'hormone du sommeil. Le tricot est alors l'activité idéale, car les gestes répétitifs qu'il suppose appellent le sommeil. Loin d'être réservé aux grands-mères, le fait de tricoter a de nombreux bienfaits et rend notamment heureux et calme. Jour après jour, cela donne le sentiment de progresser vers la réalisation d'un objectif, ce qui alimente la confiance en soi et réduit les risques d'anxiété et de dépression. La psychomotricité s'affine. Le bien-être ressenti est alors équivalent à celui que procure une séance de yoga ou de méditation. Cela n'est pas sans rappeler le personnage de Pénélope, épouse fidèle d'Ulysse qui, dans *L'Odyssée*, passe ses nuits à défaire la tapisserie qu'elle confectionne le jour afin de gagner du temps et d'éviter un remariage.

Vous pouvez également boire un petit verre de tisane, par exemple une infusion de valériane ou de mélisse, deux plantes qui favorisent l'endormissement. Les Amérindiens, pour leur part, utilisaient couramment le pavot, qui stimulerait un neurotransmetteur favorisant le sommeil. Le pavot de Californie, que l'on trouve en pharmacie, a effectivement un pouvoir sédatif, anxiolytique et hypnotique par les alcaloïdes qu'il contient. Il permet donc un endormissement rapide et un meilleur sommeil ; et contrairement aux médicaments, il ne présente à ce jour aucun risque connu d'accoutumance ou de dépendance.

9

L'hygiène pour célébrer sa pureté originelle

Ce chapitre est l'occasion d'aborder un moment très particulier de la journée ; le réveil. Spirituellement, chaque matin est un commencement qui vous permet de prendre de nouvelles décisions pour la journée à venir.

Les heures matinales sont également propices à de nombreux rituels d'hygiène et de bien-être que nous ont transmis d'anciennes civilisations, notamment asiatiques. Si vous n'êtes pas du matin, aucune inquiétude : les conseils qui suivent vous aideront justement à renouer avec ces instants si précieux, et à en faire un cocon de soin du corps et du mental.

Au commencement était l'eau…

Dans la Chine ancienne, il était recommandé de prendre au réveil un grand bol d'eau chaude. Depuis des millénaires, ce rituel est une manière de préparer le corps pour une nouvelle journée, de façon spirituelle et hautement symbolique.

Or les études scientifiques les plus récentes ont montré à quel point ce geste santé était adéquat pour bien démarrer la journée. L'eau doit être bue à une température d'environ 54 °C – chaude, mais sans être brûlante. Il s'agit de la température idéale pour favoriser les mouvements de l'intestin. Si cela vous semble trop élevé, attendez dix minutes avant de l'avaler. Ce rituel matinal active le transit en douceur, l'hydratation permettant entre autres de ramollir les selles : on lutte ainsi contre la constipation. Quant à l'appétit, la boisson absorbée vous aidera en outre à faire la différence entre la faim et la soif, que l'on confond parfois, croyant avoir besoin d'un petit déjeuner alors que le corps ne réclame que de l'eau. Cela vous évitera de consommer des calories inutiles.

Les boissons chaudes sont également un moyen efficace de résister au froid extérieur : elles stimulent les récepteurs à chaleur situés dans le tube digestif, ce qui favorise la thermorégulation et vous évitera de frissonner les jours d'hiver – sans compter que boire chaud dégage le nez. On respire mieux, on protège ses reins en aidant à l'élimination des toxines, et l'on prend de l'avance sur les 1,5 à 2 litres quotidiens nécessaires au bon fonctionnement du corps.

Si vous préférez les boissons fraîches, rassurez-vous : des chercheurs japonais ont montré que boire un demi-litre d'eau à 2 °C avant chaque repas permettait de réduire les apports alimentaires au cours de la journée, et d'éviter les kilos en trop en intervenant sur la motilité gastrique. Qu'un liquide aussi banal que l'eau puisse avoir des effets aussi différents selon la température de consommation est vraiment stupéfiant. Il ne vous reste qu'à déterminer la température idéale pour vous.

Misogi, le rituel de l'eau froide

Rituel remontant au Japon ancien, le misogi est encore pratiqué aujourd'hui. Il fait partie du shintoïsme, et consiste à se purifier quotidiennement sous une chute d'eau juste avant le lever du soleil. De nos jours, ce rituel se fait généralement sous la douche, mais il n'a rien perdu de sa signification spirituelle. C'est un moment dédié à la reconnexion avec soi-même, à la contemplation de sa conscience, de son âme, à la mobilisation de sa force intérieure. Cette ablution se fait toujours sous l'eau froide – notre confort actuel nous l'a peut-être fait oublier, mais les douches à l'eau chaude sont une nouveauté à l'échelle de l'humanité, puisqu'elles n'existent que depuis un siècle à peine.

Le rituel du misogi n'est pas sans rappeler le baptême, sacrement de la religion chrétienne par lequel un nouveau-né est purifié du péché et devient l'enfant de Dieu. Le baptême chrétien se fait soit en projetant de l'eau sur le front du bébé, soit en immergeant une partie de son corps. Certains psychologues voient là un lien avec la vie intra-utérine, durant laquelle le fœtus se développe en milieu liquide. À l'accouchement, il quitte cet environnement aqueux pour naître à la vie.

Chaque matin, que ce soit sous la douche ou en vous aspergeant le visage, considérez ce moment d'éveil comme un rituel misogi ou un baptême. Au sortir du sommeil, vous serez alors dans un état d'esprit propice à l'accomplissement de nouvelles choses, chaque jour vous semblera un terrain de jeu aux multiples possibilités. Vous accorder quelques minutes pour ce rituel, c'est aussi faire preuve d'amour et de respect envers vous-même. Il sera ensuite plus naturel et plus facile de prendre des décisions saines tout au long de la journée, par exemple sur le plan nutritionnel.

Et pour jouer le jeu jusqu'au bout, pourquoi ne pas vous demander qui seraient votre parrain et votre marraine, si vous deviez les choisir aujourd'hui ? Pensez à deux personnes – ou plus – en qui vous avez une confiance totale, et qui vous communiquent une énergie bienfaisante. C'est un bon exercice pour identifier les êtres qui comptent pour vous.

Décider de prendre chaque matin une douche froide n'est pas un geste anodin. « La propreté est proche de la sainteté », disait le révérend John Wesley. En tournant le robinet sur le froid, vous adoptez symboliquement une approche holistique de la santé, englobant votre corps, votre esprit et votre style de vie dans son ensemble. C'est un choix très important. S'il n'y a pas de contre-indication de la part de votre médecin traitant, je vous suggère de commencer par de l'eau tiède, pour aller progressivement vers le froid. La durée idéale d'une douche matinale est d'environ deux minutes. Faites de ce moment une célébration : dites-vous que chacune de vos journées commence par une purification. Reconnectez-vous à vos origines.

Le philosophe Gaston Bachelard considérait que « l'eau nous rend notre mère », faisant référence au lien inconscient avec le liquide amniotique maternel dans lequel nous baignons pendant les neuf mois de la grossesse. À l'inverse de l'eau stagnante et chaude du bain, l'eau de la douche est vive, dynamique et active notre élan vital. Pour vivre pleinement ce moment, il faut voir au-delà du simple fait de se laver, comprendre que c'est être prêt à communier avec soi-même.

Une fois sous la douche, prenez trois respirations profondes et amples : concentrez-vous uniquement sur votre souffle, ne pensez à rien d'autre. Lâchez prise, sentez les tensions intérieures se défaire… Lorsque vous inspirez, imaginez que vous montez vers le ciel, que vous atteignez des sommets. Puis, au moment de l'expiration, considérez que vous expulsez tout ce qu'il y a de nocif ou de négatif en vous. Rassemblez votre énergie physique et mentale, sentez-la monter en vous et former un bouclier robuste qui vous accompagnera tout au long de la journée.

La pratique du misogi a intrigué de nombreux chercheurs internationaux, qui ont réalisé diverses études scientifiques afin d'identifier les effets de la douche froide sur la santé. Pratiquée quotidiennement, elle rendrait plus résistant face aux maladies. Des analyses de sang effectuées chez les adeptes de la douche froide ont montré que ces derniers possédaient un système immunitaire plus performant, avec des lymphocytes plus nombreux et plus actifs que la moyenne ainsi qu'une réduction des molécules inflammatoires – ce qui n'est pas négligeable quand on sait comment l'inflammation ouvre la porte à toutes les maladies. Les effets de la douche froide sur le mental sont aussi importants : elle active la sécrétion d'endorphines, aide à combattre sentiments anxieux et dépressifs, réduit le stress et permet de « garder la tête froide » face à des situations difficiles. Elle augmente en outre la vigilance et renforce la puissance de la volonté.

La vigilance peut paraître de moindre importance par rapport aux autres bénéfices, mais il n'en est rien : elle est essentielle à notre santé. En cherchant à comprendre pourquoi autant de personnes tombaient malades le week-end ou pendant leurs vacances – un phénomène que l'on nomme la « maladie des loisirs » –, des scientifiques néerlandais ont noté que le stress lié aux activités professionnelles rendait plus résistant. De fait, lorsqu'on est pris dans l'élan du travail, on n'a pas le temps de s'arrêter sur certains symptômes mineurs ; et parfois, cela aide. À l'inverse, pendant les jours de repos, la représentation mentale de la maladie et des maux est totalement différente. Des symptômes sans gravité peuvent nous paraître pénibles, tandis que sur le plan physiologique, notre système immunitaire est moins « sous tension », donc moins performant. Cela explique pourquoi on tombe plus facilement malade pendant notre temps de loisir ou de repos.

Dans cette même veine, il a été constaté que de nombreux sujets tombaient gravement malades dans les cinq années suivant leur retraite. Une étude récente a même établi chez l'homme un lien entre maladie d'Alzheimer et retraite précoce.

Pour éviter le syndrome de la « maladie des loisirs », les chercheurs encouragent à pratiquer une activité physique quotidienne. L'idée est de faire bénéficier l'organisme d'un stress positif différent de celui lié au travail, mais permettant de compenser l'arrêt des activités professionnelles et surtout d'éviter une « coupure de courant » qui rendrait vulnérable. En pratique, je vous conseille de miser sur l'exercice physique quotidien : vous disposerez alors d'un antidote à la maladie des loisirs.

Pour en revenir à la douche froide, les volontaires d'une étude portant sur cette pratique ont noté que celle-ci produisait chez eux les mêmes effets que la caféine. Elle permet de faire monter le niveau d'énergie, réduisant la sensation de fatigue. La recherche a par ailleurs relevé des bénéfices sur le contrôle du poids – l'eau froide aiderait à brûler la graisse brune –, la régulation de la température corporelle, l'optimisation du retour veineux notamment au niveau des jambes, et des effets antalgiques en cas de rhumatismes. Si vous êtes concerné par ce dernier point, n'hésitez pas à diriger le jet d'eau froide sur les zones qui vous causent des douleurs, en particulier les articulations.

Enfin, en matière d'hygiène, je rappelle quelques réflexes à adopter en complément de la douche froide : savonnez-vous toujours du haut vers le bas, entretenez le pommeau de la douche avec du vinaigre blanc, et ne vous lavez pas les cheveux avec une savonnette ou du gel douche – le pH de ces produits n'est pas adapté au cuir chevelu.

En définitive, le misogi n'a rien de masochiste, bien au contraire. Ce rituel ancestral est une source d'énergie positive et protectrice, de sérénité profonde et d'épanouissement intérieur.

Mettez-vous dans de beaux draps

Du côté de la chambre à coucher, pensez à changer régulièrement vos draps, sans quoi ils auront vite fait de se transformer en jardin cauchemardesque pour bactéries, champignons et allergènes… L'idéal est de les changer au minimum une fois par semaine, surtout si vous changez souvent de partenaire. L'atmosphère chaude et humide du lit est particulièrement propice au développement de microbes. Sachez également que le corps humain produit en moyenne 98 litres de sueur nocturne par an, ce qui stimule la croissance des champignons… dont on relève d'ailleurs, d'après une étude, près de 16 espèces différentes sur un oreiller standard. À cela s'ajoutent les projections liées à la toux et aux éternuements, ainsi que diverses sécrétions corporelles. D'autres intrus peuvent se glisser entre les draps : mites, acariens, voire débris en provenance directe de la rue pour ceux qui ne se déchaussent pas en rentrant. Si vous avez la mauvaise habitude de garder vos chaussures chez vous, sachez qu'au microscope, vous découvririez bien des horreurs dans votre lit...

On considère qu'en une semaine, la quantité de microbes contenue dans les draps atteint un seuil critique, qui demande un bon passage à la machine à une température suffisamment élevée. Il en va de même pour les serviettes éponges, qui peuvent devenir de véritables réserves d'organismes vivants, par exemple des staphylocoques dorés. Il faut donc les changer le plus souvent possible – au bout de trois utilisations au maximum – et veiller à les sécher correctement. Si vous avez un doute, votre nez sera votre meilleur indicateur : une odeur forte indiquera une pullulation microbienne élevée. Prendre une douche pour être propre et se sécher ensuite avec une serviette sale n'a aucun sens. Est-il besoin de le préciser, une serviette de toilette doit rester à usage strictement personnel.

Dans le blanc des yeux : la toilette qui fait rajeunir

Parmi les gestes d'hygiène à réaliser chaque matin, je vous propose de prendre quelques instants pour soigner vos yeux, une zone du corps que l'on ne pense pas souvent à nettoyer.

Le lien entre les yeux et la spiritualité est extrêmement puissant. De l'œil de la providence au mauvais œil en passant par le « miroir de l'âme », les références à cet organe abondent dans les textes religieux et sacrés. Dans notre vie quotidienne aussi, les yeux jouent un rôle essentiel : songez que la première manière pour deux inconnus d'établir un contact est tout simplement de se regarder. À travers cet échange visuel, diverses informations implicites sont échangées et chacun se fait une première opinion de l'autre. Des scientifiques de Baltimore viennent par exemple de démontrer que des yeux rouges évoquent immédiatement la tristesse et la mauvaise santé, rendant la personne moins attrayante. D'ailleurs, dans les mangas et dessins animés japonais, les méchants ont toujours les yeux de cette couleur. Le blanc de l'œil est donc un indicateur de notre état émotionnel et biologique.

Physiologiquement, ce blanc de l'œil correspond à la sclère, une paroi opaque, résistante et tendineuse, d'une épaisseur allant de 1 à 2 millimètres. Si la sclère présente des reflets jaunes, il faut consulter un médecin, car cela peut trahir une maladie du foie ou du pancréas. Si la frontière entre le blanc de l'œil et la pupille est marquée par un cercle, un excès de cholestérol peut en être la cause.

La vivacité de votre regard demande à être entretenue au quotidien. Ce sont les paupières qui entrent ici en jeu : leur rebord interne joue un rôle esthétique majeur. Lorsque cette zone rougit, on parle de blépharite, une affection passagère généralement due à des bactéries, un virus, une allergie ou la prise de certains médicaments, et qui peut se propager jusqu'à la racine des cils. Un peu plus en retrait, sous la paupière, se trouvent les glandes dites de Meibomius, qui sécrètent une fine couche lipidique (le mébum) intervenant dans l'hydratation de l'œil. Leur extrémité est visible sous la forme de très petits points gris. Or il arrive que l'élimination du mébum sécrété par ces glandes ne soit pas optimale, et que ces dernières se congestionnent ou s'enflamment : des bouchons se forment dans les canaux de sortie. Heureusement, le mébum ne cause normalement pas d'infections, mais des inflammations peuvent se produire.

Le geste d'hygiène à adopter est alors très simple et extrêmement rapide : avec des mains propres, il suffit de masser en douceur les paupières supérieures et inférieures en effectuant de petits cercles à la naissance des cils. En pinçant très légèrement les paupières – prenez bien garde de ne pas vous faire mal –, il est possible de purger efficacement les glandes. Pour un résultat encore plus net, n'hésitez pas à appliquer auparavant une compresse chaude sur vos yeux fermés pendant quelques minutes, pour favoriser la fluidification du mébum. Si vous en avez à disposition, imprégnez la compresse d'eau de bleuet, connue en médecine traditionnelle pour ses propriétés apaisantes. Enfin, terminez ce rituel matinal en frottant légèrement la zone avec un coton-tige humidifié dans de l'eau tiède mélangée à quelques gouttes d'un shampoing pour bébé qui ne pique pas. Changez de coton-tige pour chaque œil.

Ce geste quotidien permet non seulement d'éviter aux contours des yeux de rougir, mais aussi au blanc de l'œil de ressortir pour un regard plus vif et plus jeune.

Le bain ayurvédique pour perdre du poids

La médecine ayurvédique indienne fait partie des savoirs ancestraux qui ont beaucoup à nous apprendre. Il y est recommandé de pratiquer chaque matin un bain de bouche de trois minutes avec de l'huile, ce qui n'a pas manqué d'intriguer les milieux scientifiques.

L'huile la plus efficace serait l'huile de sésame, qui dispose de propriétés antibactériennes et antifungiques. En l'utilisant pour un bain de bouche quotidien, on élimine efficacement les bactéries nocives de la cavité buccale. Les caries se font plus rares, l'hygiène bucco-dentaire s'améliore, on a meilleure haleine tout au long de la journée. Ce dernier détail est particulièrement intéressant pour ceux qui, comme moi, pratiquent le jeûne séquentiel pendant 16 heures chaque jour : le jeûne a des propriétés protectrices sur l'organisme et la flore intestinale, mais après 12 heures sans manger, on commence généralement à avoir mauvaise haleine à cause des premiers corps cétoniques. Les bains de bouche à l'huile de sésame permettent de lutter efficacement contre ce phénomène. Il est également possible d'utiliser de l'huile vierge de coco, aux effets antipyrétiques, analgésiques et anti-inflammatoires. Au fil des utilisations, les gingivites diminuent et la plaque dentaire est réduite.

Prenez donc trois minutes après chaque lavage de dents pour garder en bouche une cuillère à soupe d'huile, avant de la recracher. Vous bénéficierez d'une haleine fraîche et de dents solides.

Les adeptes de la médecine ayurvédique ont en commun d'avoir un bon poids de forme. Il est en effet très rare qu'ils se retrouvent en excès pondéral. Je me suis donc demandé ce qui pouvait les aider à résister avec tant de facilité aux pulsions alimentaires, notamment celles qui poussent tant de gens vers la consommation d'aliments gras et sucrés.

Il se trouve qu'une équipe de chercheurs français a éclairé par ses travaux l'influence de la médecine ayurvédique sur le poids. Il existe chez l'être humain un système de détection physiologique des différents nutriments, qui s'appuie notamment sur les bourgeons gustatifs présents dans la cavité buccale. Ces détecteurs sensoriels peuvent provoquer des sensations allant du plaisir intense au franc dégoût, et ont donc un impact direct sur la régulation des prises alimentaires. Les sujets en excès de poids, notamment ceux souffrant d'obésité, ont généralement une appétence prononcée pour les aliments gras, qui leur procurent du plaisir. Or une simple cuillère à soupe d'huile – même s'il s'agit d'huile d'olive, souvent jugée plus saine que les autres – apporte déjà 90 calories. Des expérimentations conduites sur des souris obèses ont en revanche montré qu'à l'aide de leurres lipidiques, il était possible de réduire l'obésité. Les liens entre aliments gras et problèmes de poids ne sont donc plus à prouver.

Pour en revenir au bain de bouche ayurvédique, qu'il soit réalisé avec de l'huile de sésame ou d'olive, il est donc possible d'en tirer un double effet. Avec la bouche fermée et les joues gonflées, on stimule le nerf vague, ce qui met un coup de frein à l'appétit. Par la même occasion, on sature les récepteurs gustatifs sensibles au gras, un peu comme si on les anesthésiait. Il s'agit donc d'un coupe-faim naturel puissant, ce que je vous propose de vérifier par vous-même avant votre prochain repas. Bien sûr, cela ne fonctionne que si on recrache effectivement l'huile après trois minutes. Si vous n'êtes pas chez vous, pensez à glisser dans votre sac un spray d'huile de table, ce qui est aujourd'hui facile à trouver dans le commerce. Avec une ou deux pressions dans la bouche, vous tromperez votre organisme en lui faisant croire qu'il consomme du gras. Ensuite, à vous d'adopter ou non cette technique ayurvédique au quotidien, selon les effets que vous aurez observés sur la régulation de votre comportement alimentaire. Personne n'est mieux placé que vous pour décider de ce qui vous convient.

10

La pharmacie du Bon Dieu

Dans la Bible, Jésus apporte la guérison, mais s'assure toujours en amont du désir profond de la personne souffrante : « Veux-tu guérir ? » peut-on y lire (Jn 5, 6).

L'efficacité d'un remède varie selon l'état d'esprit de celui qui l'ingère. Souhaiter aller mieux influe sur la guérison.

Les plantes, dont de nombreux textes sacrés font mention, ont dans ce sens un rôle important à jouer.

Eau bénite et jardin des « simples »

S'il est fortement recommandé de commencer à s'hydrater dès le matin, dans la pratique, beaucoup de gens sont rebutés par la fadeur de l'eau au réveil. Si c'est votre cas, vous pouvez vous tourner vers des tisanes. Cela tombe bien : pour qui sait regarder à ses pieds, la nature met à disposition quantité de plantes aux principes actifs variés, qui ont traversé les siècles. Au Moyen Âge, on appelait « simples » ces plantes médicinales capables de guérir de nombreux maux de manière parfaitement naturelle. Elles étaient généralement cultivées dans le jardin des monastères, ou parfois dans celui des curés de campagne.

L'angélique : les racines du Saint-Esprit

Selon la légende, l'angélique aurait été donnée aux humains par l'archange Gabriel, d'où le surnom de « racine du Saint-Esprit » qu'on lui attribue parfois. Les études scientifiques ont montré qu'elle avait des vertus apaisantes sur le moral, diminuait l'anxiété et favorisait le sommeil. On peut la coupler avec d'autres rituels, comme les anciens rites chamaniques qui recommandent de se promener en journée dans la forêt pour retrouver sa vitalité et, la nuit venue, accueillir naturellement un sommeil mérité.

Sauge qui peut !

Dans le passé, les moines cultivaient la sauge pour exploiter ses vertus médicinales. Son nom d'ailleurs vient du latin *salvare*, qui signifie « guérir ». De son nom scientifique *Salvia divinorum*, la variété dite « sauge des devins » a également été cultivée pour ses propriétés hallucinogènes. De leur côté, les Amérindiens utilisaient des bâtons de fumigation formés de feuilles de sauge séchées pour purifier leurs intérieurs et chasser les mauvais esprits.

En se penchant sur les bienfaits potentiels de cette plante, les chercheurs ont mis en évidence l'amélioration de la mémoire ainsi qu'un possible effet anti-inflammatoire. Si ces théories demandent à être validées par des travaux complémentaires, vous pouvez d'ores et déjà intégrer cette plante à votre quotidien pour juger par vous-même de son efficacité : quelques feuilles glissées dans vos préparations culinaires suffiront à y ajouter un goût très délicat.

L'herbe de la Saint-Jean

C'est le nom commun du millepertuis. Cette plante est intimement liée aux croyances et aux religions : aussi appelée « grâce de Dieu » dans les pays anglo-saxons, elle sécrète un suc rouge qui n'est pas sans rappeler le sang des martyrs du catholicisme – ce qui explique qu'elle soit associée à la Saint-Jean-Baptiste, fêtée le 24 juin. Dans les pays nordiques, elle est réputée « activer la force solaire » et « régénérer la puissance intérieure de l'homme » ; sa divinité associée est Baldur, dieu de la lumière.

Des quelque 3 500 études scientifiques publiées sur cette plante, il ressort qu'elle peut agir sur les formes légères de dépression. Au Moyen Âge, les personnes atteintes de troubles dépressifs passaient pour être possédées par le diable, ce qui explique l'utilisation du millepertuis comme traitement. En cas de dépression nerveuse, le cerveau produit moins d'hormones du bonheur qui, en temps normal, viennent « récompenser » les actions susceptibles d'engendrer de la satisfaction. Ces circuits de récompense se mettent « en grève » : on n'a alors plus goût à rien. Parfois, des symptômes pouvant d'abord sembler anodins apparaissent : fatigue chronique, difficulté à se lever le matin, sommeil perturbé, variation de poids, spasmophilie, ralentissement intellectuel, troubles digestifs, douleurs articulaires, tendance à consommer de l'alcool ou des stupéfiants, sentiment d'en avoir « plein le dos »… La dépression avance masquée, et il n'est pas facile de la diagnostiquer. Il arrive aussi qu'elle apparaisse de manière cyclique entre les mois d'octobre et de mars, période où l'exposition à la lumière naturelle est fortement réduite : on parle alors de dépression saisonnière.

Le millepertuis soulage les formes légères de ce trouble, qui sont à prendre très au sérieux puisqu'elles mènent parfois à des dépressions plus sévères. Pour pouvoir surmonter un état dépressif, la première étape est de prendre conscience de sa propre souffrance et d'accepter d'y faire face, en recherchant les sources de mal-être qui peuvent se dissimuler derrière.

En pratique, ses feuilles peuvent être utilisées en infusion – je recommande de les mélanger à de la verveine, qui a des propriétés apaisantes –, ou dans des salades, pour donner du goût. Attention, il s'agit d'une plante très active. Avant de la consommer sous quelle forme que ce soit, pensez à demander l'avis de votre médecin traitant. En plus de mettre en évidence un éventuel état dépressif – si c'est bien la raison pour laquelle vous vous tournez vers le millepertuis –, celui-ci pourra vous mettre en garde contre les associations dangereuses, par exemple avec la pilule contraceptive.

Les coulisses de la mélisse

La mélisse a toujours occupé une place particulière dans le jardin des monastères. Hippocrate, le patron des médecins, soulignait déjà son utilité dans la Grèce antique, et les recherches actuelles ont confirmé son efficacité contre des troubles que l'on a parfois honte d'évoquer, mais qui peuvent altérer notre qualité de vie : ballonnements, gaz intestinaux, flatulences…

Je suggère donc d'y avoir recours pour retrouver un ventre plat. La mélisse agit tout particulièrement au niveau intestinal : en un mot, elle calme. Ses effets antispasmodiques, anti-inflammatoires et antibactériens sont bien connus – en pommade, elle agit d'ailleurs contre l'herpès labial. En tisane ou intégrée à votre cuisine, elle dégagera un goût subtil et légèrement amer. En apaisant les troubles digestifs spasmodiques, elle fait indirectement baisser le stress et l'anxiété, et favorise un sommeil de bonne qualité.

Un cœur de guimauve

Pas de jardin des « simples » sans guimauve. Je ne parle pas ici des sucreries de notre enfance, mais bien d'une plante. Qui, avec ses pétales en forme de cœur, est aussi ravissante que bonne pour la santé.

On peut y avoir recours pour traiter les toux sèches et les irritations bénignes de la gorge, adoucir la voix ou encore atténuer les rhinopharyngites – pourquoi pas en tisane, bien sûr, mais je recommande plutôt de se gargariser le matin avec de l'eau tiède infusée. Vous bénéficierez alors d'un double effet apaisant et protecteur, car si la guimauve agit comme un baume sur la gorge, les cordes vocales et les amygdales, le gargarisme en lui-même est aussi très utile. Les Japonais le pratiquent souvent, et ceux qui le font chaque matin présentent 40 % d'infections ORL en moins : ils délogent régulièrement les microbes qui ont tendance à se cacher au niveau des amygdales ou dans les recoins de la gorge. Vous pourrez vous-même observer dans le lavabo, en recrachant l'infusion après vous être gargarisé, des sécrétions qui en disent long. N'hésitez pas à compléter ce geste santé en vous mouchant soigneusement, une narine après l'autre, afin de bien nettoyer vos filtres nasaux. Ensuite, reniflez et recrachez pour libérer vos voies aériennes supérieures. Comme vous le constaterez immédiatement, votre perception des odeurs sera meilleure, ce qui est un bon stimulant cérébral et physique.

Mais le « grand cœur » de la guimauve ne s'arrête pas là. Dans l'Antiquité, les Égyptiens, les Romains et les Grecs avaient une façon bien particulière de tromper leur faim en période de disette : ils en consommaient des racines cuites, ce qui leur coupait l'appétit. La guimauve est en effet un coupe faim naturel – là encore, cela ne s'applique pas aux marshmallows sucrés du même nom, comme vous vous en doutez. À l'époque précolombienne, Mayas et Aztèques employaient une astuce très similaire, en mâchant une gomme extraite de la sève d'un arbre.

Ils l'appelaient *tzictli*, du verbe *tzic*, qui signifie être bloqué. Une fois la gomme extraite, elle était mise à cuire : le produit prenait alors la forme de tablettes à sucer. C'était une sorte de caoutchouc naturel, sans goût – j'en ai parlé plus haut. En cas de longues heures de travail dans les champs, cette gomme permettait de tenir jusqu'au repas du soir.

Le lys de la Madone

Depuis deux mille ans, le lys est symbole de pureté et de virginité : il évoque la Vierge Marie et l'Immaculée Conception. Plusieurs études ont été réalisées sur cette plante médicinale, et notamment sur son pouvoir calmant et apaisant.

Une équipe de chercheurs aux États-Unis vient de mettre en évidence le lien entre le stress ressenti par une femme enceinte et les maladies qui pourront toucher plus tard son enfant. Le stress maternel peut être causé par la solitude, les tensions au sein du couple, les problèmes professionnels ou familiaux… Loin d'être anodin, il peut modifier le code génétique des mitochondries du fœtus et augmenter sa vulnérabilité future aux maladies. Alors que le bébé est en pleine formation, le stress perturbe donc le développement harmonieux des cellules et des organes.

Le bien-être d'une future maman est la clé du bon développement de l'enfant, et c'est là que le lys intervient symboliquement. Par la pureté, il invite à créer un environnement aussi sain que possible, qui sera gage de santé pour l'enfant à venir. Outre le stress, il existe trop d'exemples de produits chimiques toxiques qui, en cas d'exposition pendant la grossesse, ont un impact désastreux sur le fœtus – le bisphénol et les troubles autistiques, par exemple. En ce sens, le lys de la Madone symbolise la sérénité et la pureté essentielles pendant toute la grossesse.

Demandez conseil à votre médecin pour savoir si vous pouvez boire cette tisane pendant votre grossesse.

La fleur de la passion

La passiflore a été surnommée « fleur de la passion », car elle présente de nombreux points communs avec… la passion du Christ. Son pistil possède trois stigmates comme les trois clous utilisés lors de la crucifixion, cinq étamines pour autant de plaies sur le corps de Jésus, une corolle faite de soixante-douze filaments qui rappellent les soixante-douze épines de la couronne, et enfin douze pétales pour les douze apôtres.

Mais elle est aussi une plante médicinale aux bénéfices bien connus. Consommée en tisane, de préférence au coucher, elle favorise la bonne qualité du sommeil en réduisant le stress, l'anxiété et l'irritabilité. Souvent présente dans les monastères, elle est synonyme de calme pour le corps comme pour l'esprit. Encore un moyen, donc, de passer des nuits paisibles sans avoir recours aux médicaments chimiques, et en respectant les cycles naturels du sommeil.

La légendaire achillée millefeuille

Cette plante étonnante renferme près de quatre-vingts composés, ce qui en fait une véritable arme médicinale à elle toute seule. Son nom provient de la légende d'Achille qui, en 1200 av. J.-C., l'aurait utilisée avec succès pour soigner des blessés. Pour l'anecdote, peu plus tard, en Chine ancienne – vers 1027 av. J.-C. –, le livre mythique des changements *Yi King* (ou *Yi Jing*, selon les transcriptions) fut écrit avec les tiges de cette plante. C'est un ouvrage exceptionnel sur les mutations de l'être humain : il prodigue des conseils sur la manière d'aborder les décisions importantes, aide à se poser les bonnes questions en les formulant correctement et incite à se détacher du passé en brûlant les vieilleries obsolètes qui nous encombrent. On y apprend en outre comment éliminer la peur, les mauvaises habitudes et les idées reçues.

En étudiant l'achillée millefeuille de plus près, les scientifiques ont pu mettre en évidence ses effets anti-inflammatoires, antispasmodiques, cicatrisants et hémostatiques. Elle stimulerait les flux sanguins au niveau du pelvis et de l'utérus, soulageant ainsi les douleurs menstruelles ou encore celles dues au syndrome de l'intestin irritable. On peut l'utiliser en tisane, ou ajouter ses feuilles à des salades pour apporter une touche d'amertume.

Épilogue

Toutes les religions du monde, actuelles ou oubliées, ont quelque chose à offrir. Je puise moi-même dans leur sagesse et leurs préceptes une grande partie de mon énergie quotidienne. Rabelais disait en parlant de ses livres : « Brisez l'os et vous trouverez la substantifique moelle. » C'est ce que j'ai tenté de faire, en explorant les textes sacrés avec émerveillement. D'un rituel à l'autre, ces savoirs anciens nous éclairent de leur lumière et nous montrent le chemin de la santé et du bonheur.

De même que nous ne parlons pas tous la même langue, nous n'avons pas tous les mêmes croyances. L'objet de ce livre n'a jamais été de mettre les religions en opposition, mais de rendre hommage à chacune d'entre elles. Elles nous enseignent différentes façons de nous nourrir, de respirer, de nous mouvoir, d'aimer aussi.

Chaque croyance concentre le meilleur de ce que le Bon Dieu offre aux hommes, avec bienveillance et compassion. Toutes sont essentielles. Elles donnent à nos vies un sens, les empêchent d'être vaines. Elles sont un centre de gravité auquel se référer dans les moments de doute. Plutôt que de suivre à la lettre les rituels d'une religion donnée, n'oubliez jamais que c'est l'ouverture à la spiritualité qui compte. Chacun, à partir des textes sacrés, est libre de forger son propre rapport au divin.

Nous savons désormais que les personnes pratiquant une religion, ou accordant une grande importance à la spiritualité, vivent plus longtemps que les autres en meilleure santé. La méditation et la prière offrent une protection inestimable contre les maladies et le passage du temps. Outre les bienfaits physiques, il est possible d'y puiser une nouvelle façon de voir la vie, en se focalisant sur ce qu'elle apporte de meilleur. Le regard que nous portons sur les événements compte bien davantage que les événements eux-mêmes. Selon que l'on réagit par le stress ou avec sérénité, l'impact sur la santé changera du tout au tout. La joie, voilà le meilleur des remèdes.

La spiritualité est également une source intarissable de confiance en soi, qui vous aidera à vous connaître intimement au fil du temps, sans plus chercher à imiter les autres. La satisfaction que vous en tirerez sera considérable – et vitale.

Activez la dynamo... et tracez la route

Entre moi, qui ai écrit cet ouvrage, et vous qui venez de le lire, il existe désormais comme un pacte. Nous sommes des alliés dans l'exploration du royaume intérieur de l'humain – ses pensées, ses émotions, le fonctionnement de son corps. Ensemble, en ramenant à la surface des messages oubliés d'anciennes civilisations, nous avons réalisé un parcours initiatique et pris conscience de la jonction entre la science et la foi, entre votre santé et la dimension spirituelle de votre vie. Nous avons mis au jour une nouvelle forme de « bien-vivre ». Maintenant que la route est tracée, il ne reste plus qu'à la suivre. Apprendre, changer, renaître : vous détenez à présent des clés précieuses pour orienter votre vie dans la direction de votre choix. À vous de surprendre le monde par votre transformation. La route est tracée : il ne reste qu'à la suivre.

Votre santé est comme un coffre-fort, dont l'inviolabilité dépendrait de son alimentation en électricité. En cas de coupure de courant, il n'y a plus de sécurité. Heureusement, votre corps est capable de produire l'énergie nécessaire au bon fonctionnement de votre système immunitaire, à la manière d'une dynamo. De cette tension biologique permanente dépend votre bien-être. L'entretenir, c'est tout un style de vie, mais je suis convaincu que chacun en est capable.

Vivre intensément, c'est aussi accepter que surviennent parfois des événements imprévisibles. Vouloir se préserver de tous les risques, c'est s'enfoncer dans un confort aseptisé qui finit par tuer à petit feu. En acceptant la nouveauté, nous acceptons de nous réinventer, et nous créons de nouveaux circuits neuronaux. La vie, c'est le mouvement.

Remerciements

Pour leurs avis scientifiques, leurs conseils avisés, et surtout pour leur fidèle amitié qui m'a accompagné pendant l'écriture de ce livre, je tiens à remercier le Pr Anh Tuan Dinh Xuan, le Pr Gérard Friedlander, le Pr Selim Aractingui, le Pr Robert Barouki, le Pr Jean-Louis Bourges, le Pr Fabrice Bonnet, le Pr Emmanuel Messas, le Pr François Rannou, le Pr Romain Coriat, le Pr Stéphane Oudard, le Pr Emmanuel Masméjean, le Pr Nicolas Thioun, le Pr Michel Lejoyeux, mon éditeur Thierry Billard, Léonie, Hugo, Antonin, Sixtine, Sarah, Manon et Marie Saldmann.

Bibliographie

Cerveau et force mentale

Adam, H. et Galinsky, A. D., « Enclothed Cognition », *Journal of Experimental Social Psychology* n° 48 (4), 2012.

Brooks, A. W., Schroeder, J., Risen, J. L. *et al.*, « Don't Stop Believing: Rituals Improve Performance by Decreasing Anxiety », *Organizational Behavior and Human Decision Processes* n° 137, 2016.

Chin, K. M., Chan, C. Y. et Lee, S. Y., « Spontaneous Regression of Pancreatic Cancer: A Case Report and Literature Review », *International Journal of Surgery Case Reports* n° 42, 2018.

Dewall, C. N., Finkel, E. J., Lambert, N. M. *et al.*, « The Voodoo Doll Task: Introducing and Validating a Novel Method for Studying Aggressive Inclinations », *Aggressive Behavior* n° 39 (6), 2013.

Ferguson, M. A., Nielsen, J. A., King, J. B. *et al.*, « Reward, Salience, and Attentional Networks Are Activated by Religious Experience in Devout Mormons », *Social Neuroscience* n° 13 (1), 2018.

Kauer, J. A. et Malenka, R. C., « Synaptic Plasticity and Addiction », *Nature Reviews. Neuroscience* n° 8 (11), 2007.

Lee, L. O., James, P., Zevon, E. S. *et al.*, « Optimism is Associated with Exceptional Longevity in 2 Epidemiologic Cohorts of Men and Women », *Proceedings of the National Academy of Sciences of the United States of America* n° 116 (37), 2019.

Lester, D., « Voodoo Death », *Omega* n° 59 (1), 2009.

Liang, L. H., Brown, D. J., Lian, H. *et al.*, « Righting a Wrong: Retaliation on a Voodoo Doll Symbolizing an Abusive Supervisor Restores Justice », *The Leadership Quarterly* n° 29 (4), 2018.

Mathôt, S., Grainger, J. et Strijkers, K., « Pupillary Responses to Words That Convey a Sense of Brightness or Darkness », *Psychological Science* n° 28 (8), 2017.

Moss, M. et L., Hewitt, S. *et al.*, « Modulation of Cognitive Performance and Mood by Aromas of Peppermint and Ylang-Ylang », *International Journal of Neuroscience* n° 118 (1), 2008.

« The Science of Voodoo: When Mind Attacks Body », NewScientist online, 13 mai 2009.

Veyrat, J.-G. et Ferrier, J., « From Haitian Voodoo and Brazilian Candomble to European Hyperpnea: Applications to Psycho-somatic Medicine », *Annales médico-psychologiques*, n° 147 (3), 1989.

Warm, J. S. Dember, W. N. et Parasuraman, R., « Effects of Olfactory Stimulation on Performance and Stress in a Visual Sustained Attention Task », *Journal of the Society of Cosmetic Chemists* n° 42, 1991.

Wong, S. H., « Does Superstition Help? A Study of the Role of Superstitions and Death Beliefs on Death Anxiety amongst Chinese Undergraduates in Hong Kong », *Omega* n° 65 (1), 2012.

Zeiler, M. D., « Eliminating Behavior with Reinforcement », *Journal of the Experimental Analysis of Behavior* n° 16 (3), 1971.

Zokaei, N., Board, A. G., Manohar, S. G. *et al.*, « Modulation of the Pupillary Response by the Content of Visual Working Memory »,

Proceedings of the National Academy of Sciences of the United States of America n° 116 (45), 2019.

Stress

Brunst, K. J., Zhang, L., Zhang, X. *et al.*, « Associations Between Maternal Lifetime Stress and Placental Mitochondrial DNA Mutations in an Urban Multiethnic Cohort », *Biological Psychiatry* n° 89 (6), 2021.

Chen, S., Sun, P., Wang, S. *et al.*, « Effects of Heart Rate Variability Biofeedback on Cardiovascular Responses and Autonomic Sympathovagal Modulation Following Stressor Tasks in Prehypertensives », *Journal of Human Hypertension* n° 30 (2), 2016.

Hannibal, K. E. et Bishop, M. D., « Chronic Stress, Cortisol Dysfunction, and Pain: A Psychoneuroendocrine Rationale for Stress Management in Pain Rehabilitation », *Physical Therapy* n° 94 (12), 2014.

Vingerhoets, A. J., Van Huijgevoort, M. et Van Heck, G. L., « Leisure Sickness: a Pilot Study on Its Prevalence, Phenomenology, and Background », *Psychotherapy and Psychosomatics* n° 71 (6), 2002.

Santé mentale

Abbott, R. et Lavretsky, H., « Tai Chi and Qigong for the Treatment and Prevention of Mental Disorders », *Psychiatric Clinics of North America* n° 36 (1), 2013.

Fang, Y., Forger, D. B., Frank, E. *et al.*, « Day-to-day Variability in Sleep Parameters and Depression Risk: A Prospective Cohort Study of Training Physicians », *NPJ Digital Medicine* n° 4 (1), 2021.

Lorenz, T. A. et Meston, C. M., « Exercise Improves Sexual Function in Women Taking Antidepressants: Results from a Randomized Crossover Trial », *Depression and Anxiety* n° 31 (3), 2014.

Shevchuk, N. A., « Adapted Cold Shower as a Potential Treatment for Depression », *Medical Hypotheses* n° 70 (5), 2008.

Bonheur

Koay, W. I. et Dillon, D., « Community Gardening: Stress, Well-Being, and Resilience Potentials », *International Journal of Environmental Research and Public Health* n° 17 (18), 2020.

Makhanova, A., McNulty, J. K., Eckel, L. A. *et al.*, « CD38 is Associated with Bonding-relevant Cognitions and Relationship Satisfaction over the First 3 Years of Marriage », *Scientific Reports* n° 11 (1), 2021.

Wickham, S.-R., Amarasekara, N. A., Bartonicek, A. *et al.*, « The Big Three Health Behaviors and Mental Health and Well-Being Among Young Adults: A Cross-Sectional Investigation of Sleep, Exercise, and Diet », *Frontiers in Psychology*, n° 11, 2020.

Nutrition

Ables, G. P., Hens, J. R. et Nichenametla, S. N., « Methionine Restriction beyond Lifespan Extension », *Annals of the New York Academy of Sciences* 1363 (1), 2016.

Besnard, P., Passilly-Degrace, P. et Khan, N. A., « Taste of Fat: A Sixth Taste Modality? », *Physiological Reviews* n° 96 (1), 2016.

Brown-Borg, H. M., « Reduced Growth Hormone Signaling and Methionine Restriction: Interventions That Improve Metabolic Health and Extend Life Span », *Annals of the New York Academy of Sciences* 1363 (1), 2016.

Camarillo-Guerrero, L. F., Almeida, A., Rangel-Pineros, G. *et al.*, « Massive Expansion of Human Gut Bacteriophage Diversity », *Cell* n° 184 (4), 2021.

Cava, E. et Fontana, L., « Will Calorie Restriction Work in Humans? », *Aging* n° 5 (7), 2013.

De Cabo, R. et Mattson, M. P., « Effects of Intermittent Fasting on Health, Aging, and Disease », *New England Journal of Medicine* n° 381 (26), 2019.

Fontana, L., et Partridge, L., « Promoting Health and Longevity Through Diet: From Model Organisms to Humans », *Cell* n° 161 (1), 2015.

« How Intermittent Fasting Changes Liver Enzymes and Helps Prevent Disease », University of Sydney, 2020.

Khan, N. A. et Besnard, P., « Oro-sensory Perception of Dietary Lipids: New Insights into the Fat Taste Transduction », *Biochimica et Biophysica Acta* n° 1791 (3), 2009.

Kuroda, M. et Ninomiya, K., « Association between Soup Consumption and Obesity: A Systematic Review with Meta-Analysis », *Physiology & Behavior* n° 225, 2020.

Lee, B. C., Kaya, A. et Gladyshev, V. N., « Methionine Restriction and Life-Span Control », *Annals of the New York Academy of Sciences* n° 1363, 2016.

Mattison, J. A., Colman, R. J., Beasley, T. M. *et al.*, « Caloric Restriction Improves Health and Survival of Rhesus Monkeys », *Nature Communications* n° 8, 2017.

Orgeron, M. L., Stone, K. P., Wanders, D. *et al.*, « The Impact of Dietary Methionine Restriction on Biomarkers of Metabolic Health », *Progress in Molecular Biology and Translational Science* n° 121, 2014.

Sarkar, S., Kochhar, K. P. et Khan, N. A., « Fat Addiction: Psychological and Physiological Trajectory », *Nutrients* n° 11 (11), 2019.

Terzo, S., Mulè, F. et Amato, A., « Honey and Obesity-related Dysfunctions: A Summary on Health Benefits », *The Journal of Nutritional Biochemistry* n° 82, 2020.

Wang, H., Van Spyk, E., Liu, Q. *et al.*, « Time-Restricted Feeding Shifts the Skin Circadian Clock and Alters UVB-Induced DNA Damage », *Cell Reports* n° 20 (5), 2017.

Aliments sacrés

Angulo-Bejarano, P.I., Del Rocío Gómez-García, M., Valverde, M. E. *et al.*, « Nopal (Opuntia spp.) and its Effects on Metabolic Syndrome: New Insights for the Use of a Millenary Plant », *Current Pharmaceutical Design* n° 25 (32), 2019.

Ates, G., Goldberg, J., Currais, A. *et al.*, « CMS121, a Fatty Acid Synthase Inhibitor, Protects Against Excess Lipid Peroxidation and Inflammation and Alleviates Cognitive Loss in a Transgenic Mouse Model of Alzheimer's Disease », *Redox Biology* n° 36, 2020.

Bruinsma, K. et Taren, D. L., « Chocolate: Food or Drug? », *Journal of the American Dietetic Association* n° 99 (10), 1999.

Cárdenas, Y., Ríos-Silva, M., Huerta, M. *et al.*, « The Comparative Effect of Nopal and Mucilage in Metabolic Parameters in Rats with a High-Fructose Diet », *Journal of Medicinal Food* n° 22 (5), 2019.

Casperson, S. L., Lanza, L., Albajri, E. *et al.*, « Increasing Chocolate's Sugar Content Enhances Its Psychoactive Effects and Intake », *Nutrients* n° 11 (3), 2019.

Di Ciaula, A., Portincasa, P., Maes, N. *et al.*, « Efficacy of Bio-optimized Extracts of Turmeric and Essential Fennel Oil on the Quality of Life in Patients with Irritable Bowel Syndrome », *Annals of Gastroenterology* n° 31 (6), 2018.

Estruch, R., Ros, E., Salas-Salvadó, J. *et al.*, « Primary Prevention of Cardiovascular Disease with a Mediterranean Diet », *New England Journal of Medicine* n° 368 (14), 2013.

« Flavonoids Could Represent 2-fisted Assault on Diabetes and Nervous System Disorders », communiqué du Salk Institute, 27 juin 2011.

Idehen, E., Tang, Y. et Sang, S., « Bioactive Phytochemicals in Barley », *Journal of Food and Drug Analysis* n° 25 (1), 2017.

Ma, L., Li, H., Hu, J. *et al.*, « Indole Alleviates Diet-induced Hepatic Steatosis and Inflammation in a Manner Involving Myeloid Cell PFKFB3 », *Hepatology* n° 72 (4), 2020.

Maher, P., Dargusch, R., Ehren, J. L. *et al.*, « Fisetin Lowers Methylglyoxal Dependent Protein Glycation and Limits the Complications of Diabetes », *Plos One* n° 6 (6), 2011.

McIntosh, G. H., Newman, R. K. et Newman, C. W., « Barley Foods and Their Influence on Cholesterol Metabolism », *World Review of Nutritrion and Dietetics* n° 77, 1995.

Moran-Ramos, S., He, X., Chin, E. L. *et al.*, « Nopal Feeding Reduces Adiposity, Intestinal Inflammation and Shifts the Cecal Microbiota and Metabolism in High-fat Fed Rats », *Plos One* n° 12 (2), 2017.

Park, K.-Y., Jeong, J.-K., Lee, Y.-E. *et al.*, « Health Benefits of Kimchi (Korean Fermented Vegetables) as a Probiotic Food », *Journal of Medicinal Food* n° 17 (1), 2014.

« Pizza Study Shows Body Copes Surprisingly Well with One-off Calorie Indulgence », University of Bath, 24 juillet 2020.

Shah, A. J., Bhulani, N. N., Khan, S. H. *et al.*, « Calcium Channel Blocking Activity of *Mentha Longifolia* L. Explains its Medicinal

Use in Diarrhoea and Gut Spasm », *Phytotherapy Research* n° 24 (9), 2010.

Soliman, G. A., « Dietary Fiber, Atherosclerosis, and Cardiovascular Disease », *Nutrients* n° 11 (5), 2019.

Surampudi, P., Enkhmaa, B., Anuurad, E. *et al.*, « Lipid Lowering with Soluble Dietary Fiber », *Current Atherosclerosis Reports* n° 18 (12), 2016.

Thandapilly, S. J., Ndou, S. P., Wang, Y. *et al.*, « Barley β-glucan Increases Fecal Bile Acid Excretion and Short Chain Fatty Acid Levels in Mildly Hypercholesterolemic Individuals », *Food & Function* n° 9 (6), 2018.

Wang, Y., Harding, S. V., Thandapilly, S. J. *et al.*, « Barley β-Glucan Reduces Blood Cholesterol Levels Via Interrupting Bile Acid Metabolism », *British Journal of Nutrition* n° 118 (10), 2017.

Yamanaka, H., Moriyoshi, K., Ohmoto, T. *et al.*, « Degradation of Bisphenol A by Bacillus Pumilus Isolated from Kimchi, a Traditionally Fermented Food », *Applied Biochemistry and Biotechnology* n° 136 (1), 2007.

Zabelina, D. L. et Silvia, P. J., « Percolating Ideas: The Effects of Caffeine on Creative Thinking and Problem Solving », *Consciousness and Cognition* n° 79, 2020.

Médecine ancienne

Buijze, G. A., Sierevelt, I., Van der Heijden, B. C. J. M. *et al.*, « Correction: The Effect of Cold Showering on Health and Work: A Randomized Controlled Trial », *Plos One* n° 13 (8), 2018.

Furner-Pardoe, J., Anonye, B. O., Cain, R. *et al.*, « Anti-Biofilm Efficacy of a Medieval Treatment for Bacterial Infection Requires the

Combination of Multiple Ingredients », *Scientific Reports* n° 10 (1), 2020.

Harrison, F., Roberts, A. E. L., Gabrilska, R. *et al.*, « A 1,000-Year-Old Antimicrobial Remedy with Antistaphylococcal Activity », *mBio* n° 6 (4), 2015.

Liu, Q., Meng, X., Li, Y. *et al.*, « Antibacterial and Antifungal Activities of Spices », *International Journal of Molecular Sciences* n° 18 (6), 2017.

Lötzke, D., Ostermann, T. et Büssing, A., « Argentine Tango in Parkinson Disease: A Systematic Review and Meta-Analysis », *BMC Neurology*, 2015.

Man, A., Santacroce, L., Jacob, R. *et al.*, « Antimicrobial Activity of Six Essential Oils Against a Group of Human Pathogens: A Comparative Study », *Pathogens* n° 8 (1), 2019.

Nirmala, M. J., Durai, L., Gopakumar, V. *et al.*, « Anticancer and Antibacterial Effects of a Clove Bud Essential Oil-based Nanoscale Emulsion System », *International Journal of Nanomedicine*, 2019.

Sienkiewicz, M., Lysakowska, M., Denys, P. *et al.*, « The Antimicrobial Activity of Thyme Essential Oil Against Multidrug Resistant Clinical Bacterial Strains », *Microbial Drug Resistance* n° 18 (2), 2012.

Suleria, H. A. R., Butt, M.S., Anjum, F. M. *et al.*, « Onion: Nature Protection against Physiological Threats », *Critical Reviews in Food Science and Nutrition* n° 55 (1), 2015.

Digestion

Altobelli, E., Del Negro, V., Angeletti, P. M. *et al.*, « Low-FODMAP Diet Improves Irritable Bowel Syndrome Symptoms: A Meta-Analysis », *Nutrients* n° 9 (9), 2017.

Ashktorab, H., Soleimani, A., Singh, G. *et al.*, « Saffron: The Golden Spice with Therapeutic Properties on Digestive Diseases », *Nutrients* n° 11 (5), 2019.

Huang, Y.-J., Maruyama, Y., Lu, K.-S. *et al.*, « Mouse Taste Buds Use Serotonin as a Neurotransmitter », *Journal of Neuroscience* n° 25 (4), 2005.

Platel, K. et Srinivasan, K., « Digestive Stimulant Action of Spices: A Myth or Reality? », *Indian Journal of Medical Research* n° 119 (5), 2004.

Todd, J., Aspell, J. E., Barron, D. *et al.*, « Greater Gastric Interoception is Associated with More Positive Body Image: Evidence from Adults in Malaysia and the United Kingdom », *Body Image*, 2020.

Hydratation

Brown, F. et Diller, K. R., « Calculating the Optimum Temperature for Serving Hot Beverages », *Burns* n° 34 (5), 2008.

Çalişkan, N., Bulut, H. et Konan, A., « The Effect of Warm Water Intake on Bowel Movements in the Early Postoperative Stage of Patients Having Undergone Laparoscopic Cholecystectomy: A Randomized Controlled Trial », *Gastroenterology Nursing* n° 39 (5), 2016.

Gandy, J., « Water Intake: Validity of Population Assessment and Recommendations », *European Journal of Nutrition* n° 54, 2015.

Morris, N. B. et Jay, O., « Staying Warm in the Cold with a Hot Drink: The Role of Visceral Thermoreceptors », *Temperature* n° 4 (2), 2017.

Nakamura, Y., Watanabe, H., Tanaka, A. *et al.*, « Effect of Increased Daily Water Intake and Hydration on Health in Japanese Adults », *Nutrients* n° 12 (4), 2020.

Pross, N., Demazières, A., Girard, N. *et al.*, « Effects of Changes in Water Intake on Mood of High and Low Drinkers », *Plos One* n° 9 (4), 2014.

Sanu, A. et Eccles, R., « The Effects of a Hot Drink on Nasal Airflow and Symptoms of Common Cold and Flu », *Rhinology* n° 46 (4), 2008.

Young, H. A., Cousins, A., Johnston, S. *et al.*, « Autonomic Adaptations Mediate the Effect of Hydration on Brain Functioning and Mood: Evidence from Two Randomized Controlled Trials », *Scientific Reports* n° 9, 2019.

Alcool

Szabo, G., « Pathogenic Interactions between Alcohol and Hepatitis C », *Current Gastroenterology Reports* n° 5 (1), 2003.

Szabo, G., Aloman, C., Polyak, S. J. *et al.*, « Hepatitis C Infection and Alcohol Use: A Dangerous Mix for the Liver and Antiviral Immunity », *Alcoholism, Clinical and Experimental Research* n° 30 (4), 2006.

Szabo, G., Wands, J. R., Eken, A. *et al.*, « Alcohol and Hepatitis C Virus: Interactions in Immune Dysfunctions and Liver Damage », *Alcoholism, Clinical and Experimental Research* n° 34 (10), 2010.

Vieillissement et espérance de vie

Belsky, D. W., Caspi, A., Houts, R. *et al.*, « Quantification of Biological Aging in Young Adults », *Proceedings of the National Academy of Sciences of the United States of America* n° 112 (30), 2015.

Benchimol da Silva Garcia Dinis, F. A. et Martins, T., « Does Cat Attachment Have an Effect on Human Health? A Comparison between Owners and Volunteers », *Pet Behaviour Science* n° 1 (1), 2016.

Chowdhury, E. K., Nelson, M. R., Jennings, G. L. R. *et al.*, « Pet Ownership and Survival in the Elderly Hypertensive Population », *Journal of Hypertension* n° 35 (4), 2017.

« Difference in Blood Pressure between Arms Linked to Greater Early Death Risk », University of Exeter, 21 décembre 2020.

Hachmo, Y., Hadanny, A., Hamed, R. A. *et al.*, « Hyperbaric Oxygen Therapy Increases Telomere Length and Decreases Immunosenescence in Isolated Blood Cells: A Prospective Trial », *Aging* n° 12 (22), 2020.

Kim, J.-H. et Kim, J.-M., « Subjective Life Expectancy Is a Risk Factor for Perceived Health Status And Mortality », *Health and Quality of Life Outcomes* n° 15 (1), 2017.

Kitada, M., Ogura, Y., Monno, I. *et al.*, « The Impact of Dietary Protein Intake on Longevity and Metabolic Health », *EBioMedicine* n° 43, 2019.

Lum, T., Wong, G., Tang, J. *et al.*, « Perceived Life Expectancy Predicts Time Investment in Productive Aging Activities: An Ecological Momentary Assessment Study », *Research on Aging*, 2021.

Rippon, I. et Steptoe, A., « Feeling Old vs Being Old: Associations Between Self-perceived Age and Mortality », *JAMA Internal Medicine* n° 175 (2), 2015.

Shirazi, T. N., Hastings, W. J., Rosinger, A. Y. *et al.*, « Parity Predicts Biological Age Acceleration in Post-Menopausal, but not Pre-Menopausal, Women », *Scientific Reports* n° 10 (1), 2020.

Van Solinge, H. et Henkens, K., « Subjective Life Expectancy and Actual Mortality: Results of a 10-Year Panel Study among Older Workers », *European Journal of Ageing* n° 15 (2), 2017.

Sport

Bisconti, A. V., Cè, E., Longo, S. *et al.*, « Evidence for Improved Systemic and Local Vascular Function after Long-Term Passive Static Stretching Training of the Musculoskeletal System », *Journal of Physiology* n° 598 (17), 2020.

Chei, C.-L., Lee J. M.-L., Ma, S. *et al.*, « Happy Older People Live Longer », *Age and Ageing* n° 47 (6), 2018.

Dimitrov, S., Hulteng, E. et Hong, S., « Inflammation and Exercise: Inhibition of Monocytic Intracellular TNF Production by Acute Exercise via β2-adrenergic Activation », *Brain, Behavior, and Immunity*, 2017.

Dodwell, G., Müller, H. J. et Töllner, T., « Electroencephalographic Evidence for Improved Visual Working Memory Performance During Standing and Exercise », *British Journal of Psychology* n° 110 (2), 2019.

Herbert, R. D., De Noronha et M., Kamper, S. J., « Stretching to Prevent or Reduce Muscle Soreness after Exercise », *Cochrane Database of Systematic Reviews*, 2007.

Michaelson, J. V., Brilla, L. R.; Suprak, D. *et al.*, « Effects of Two Different Recovery Postures during High-Intensity Interval Training », *Translational Journal of the ACSM* n° 4 (4), 2019.

Oja, P., Kelly, P., Pedisic, Z. *et al.*, « Associations of Specific Types of Sports and Exercise With All-cause and Cardiovascular-disease Mortality: A Cohort Study of 80 306 British Adults », *British Journal of Sports Medicine* n° 51 (10), 2017.

Raichlen, D. A., Pontzer, H., Zderic, T. W. *et al.*, « Sitting, Squatting, and the Evolutionary Biology of Human Inactivity », *Proceedings of the National Academy of Sciences of the United States of America* n° 117 (13), 2020.

Reid, K. J., Santostasi, G., Baron, K. G. *et al.*, « Timing and Intensity of Light Correlate with Body Weight in Adults », *Plos One* n° 9 (4), 2014.

Silva, A. B., Sousa, N., Azevedo, L. F. *et al.*, « Physical Activity and Exercise for Erectile Dysfunction: Systematic Review and Meta-Analysis », *British Journal of Sports Medicine* n° 51 (19), 2017.

Timmers, P. R. H. J., Wilson, J. F., Joshi, P. K. *et al.*, « Multivariate Genomic Scan Implicates Novel Loci and Haem Metabolism in Human Ageing », *Nature Communications* n° 11 (1), 2020.

Yan, Z. et Spaulding, H. R., « Extracellular Superoxide Dismutase, a Molecular Transducer of Health Benefits of Exercise », *Redox Biology* n° 32, 2020.

Sexualité

Ahangarpour, A., Oroojan, A. A., Radan, M. *et al.*, « Effect of Aqueous and Hydro-Alcoholic Extracts of Lettuce (*Lactuca Sativa*) Seed on Testosterone Level and Spermatogenesis in NMRI Mice », *Iranian Journal of Reproductive Medicine* n° 12 (1), 2014.

Akdoğan, M., Ozguner, M., Kocak, A. *et al.*, « Effects of Peppermint Teas on Plasma Testosterone, Follicle-stimulating Hormone, and Luteinizing Hormone Levels and Testicular Tissue in Rats », *Urology* n° 64 (2), 2004.

Akdoğan, M., Tamer, M. N., Cüre, E. *et al.*, « Effect of Spearmint (*Mentha spicata Labiatae*) Teas on Androgen Levels in Women with Hirsutism », *Phytotherapy Research* n° 21 (5), 2007.

Allard, J., Truitt, W. A., McKenna, K. E. *et al.*, « Spinal Cord Control of Ejaculation », *World Journal of Urology* n° 23 (2), 2005.

Ataabadi, M. S., Alaee, S., Bagheri, M. J. *et al.*, « Role of Essential Oil of *Mentha spicata* (Spearmint) in Addressing Reverse Hormonal and Folliculogenesis Disturbances in a Polycystic Ovarian

Syndrome in a Rat Model », *Advanced Pharmaceutical Bulletin* n° 7 (4), 2017.

Bianchi-Demicheli, F., Sekoranja, L., Pechère-Bertschi, A. *et al.*, « Sexuality, Heart and Chocolate », *Revue médicale suisse* n° 9 (378), 2013.

Coolen, L. M., Allard, J., Truitt, W. A. *et al.*, « Central Regulation of Ejaculation », *Physiology & Behavior* n° 83 (2), 2004.

Couwenbergs, C. J., « Acute Effects of Drinking Beer or Wine on the Steroid Hormones of Healthy Men », *Journal of Steroid Biochemistry* n° 31 (4), 1988.

Dunn, M. E. et Trost, J. E., « Male Multiple Orgasms: A Descriptive Study », *Archives of Sexual Behavior* n° 18 (5), 1989.

Hardani, A., Afzalzadeh, M. R., Amirzargar, A. *et al.*, « Effects of Aqueous Extract of Celery (*Apium graveolens* L.) Leaves on Spermatogenesis in Healthy Male Rats », *Avicenna Journal of Phytomedicine* n° 5 (2), 2015.

Hosseinzadeh, H., Ziaee, T. et Sadeghi, A., « The Effect of Saffron, *Crocus sativus stigma*, Extract and its Constituents, Safranal and Crocin on Sexual Behaviors in Normal Male Rats », *Phytomedicine* n° 15 (6-7), 2008.

Jargin, S. V., « Soy and Phytooestrogens: Possible Side Effects », *German Medical Science*, 2014.

Kashani, L., Raisi, F., Saroukhani, S. *et al.*, « Saffron for Treatment of Fluoxetine-induced Sexual Dysfunction in Women: Randomized Double-blind Placebo-controlled Study », *Human Psychopharmacology* n° 28 (1), 2013.

Kooti, W., Moradi, M., Peyro, K. *et al.*, « The Effect of Celery (*Apium graveolens* L.) on Fertility: A Systematic Review », *Journal of Complementary & Integrative Medicine* n° 15 (2), 2017.

Levine, H. et Swan, S. H., « Is Dietary Pesticide Exposure Related to Semen Quality? Positive Evidence from Men Attending a Fertility Clinic », *Human Reproduction* n° 30 (6), 2015.

Madhavi, D., Kagan, D., Rao, V. *et al.*, « A Pilot Study to Evaluate the Antihypertensive Effect of a Celery Extract in Mild to Moderate Hypertensive Patients », *Natural Medicine Journal* n° 5 (4), 2013.

Panuwet, P., Ladva, C., Boyd Barr, D. *et al.*, « Investigation of Associations Between Exposures to Pesticides and Testosterone Levels in Thai Farmers », *Archives of Environmental & Occupational Health* n° 73 (4), 2018.

Prasad, A. S., Mantzoros, C. S., Beck, F. W. *et al.*, « Zinc Status and Serum Testosterone Levels of Healthy Adults », *Nutrition* n° 12 (5), 1996.

Ranjbar, H. et Ashrafizaveh, A., « Effects of Saffron (*Crocus Sativus*) on Sexual Dysfunction among Men and Women: A Systematic Review and Meta-Analysis », *Avicenna Journal of Phytomedicine* n° 9 (5), 2019.

Rieger, G. et Savin-Williams, R. C., « The Eyes Have It: Sex and Sexual Orientation Differences in Pupil Dilation Patterns », *Plos One* n° 7 (8), 2012.

Salonia, A., Fabbri, F., Zanni, G. *et al.*, « Chocolate and Women's Sexual Health: An Intriguing Correlation », *Journal of Sexual Medicine* n° 3 (3), 2006.

Shamsa, A., Hosseinzadeh, H., Molaei, M. *et al.*, « Evaluation of *Crocus sativus* L. (saffron) on Male Erectile Dysfunction: A Pilot Study », *Phytomedicine* n° 16 (8), 2009.

Thakur, M., Chauhan, N. S., Bhargava, S. *et al.*, « A Comparative Study on Aphrodisiac Activity of Some Ayurvedic Herbs in Male Albino Rats », *Archives of Sexual Behavior* n° 38 (6), 2009.

Couple

Marazziti, D. et Canale, D., « Hormonal Changes When Falling in Love », *Psychoneuroendocrinology* n° 29 (7), 2004.

Murray, D. R., Haselton, M. G., Fales, M. *et al.*, « Falling in Love is Associated with Immune System Gene Regulation », *Psychoneuroendocrinology* n° 100, 2019.

Rafi, H., Bogacz, F., Sander, D. *et al.*, « Impact of Couple Conflict and Mediation on how Romantic Partners are Seen: An fMRI Study », *Cortex*, 2020.

Sharon, C. E., Sinnamon, A. J., Ming, M. E., *et al.*, « Association of Marital Status With T Stage at Presentation and Management of Early-Stage Melanoma », *JAMA Dermatology* n° 154 (5), 2018.

Sommeil

D'Aurea, C. V. R., Poyares, D., Passos, G. S. *et al.*, « Effects of Resistance Exercise Training and Stretching on Chronic Insomnia », *Revista Brasileira de Psiquiatria* n° 41 (1), 2019.

Davies, S. K., Ang, J. E., Revell, V. L. *et al.*, « Effect of Sleep Deprivation on The Human Metabolome », *Proceedings of the National Academy of Sciences of the United States of America* n° 111 (29), 2014.

Hallegraeff, J. M., Van der Schans, C. P., De Ruiter, R. *et al.*, « Stretching Before Sleep Reduces the Frequency and Severity of Nocturnal Leg Cramps in Older Adults: A Randomised Trial », *Journal of Physiotherapy* n° 58 (1), 2012.

Kai, Y., Nagamatsu, T., Kitabatake, Y. *et al.*, « Effects of Stretching on Menopausal and Depressive Symptoms in Middle-aged Women: A Randomized Controlled Trial », *Menopause* n° 23 (8), 2016.

Konkoly, K. R., Appel, K., Chabani, E. *et al.*, « Real-Time Dialogue between Experimenters and Dreamers During REM Sleep », *Current Biology* n° 31 (7), 2021.

Llewellyn, S., « Dream to Predict? REM Dreaming as Prospective Coding », *Frontiers in Psychology* n° 6, 2015.

Phua, C. H., Jayaram, L. et Wijeratne, T., « Relationship between Sleep Duration and Risk Factors for Stroke », *Frontiers in Neurology*, 2017.

Revonsuo, A., « The Reinterpretation of Dreams: An Evolutionary Hypothesis of the Function of Dreaming », *Behavioral and Brain Sciences* n° 23 (6), 2000.

Roseen, E. J., Gerlovin, H., Femia, A. *et al.*, « Yoga, Physical Therapy, and Back Pain Education for Sleep Quality in Low-Income Racially Diverse Adults with Chronic Low Back Pain: A Secondary Analysis of a Randomized Controlled Trial », *Journal of General Internal Medicine* n° 35, 2020.

Si, Y., Wang, C., Zheng, J. *et al.*, « Tai Chi Exercise for Sleep Problems in Older Adults: A Protocol of Systematic Review and Meta-Analysis », *Medicine* n° 98 (45), 2019.

Yu, C. K.-C., « The Effect of Sleep Position on Dream Experiences », *Dreaming* n° 22 (3), 2012.

Zhou, A. et Hyppönen, E., « Habitual Coffee Intake and Plasma Lipid Profile: Evidence from UK Biobank », *Clinical Nutrition* n° 40 (6), 2021.

Respiration

Chandla, S. S., Sood, S., Dogra, R. *et al.*, « Effect of Short-term Practice of Pranayamic Breathing Exercises on Cognition, Anxiety,

General Well Being and Heart Rate Variability », *Journal of the Indian Medical Association* n° 111 (10), 2013.

De Couck, M., Caers, R., Musch, L. *et al.*, « How Breathing Can Help You Make Better Decisions: Two Studies on the Effects of Breathing Patterns on Heart Rate Variability and Decision-making in Business Cases », *International Journal of Psychophysiology*, 2019.

Gerritsen, R. J. S. et Band, G. P. H., « Breath of Life: The Respiratory Vagal Stimulation Model of Contemplative Activity », *Frontiers in Human Neuroscience*, 2018.

Jerath, R., Edry, J. W., Barnes, V. A. *et al.*, « Physiology of Long Pranayamic Breathing: Neural Respiratory Elements May Provide a Mechanism That Explains How Slow Deep Breathing Shifts the Autonomic Nervous System », *Medical Hypotheses* n° 67 (3), 2006.

Park, H.-D., Barnoud, C., Trang, H. *et al.*, « Breathing is Coupled with Voluntary Action and the Cortical Readiness Potential », *Nature Communications* n° 11 (1), 2020.

Beauté et hygiène

Intahphuak, S., Khonsung, P. et Panthong, A., « Anti-inflammatory, Analgesic, and Antipyretic Activities of Virgin Coconut Oil », *Pharmaceutical Biology* n° 48 (2), 2010.

Shanbhag, V. K. L., « Oil Pulling for Maintaining Oral Hygiene: A Review », *Journal of Traditional and Complementary Medicine* n° 7 (1), 2016.

Sheikh, F. S. et Iyer, R. R., « The Effect of Oil Pulling with Rice Bran Oil, Sesame Oil, and Chlorhexidine Mouth Rinsing on Halitosis among Pregnant Women: A Comparative Interventional Study », *Indian Journal of Dental Research* n° 27 (5), 2016.

Plantes

Cases, J., Ibarra, A., Feuillère, N. *et al.*, « Pilot Trial of *Melissa Officinalis* L. Leaf Extract in the Treatment of Volunteers Suffering from Mild-to-Moderate Anxiety Disorders and Sleep Disturbances », *Mediterranean Journal of Nutrition and Metabolism* n° 4 (3), 2011.

Haybar, H., Javid, A. Z., Haghighizadeh, M. H. *et al.*, « The Effects of *Melissa officinalis* Supplementation on Depression, Anxiety, Stress, and Sleep Disorder in Patients with Chronic Stable Angina », *Clinical Nutrition ESPEN*, 2018.

Jenabi, E. et Fereidoony, B., « Effect of *Achillea millefolium* on Relief of Primary Dysmenorrhea: A Double-blind Randomized Clinical Trial », *Journal of Pediatric and Adolescent Gynecology* n° 28 (5), 2015.

Khan, A. W., Khan, A. et Ahmed, T., « Anticonvulsant, Anxiolytic, and Sedative Activities of *Verbena officinalis*: Randomized Controlled Trial », *Frontiers in Pharmacology* n° 7, 2016.

Kumar, D., Bhat, Z. A., Kumar, V. *et al.*, « Coumarins from *Angelica archangelica* L. and their Effects on Anxiety-Like Behavior », *Progress in Neuro-Psychopharmacology & Biological Psychiatry*, 2013.

Linde, K., Berner, M. K. et Kriston, L., « St John's Wort for Major Depression », *Cochrane Database of Systematic Reviews*, 2008.

Mahboubi, M., « Marsh Mallow (*Althaea officinalis* L.) and Its Potency in the Treatment of Cough », *Complementary Medical Research* n° 27 (3), 2020.

Ngan, A. et Conduit. R, « A Double-blind, Placebo-Controlled Investigation of the Effects of *Passiflora incarnata* (Passionflower) Herbal Tea on Subjective Sleep Quality », *Phytotherapy Research* n° 25 (8), 2011.

Ranjbar, M., Firoozabadi, A., Salehi, A. *et al.*, « Effects of Herbal Combination (*Melissa officinalis* L. and *Nepeta menthoides* Boiss. & Buhse) on Insomnia Severity, Anxiety and Depression in Insomniacs: Randomized Placebo Controlled Trial », *Integrative Medicine Research* n° 7 (4), 2018.

Yin, D.-D., Yuan, R.-Y., Wu, Q. *et al.*, « Assessment of Flavonoids and Volatile Compounds in Tea Infusions of Water Lily Flowers and their Antioxidant Activities », *Food Chemistry* n° 187, 2015.

Zaccai, M., Yarmolinsky, L., Khalfin, B. *et al.*, « Medicinal Properties of *Lilium candidum* L. and Its Phytochemicals », *Plants* n° 9 (8), 2020.

Pour aller plus loin

Barnett, J. B., Dao, M. C., Hamer, D. H. *et al.*, « Effect of Zinc Supplementation on Serum Zinc Concentration and T Cell Proliferation in Nursing Home Elderly: A Randomized, Double-blind, Placebo-controlled Trial », *American Journal of Clinical Nutrition* n° 103 (3), 2016.

D'Attilio, M., Filippi, M. R., Femminella, B. *et al.*, « The Influence of an Experimentally-Induced Malocclusion on Vertebral Alignment in Rats: A Controlled Pilot Study », *Cranio* n° 23 (2), 2005.

Jang, T.-Y., Jung, A.-Y., Kyung, T.-S. *et al.*, « Anti-Allergic Effect of Luteolin in Mice with Allergic Asthma and Rhinitis », *Central-European Journal of Immunology* n° 42 (1), 2017.

Knott, S. R. V., Wagenblast, E., Khan, S. *et al.*, « Asparagine Bioavailability Governs Metastasis in a Model of Breast Cancer », *Nature* n° 556 (7699), 2018.

Laskowska, M., Olczak-Kowalczyk, D., Zadurska, M. *et al.*, « Evaluation of a Relationship between Malocclusion and Idiopathic

Scoliosis in Children and Adolescents », *Journal of Children's Orthopaedics* n° 13 (6), 2019.

McVey Neufeld, K.-A., Bienenstock, J., Aadil Bharwani *et al.*, « Oral Selective Serotonin Reuptake Inhibitors Activate Vagus Nerve Dependent Gut-Brain Signalling », *Scientific Reports* n° 9, 2019.

Pećina, M., Lulić-Dukić, O. et Pećina-Hrncević, A., « Hereditary Orthodontic Anomalies and Idiopathic Scoliosis », *International Orthopaedics* n° 15 (1), 1991.

Saldmann, S., *The Influence of Diet in Anthropology and Dental Evolution.*

Shevchuk, N. A. et Radoja, S., « Possible Stimulation of Anti-Tumor Immunity Using Repeated Cold Stress: A Hypothesis », *Infectious Agents and Cancer*, 2007.

Thongkorn, S., Kanlayaprasit, S., Jindatip, D. *et al.*, « Sex Differences in the Effects of Prenatal Bisphenol A Exposure on Genes Associated with Autism Spectrum Disorder in the Hippocampus », *Scientific Reports* n° 9, 2019.

Zhao, J., Blayney, A., Liu, X. *et al.*, « EGCG Binds Intrinsically Disordered N-terminal Domain of p53 and Disrupts p53-MDM2 Interaction », *Nature Communication* n° 12 (1), 2021.

Table des matières

Imprimé en France par CPI
en janvier 2022

Composition réalisée par Nord Compo à Villeneuve-d'Ascq

MIXTE
Papier issu de
sources responsables
FSC® C003309
FSC
www.fsc.org

L'éditeur de cet ouvrage s'engage dans une démarche
de certification FSC® qui contribue à la préservation
des forêts pour les générations futures.

Pour en savoir plus :
www.editis.com/engagement-rse/

N° d'édition : 63268/01 – N° d'impression : 3045825